AUS DER INNEREN ABTEILUNG DES STADTKRANKENHAUSES I
ZU HANNOVER
LEITER: PROFESSOR KARL WESTPHAL

ÜBER GALLENWEGSFUNKTION UND GALLENSTEINLEIDEN

VON

K. WESTPHAL
F. GLEICHMANN UND W. MANN

MIT 64 TEXTABBILDUNGEN
UND 6 SKIZZEN

W0275176

VERLAGSBUCHHANDLUNG JULIUS SPRINGER IN BERLIN. 1931

ISBN 978-3-642-89247-9 ISBN 978-3-642-91103-3 (eBook)
DOI 10.1007/978-3-642-91103-3

Sonderdruck aus
„Zeitschrift für klinische Medizin“, Bd. 115, H. 1/2 und 3/4.

Inhaltsverzeichnis.

I. Probleme der Steinbildung in den Gallenwegen.

Von **K. Westphal.**

Jede Zeit, auch jede medizinische, steht unter dem starken Eindruck ihrer großen neuen Erkenntnisse. In solcher Form hat sich naturgemäß auch unsere Auffassung über die Entstehung und Entwicklung des häufigsten Steinleidens im menschlichen Körper, der Gallensteine, entwickelt. Die stets zahlreich oft in verschiedenen Generationen auftretenden Bilirubin-Kalk-Cholesterinsteine, der meist solitäre Cholesterinstein und der oft ihm nahestehende einzelne Kombinationsstein sowie die reinen auch überwiegend multiplen Bilirubin-Kalksteinchen sind bekanntlich ihre häufigsten Erscheinungsformen. Für die Erklärung ihrer Entstehung tritt an die Stelle des steinbildenden Katarrhs des *Meckel von Hemsbach*, des ersten, der in seiner Mikro-Geologie 1856 ein umfassendes Bild des Gallensteinleidens zu geben versucht, in der Ära der großen Entdeckungen der Bakteriologie *Naunyns* Postulat von der vorausgegangenen bakteriellen Infektion der Gallenwege.

Stauung und Infektion sind für seine bekannte Lehre von der Cholelithiasis die notwendigen Voraussetzungen derselben. *Aschoff* und *Bacmeister* lehnen in ihrem klassischen Buch die Entstehung wenigstens des von ihnen scharf herausgearbeiteten Cholesterin-Solitärsteins durch eine Infektion ab, aber für die überwiegende Mehrzahl der Gallensteine, die Bilirubin-Kalk-Cholesterinkonkremente, verlangen auch sie die entzündliche Genese auf Grund ihrer histologischen Untersuchungen allerdings an etwas einseitig ganz überwiegend chirurgisch gewonnenem Material. Stauung bleibt auch für sie die allgemein notwendige Voraussetzung.

Eine Zeit der jungen aufwärts strebenden Chirurgie, die mehr mit einfachen mechanischen Verhältnissen im menschlichen Körper rechnend, wie Verwachsungen, Knickungen, Kompressionen von der Nachbarschaft, Senkungen usw., diese zum größten Teil zu beseitigen hofft und es auch zu einem Teile kann, sieht die Ursachen dieser Stauung an den Gallenwegen ebenfalls in einfachen mechanischen Momenten. Da die Frauen so überwiegend häufig von der Cholelithiasis befallen werden, ist es das zu jener Zeit so viel getragene stark schnürende Korsett und der Druck des schwangeren Uterus, die durch Kompression von außen auf die abführenden Wege die Entleerung der Gallenblase hemmen sollen. Die Frauen der heutigen Zeit tragen kein Korsett mehr, die Häufigkeit der Gallensteine ist dieselbe geblieben. Und mit den Augen einer anderen Zeit, die den Schwankungen des funktionellen Geschehens in unserem Organismus mehr Aufmerksamkeit schenkt, fragen wir heute: Ist es nicht eher die Motilität der Gallenwege selbst, die bei Betriebsstörungen Stauung schafft und damit ein altes, früher weder klinisch noch anatomisch klar nachgewiesenes, aber von der grübelnden Phantasie verlangtes Erfordernis der vorausgegangenen Stauung erfüllt?

Neben die Lehre von der Stauung tritt damit, sie ergänzend, die Auffassung von der Bedeutung der Bewegungsstörungen an den Gallenwegen und ihres Zustandekommens, zu ihrer Begründung hofft der Verf. Entscheidendes beigebracht zu haben durch tierexperimentelle Untersuchungen über verschiedenartige vegetativ nervöse Beeinflussung des Bewegungsaktes und ersten klinischen Nachweis seiner Störungen, der Dyskinesien der Gallenwege. Ergänzt wurde diese Feststellung zum Teil in sehr glücklicher Weise durch die anatomischen Untersuchungen des schwedischen Chirurgen *Berg*, vermag man auch seinen theoretischen Folgerungen von der Bedeutung der Mucostase und Cholestase nicht zu folgen — es sei verwiesen auf *Aschoffs* klare Kritik —, so zeigen uns doch seine unbestrittenen anatomischen Befunde an erkrankten Gallenwegen ebenfalls klar die Möglichkeit muskulärer Funktionsstörungen.

Über diesen Bewegungsakt der Gallenblase ist in den letzten Jahren eine größere Literatur entstanden, ohne daß sehr viel Neues sich daraus ergeben hätte. Einige wirkliche Unklarheiten auf diesem Gebiete zu beseitigen, besonders über die Bedeutung des „Collum-cysticus-Sphincters", erschien daher ebenso erwünscht, wie neue Beiträge für das noch zu wenig bekannte klinische Bild der Dyskinesie zu bringen. Weitere anatomische Untersuchungen von eigenen Gesichtspunkten aus an Steingallenblasen zu erheben, sie von neuen Fragestellungen aus anzugehen, um möglichst klare Bilder besonders der formverändernden Auswirkungen der Dyskinesie zu gewinnen, erschien weiter recht wertvoll. *Aschoffs* Schilderung der Stauungsgallenblase, *Chauffards* Bemerkungen über die Altersatrophie der Vesica fellea, die schönen histologischen Untersuchungen des *Aschoff*-Schülers *Lütkens* über den „Collum cysticus-Sphincter" am Gallenblasenhalse, *Schmieden* und *Rohdes* Beobachtungen von chirurgischer Seite über die Stauungsgallenblase verlangten außerdem bei solcher anatomisch-histologischer Durchsicht Berücksichtigung, ebenso wie die noch nicht bis ins letzte geklärte Anatomie des *Oddi*schen Sphincters.

Daneben drängte sich aber, für das Problem der Gallensteinentstehung noch stärkeren Anstoß und neue Richtung gebend, für uns eine andere Fragestellung auf: Die geltende Lehre von der Wichtigkeit der Infektion für die Entstehung der häufigsten Steinbildung an den Gallenwegen, der multiplen Bilirubin-Kalk-Cholesterinsteine, paßt sehr wenig zu den Erfahrungen einfacher klinischer Beobachtung. Diese Infektion müßte in der Vorgeschichte der Erkrankungen doch mal Beschwerden an den Gallenwegen, Fieber wenigstens mittleren Grades, allgemeines Unbehagen und ähnliches gemacht haben. Diese Angaben fehlen aber meist. Die Kranken erscheinen sehr oft mit einem ausgeprägten, auf dem Operationstisch oder röntgenologisch sehr weit entwickelten Steinbefund bereits bei den ersten sie störenden Gallenkoliken im Krankenhaus; häufig fehlen auch bei gestorbenen Kranken mit einer ausgedehnten Cholelithiasis als Nebenbefund auf dem Sektionstisch im Leben die Gallenblasenbeschwerden völlig. Grad auf einer inneren Krankenhausabteilung, die sich durch genaues Erheben der Anamnese, möglichst weitgehende Auswertung der diagnostischen Duodenalsondierung und der intravenösen Cholecystographie, sowie durch großes Interesse für leichteste und larvierte Formen der Gallenwegserkrankung diagnostisch auf diesem Gebiete sehr bemüht, fällt es um so mehr auf, eine wie relativ geringe Rolle bei den so häufigen Erkrankungen der Gallenwege klinisch der ausgeprägte Infekt spielt; Schmerzanfälle ohne Fieber und andere Zeichen des Infektes überwiegen bei weitem. Das ist auf chirurgischen Krankenabteilungen naturgemäß anders, weil hier ein schwereres Krankenmaterial zur Einlieferung kommt. Aber bei den nicht durch Größe und Dauer der Beschwerden und Intensität des Krankheitsbildes so extrem gesteigerten Gallenwegskranken interner Abteilungen fehlt die Entzündung in der Vorgeschichte und dem Beobachtungsbild zu vieler Gallensteinträger, besonders der jugendlichen, um dem bakteriellen Infekt diese entscheidende Bedeutung zuzuerkennen, wie es bisher oft geschieht. Der jahrelange Gallensteinträger wird durch bis zur Kolik gesteigerte muskuläre Kontraktionen oder durch die Entzündung, oder durch beides zusammen, oft erst spät zum Gallensteinkranken. *v. Bergmann* spricht da in einem glücklichen Vergleich von 3 Kreisen, Stein, Entzündung, gestörte Muskelfunktion, die, voneinander getrennt, aber auch häufig sich überlagernd existieren können. Aber am Anfang steht sicher nicht in der Mehrzahl der Kreis der Entzündung!

Das zweite Bedenken gegen die vorherrschenden Anschauungen von der Bedeutung der Entzündung erzeugte eine andere einfache Beobachtungstatsache: Gewöhnt man sich daran, auf dem Sektionstisch oder nach Operationen die Gallensteine wenigstens zum Teil zu durchschneiden und ihren Querschnitt genau anzusehen, so fällt immer wieder auf, wie ganz überwiegend häufig das zum Teil zur Höhle gewordene Zentrum fast aller Steine von braunem Bilirubinkalk eingenommen ist. Zahlenmäßig ist dies z. B. bei einem großen Material, das ich der Freundlichkeit des Herrn Prof. *Stroebe* vom hiesigen Pathologischen Institut und Frl. Prof. *Schmidtmanns* vom Leipziger Pathologischen Institut verdanke, folgendermaßen: Es standen dabei etwa 2500—2600 Steine zur Verfügung.

Cholesterin-Solitärsteine waren darunter 15, bei diesen fand sich 12mal ein deutlich schwarzbraunes oder braunrötliches Zentrum zum Teil strahlenförmig verteilt, 3mal war jedoch davon auf verschiedenen Querschnitten nichts nachweisbar.

Kombinationssteine mit klar erkennbarem reinen Cholesterin-Solitär in der Mitte lagen 32 zur Untersuchung vor. Davon boten sicher keine braunen oder rötlich verfärbten Elemente in der Mitte 2, nur feinste bräunliche Verfärbungen bei 5 vorhanden, bei den übrigen 25 waren die pigmentartigen Massen in der Mitte sehr deutlich ausgeprägt.

Bilirubin-Kalk-Cholesterinsteine waren naturgemäß an Zahl bei weitem überwiegend. Von der Größe einer Kirsche und darüber waren es 45 mit stets ausgeprägt braunem Zentrum zum Teil am Rande des zentralen Hohlraumes. Kleinere Herdensteine wurden etwa 2500 durchgesehen mit sehr zahlreichen Stichproben von jeder Herde, es fehlte dabei nie der mehr oder minder große braune Kern der Mitte, selbst bei den kleinen multiplen Cholesterinperlen war im Zentrum eine oft nur stecknadelkopfgroße schwarzbraune Bilirubinkalkmasse vorhanden.

Auf die reinen Bilirubin-Kalksteine hier einzugehen, ist ja unnötig.

Es ist wichtig, daß auch die von *Aschoff* immer in entzündungsfreien Blasen gefundenen Cholesterin-Solitärsteine diese starken braunen oder rötlichen Beimengen im Kern aufweisen, meist allerdings strahlenförmig vom Zentrum ausgehend. Auch in *Aschoff* und *Bacmeisters* Publikation wird der typische Cholesterinstein mit einem solchen dunklen, strahlig verteilten Pigmentstern in der Mitte dargestellt. Es gibt seltene solitäre Cholesterinsteine ohne ein solches Zentrum, aber sie bilden eine große Ausnahme; einwandfrei wurden sie hier ja nur 5mal gefunden bei Einrechnung der solitären Kombinationssteine.

Daher ist es verständlich, daß unser Interesse sich besonders diesem Zentrum und seinen, allerdings meist stärker entwickelten Parallelbildungen, den multiplen reinen Bilirubin-Kalksteinchen, zuwandte, den Gallenwegen und Blasen, die sie beherbergten, in ihrem histologischen Bild in allen Einzelheiten von den feinsten Gallenwegen in der Leber bis zur Mündung ins Duodenum, weil wir hofften, hier Genaueres über die Bildung dieser Zentren erfahren zu können.

Diese braunen bilirubinreichen Zentren sind nun seit langem in der Literatur bekannt. *Lichtwitz* vertritt in der Ansicht über ihre Häufigkeit den gleichen Standpunkt in seiner kürzlich erschienenen klaren Zusammenstellung über die Gallensteine im Handbuch der Physiologie von *Bethe* u. a., *Naunyn* betont sie mit aller Energie auch noch in seiner letzten Arbeit und folgert daraus auch zum Teil die sekundäre Cholesterinisierung des Zentrums vieler Steine und die erste entzündliche Entstehung auch der Cholesterin-Solitäre, weil er diese Bilirubinniederschläge auf eine intrahepatische entzündliche Cholangie zurückführt.

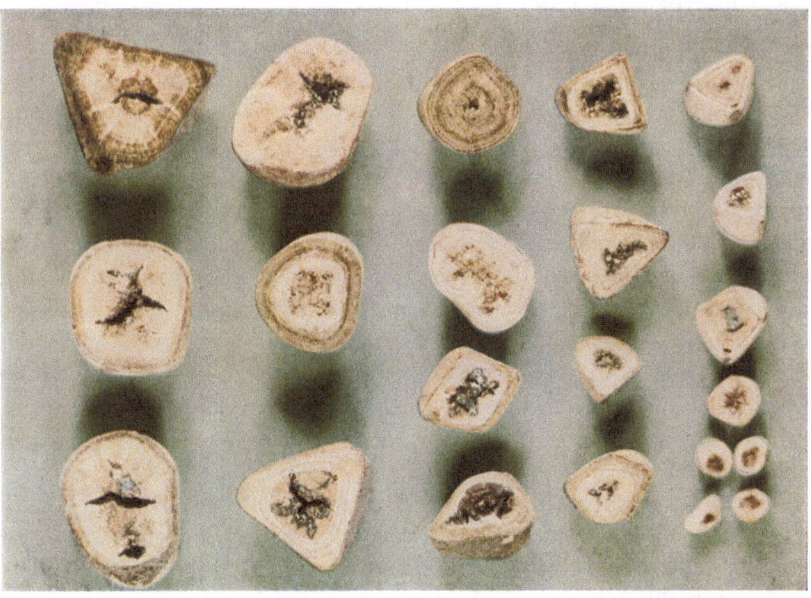

Abb. 1. Bilirubin-Kalk-Cholesterinsteine von verschiedenartigen Serien, stets ein braunes oder rötliches, zum großen Teil aus Gallenfarbstoff bestehendes Zentrum enthaltend.

Ganz entschieden wird verwiesen auf die Bedeutung dieser dunklen Zentren in der dänischen Literatur. Wenn diese Arbeiten auch für unser eigenes wissenschaftliches Vorgehen nicht so entscheidend waren, sie kamen uns erst nach Durchführung der im folgenden mitgeteilten Untersuchungen zu Gesicht, so verlangt doch der in so manchem übereinstimmende Standpunkt genauere Zitierung. Ungefähr zur gleichen Zeit wie *Aschoff* und *Bacmeisters* Buch ist von *Boysen* in deutscher Sprache eine Monographie erschienen, in der dieser den Bilirubin-Kalkstein ganz bewußt in den Vordergrund aller Betrachtungen stellt. Diese kleinen schwarzbraunen, meist multiplen Bilirubin-Kalkkonkremente sind *Naunyn*, *Aschoff* und *Bacmeister* ja durchaus bekannt, aber wegen ihrer relativen Seltenheit und wegen der geringfügigen Krankheitsbilder, die sie meist hervorrufen, nicht so hochgradiger Beachtung für wert gehalten worden.

Boysen stellte sich an ausgedehntem Material von 200 Gallenblasen gute mikroskopisch durchsichtige Dünnschliffe von zahlreichen Gallensteinen her, er fand im Zentrum regelmäßig schwarzen Pigmentkalk, bei älteren und größeren Steinen liegt der Pigmentkalk oft in einer zentral entwickelten Höhle, auch kann er dann radiär vom Zentrum ausstrahlen. Spätere Substitution dieses Pigmentkerns durch Cholesterin hält er ebenso wie *Naunyn* für möglich. Die kleinsten, kaum stecknadelkopfgroßen Pigmentsteine werden daher auch von ihm für die ersten Gallensteinniederschläge angesehen, aber weil sie zum Teil Bilihumin enthalten und oft in gesunden Gallenblasen von ihm gefunden werden, glaubt *Boysen* den Ursprung dieser Steine ebenso wie *Naunyn* in die Lebergänge verlegen zu müssen. *Bramson* und *Hein* zitiert *Boysen*, beide mit Publikationen vom Jahre 1846, als Vorgänger seiner Ansichten, *Bramson* meint, daß facettierte Steine um Pigmentkalkausfällungen gebildet werden, welche auch selbständig Steine bilden könnten. Der Hohlraum könnte durch teilweise Auflösung der Kernmasse durch die Cholesterindecke hindurch entstehen. *Hein* hebt hervor, daß die Kernbildung von einem ganz anderen Krankheitsprozeß als das spätere Wachstum des Steines herrührt. Der Kern entsteht in der Regel aus Pigment und Schleim; er kann aber auch auf andere Weise gebildet werden. Die zentralen Hohlräume entstehen durch Eintrocknung des Schleimes des Kerns.

Anklänge an älteste, sogar vor *Meckel v. Hemsbach* erschienene Arbeiten finden sich so interessanterweise bei unserem eigenen Interesse für die reinen Bilirubinsteinbildungen wieder. Die Arbeit *Boysens* wurde nach 20 Jahren in sehr temperamentvoller Form von seinem Landsmann, dem Chirurgen *Rovsing*, wieder aufgenommen. Auch er betont die Wichtigkeit der Bilirubinzentren, die Infektions- und Staungstheorie *Naunyns* lehnt er völlig ab, für ihn ist die erste Entstehung der Gallensteine bedingt durch eine Toxämie, die zu Bilirubinausfällungen in den Leberzellen führt, welche von dort durch Abtransport über die intrahepatischen Gallenwege als Steinbildner in die Gallenblase gelangen. Ausgedehnte bakteriologische Untersuchungen an seinem großen operativen Material zeigen *Rovsing* weiter, wie relativ selten die Infektion bei den Gallensteinen eine Rolle spielen könnte.

Für unsere eigenen Untersuchungen über das Zustandekommen der ersten Bilirubinausfällung war ein anderer Weg maßgebend. Seit der Einführung der Cholecystographie ist die praktische Bedeutung der guten Konzentrationsfähigkeit der Gallenblase erst wieder dem ärztlichen Bewußtsein nähergerückt. Es sei verwiesen auf *Friedrichs* chirurgische und röntgenologische Untersuchungen über die konzentrationsschwache Gallenblase. Daß erst im Zusammenspiel einer ungestörten Resorption mit ungestörter Auffüllbarkeit und Entleerbarkeit die Gallenblase ihren wichtigen Aufgaben als Reservoir dienen kann, ist damit wieder unserem medizinischen Denken ganz klar geworden.

Hammarsten und von amerikanischer Seite *Rous* und *McMaster* finden an der normalen Gallenblase eine 10fache Eindickung des Inhaltes, diese Schleimhautfunktion findet sehr schnell statt; in den amerikanischen Untersuchungen konnte innerhalb weniger Minuten beim Durchtritt durch die Gallenblase eine 2,3—4,8fache Einengung erzielt werden. Es handelt sich dabei also um einen sehr aktiven Vorgang an der Gallenblasenschleimhaut.

Bei den operativ entfernten konzentrationsschwachen Gallenblasen *Friedrichs* ist dieser Vorgang meist durch eine leichte chronische Entzündung gestört. Experimentell konnte die gleiche Konzentrationsschädigung hervorgerufen werden mit, aber interessanterweise auch ohne Auftreten von Entzündungserscheinungen durch Injektionen von Pankreassekret in die extrahepatischen Gallenwege (*Westphal*). Aber auch vorübergehende Schwankungen dieser Schleimhautfunktion sind durchaus möglich. Denn als einen meist wieder reparablen Zustand haben wir (*Westphal*, *Soika* und *Mann*) eine Konzentrationsschwäche der Gallenblase beschrieben beim Typhus und seltener bei schweren Infektionskrankheiten (*Stahl*). Der Zustand einer Baktericholie beim Typhus und bei Streptokokkensepsis scheint mir demnach mit seiner meist sehr leicht verlaufenden Entzündung der Gallenblase und der starken Herabsetzung der Konzentrationsfähigkeit ihrer Schleimhaut keine Quelle erster Konkrementbildungen zu sein. Auch bei mikroskopischer Untersuchung dieser Gallen fanden sich nie erste Erscheinungen von Ausfällungen.

Sollte es nun nicht ebenso, wie am Magen Hypo- und Anacidität vorkommen und daneben Hyperaciditäten bis zur *Reichmann*schen Gastrosucorrhöe, funktionelle Schwankungen dieser resorbierenden Schleimhautfunktion auch nach oben und unten geben, eine Hyperresorption der Gallenblasen neben der mangelnden Konzentrationsfähigkeit, und sollte diese gesteigerte Konzentrationsfähigkeit ihrer Schleimhaut nicht Gefahren für die komplizierte kolloidale Lösung der Galle bieten, die bei zu starker Eindickung zum Ausfall darin gelöster Substanzen zuerst des Bilirubins, vielleicht später des Cholesterins führen?!

Dieser Gedanke schien uns ein wichtiger Weg des Vorgehens. Daneben verlangte die Frage nach einer klaren Lösung: Was bewirkt einfache Stauung ohne Mitwirkung der Infektion an den Gallenwegen, wenn sie unter möglichst physiologischen Bedingungen im Organismus experimentell erzeugt wird, ohne eine schwere allgemein schädigende Cholämie; führt sie allein zu ersten Konkrementbildungen oder ist sie nicht dazu imstande, ist bakterielle Mitwirkung dabei notwendig oder nicht? Einwandfrei diese Fragen nach allen Seiten hin zu prüfen, erschien bedeutsam, sie liegen als Problem auch noch ungelöst. Die Einwände *Rovsings* gegen die alte *Naunyn-Aschoff*sche Stauungstheorie besagen nicht viel; denn seine Befunde sind gewonnen an durch Cholämie und zum Teil durch maligne Tumoren stark geschädigten menschlichen Organismen, bei denen der Resorptionsakt der Gallenblase durch die Schwere der Allgemeinerkrankung sehr mitgeschädigt sein konnte.

Zum Abschluß dieser Bemühungen um die Genese des Gallensteinleidens ist es für den Kliniker, der seine Probleme am kranken Menschen gewinnt, selbstverständlich gewesen, daß auf Tierexperimente und pathologische Anatomie von funktionellen Gesichtspunkten aus wieder die klinische Beobachtung folgt, diese wird dann versuchen, durch den Tierexperimenten entsprechende Befunde den von der Klinik her eröffneten Kreis dieser Untersuchungen wieder durch solche am Krankenbett zu schließen, und auch für Therapie und Prophylaxe des Gallensteinleidens neue Gesichtspunkte zu gewinnen. Aus solchen Gedankengängen sind die hier folgenden Mitteilungen aus meiner Abteilung entstanden.

II. Über die Muskelfunktion der extrahepatischen Gallenwege im besonderen im Collum-Cysticus-Gebiet.

Von **K. Westphal** und **F. Gleichmann.**

Die Literatur des In- und Auslandes der letzten Jahre enthält eine ausgedehnte Diskussion über die einfache Frage der Kontraktionsfähigkeit der Gallenblase. Für einen physiologisch Denkenden ist dies bei dem ausgedehnten Vorhandensein von Muskulatur in ihrer Wand kein Problem, daher sei auch ein erneutes Eingehen darauf vermieden unter Hinweis auf die letzten Publikationen des einen von uns (*Westphal*) zusammen mit *Schöndube*, sowie auch *v. Bergmanns* und *Schöndubes* zusammenfassende, die gesamte Literatur berücksichtigende Darstellungen. Auch den größten Skeptiker werden wohl allmählich die klaren photographischen Nachweise von der Entleerungskontraktion der Gallenblase auf Eigelb mittels der röntgenologischen Cholecystographie überzeugen. Auch eine Saugwirkung vom Duodenum aus durch Peristaltiksteigerung kommt nach Eigelb als Entleerungsförderung nicht in Betracht, Eigelb macht keine Peristaltiksteigerung. Außerdem zeigt die Auffüllung bis in den Ductus hepaticus hinauf bei den Röntgenaufnahmen manches Entleerungsaktes, ein wie starker Druck durch die Gallenblasenkontraktion im Inneren der extrahepatischen Gallenwege erzeugt wird. Ein sehr aktiver von der Gallenblasenmuskulatur selbst ausgehender Vorgang muß also die Entleerung machen. Allerdings soll gern zugegeben werden, daß wohl für jeden bei ersten Beobachtungen am geöffneten Abdomen im Tierexperiment, besonders beim Hund, die Überraschung groß ist, wenn die sich zusammenziehende und immer kleiner werdende Gallenblase sogar ihr Leberbett ein wenig mit einwölbt bei stärkster Entleerung, die lockere histologisch weitmaschig bindegewebige Befestigung an der Leber und ihr Nachgeben gestatten jene Verkleinerung von über Hühnereigröße bis auf unter Kleinfingerstärke.

Für das Problem der Störungen der Motilität der Gallenwege bleibt jedoch wichtiger wie die Betrachtung der Gallenblasenkontraktion allein die des Bewegungsaktes an den Gallenwegen im ganzen. Zur klaren Auseinandersetzung des Bekannten und des noch Problematischen und zum besseren Verständnis der späteren Untersuchungen sei noch einmal kurz das darüber Bekannte mitgeteilt:

Für die physiologischen Aufgaben der menschlichen Gallenwege, die, anders wie die von manchen gallenblasenlosen Tieren, z. B. Pferd, Ratte, Reh, Taube, die Gallenblase als großes Reservoir für den Verdauungsvorgang eingeschaltet enthalten, das sich auf den Reiz von Fett, Eiweißabbauprodukten und besonders auf Eigelb schnell entleert, ist zweierlei wichtig: die durch Magen-Darmperistaltik und Atmung ungestörte Auffüllung dieses Reservoirs und seine prompte Entleerung auf die physiologischen, auf Nerven- und humoralem Wege herantretenden Reize. Die Entleerungssicherung bieten der von *Oddi* zuerst beschriebene Sphincter am Choledochusende, mit der Muskulatur des Duodenum zum Teil zusammenhängend, aber wieder genügend von ihr isoliert, das Reusensystem der *Heister*schen Klappen im Ductus cysticus, das leichter Einfluß gestattet wie Ausfluß und schließlich zum Teil noch problematisch in ihrer Funktion sphincterartig verlaufende Ringmuskelfasern am Gallenblasenhals und in den ersten Cysticusfalten. Auf Grund physiologischer Experimente hielt *Westphal* hier Schließmuskelfunktionen für möglich, *Lütkens* hat sie eingehend anatomisch studiert und beschrieben, Hinweise in solcher Richtung finden sich schon bei *Berg*. Die Bedeutung dieses Collum cysticus-Sphincters bedarf jedoch noch genauerer Untersuchungen, die funktionellen sollen in diesem Abschnitt folgen.

Die Aufgaben der Austreibung erfüllen die in der gesamten Gallenblase verteilte Muskulatur und Elastica, elastische Fasern in der Choledochuswand und zu einem Teil die Muskulatur des Oddischen Sphincters, der nach den durch *Sakurai* in großen Versuchsreihen bestätigten Untersuchungen von *Westphal* nicht nur eine Verschlußaufgabe, sondern auch eine Expulsionsarbeit erfüllt.

Bei Prüfung der vegetativ nervösen Reizung der extrahepatischen Gallenwege durch elektrischen Reiz verschieden starken Grades am Vagus und Sympathicus oder entsprechender pharmakologischer Reizung durch Pilocarpin, Atropin und Adrenalin konnte in den eigenen früheren Untersuchungen festgestellt werden, daß es hierbei zu einem verschiedenartigen Effekt der Bewegungsbeeinflussung kam bis zum Eintritt von Störungen, die für das Verständnis der Entstehung der Gallenstauung als Musterbeispiel Wesentliches bieten. Die wichtigsten Resultate seien hier mit einem kurzen literarischen Rückblick über die anatomischen Verhältnisse ganz kurz dargestellt, weil ihr Verständnis auch für die folgenden pathologisch-anatomischen Untersuchungen entscheidend ist.

Die von den Leberzellen sezernierte Galle wird in den großen Gallenwegen und besonders der Gallenblase durch ein je nach den physiologischen Bedürfnissen als Reservoir oder Expulsionsapparat arbeitendes Kanalsystem geleitet, in dessen Wand die glatte Muskulatur an verschiedenen Stellen deutlich gehäuft vorhanden ist. Die wesentlichste Entdeckung an dieser verdanken wir *Oddi*, der im Jahre 1887 auf Grund von Macerationspräparaten und Schnitten von der Mündung des Ductus choledochus in das Duodenum durch die Papilla Vateri einen ausgeprägten Sphinctermuskelapparat beschrieb.

Der Ductus hepaticus und der Ductus cysticus entbehren so gut wie ganz der Muskelfasern (*Hendrikson*, *Aschoff*, *Berg*). Im Ductus choledochus sind sie reichlich vorhanden. Eine stärkere und kompliziertere Entwicklung derselben besteht an der Gallenblase und an ihrem Halse, dem oberen Ductus cysticus und dem Mündungsteil des Choledochus.

Berg, der durch Präparation der menschlichen Gallenblase nach *Permann* ein besonders klares Bild ihres Aufbaues bekam, unterscheidet schärfer wie bisher in der Vesica fellea den Fundus (Boden), Korpus (Körper), Trichterteil (Infundibulum) und Hals (Collum). Er beschreibt ebenso wie *Aschoff* am Blasenkörper und Boden unter der Mucosa eine aus zahlreichen, an Größe etwas wechselnden longitudinalen und zirkulär durcheinanderziehenden, netzförmig sich kreuzenden Bündeln gebildete Muskelschicht, die in kontrahiertem Zustande etwa 0,5 mm dick sein kann. Im Trichterteil der Blase findet eine deutliche Zunahme der zirkulären Fasern statt, im Collumteil wird dies noch markanter. Im Halsteil erscheinen in der Tiefe vorwiegend diese ringförmigen, mehr außen die longitudinalen Fasern, alle sind im Ductus cysticus bereits mehr zwischen Bindegewebszügen der Fibrosa ausgestreut, aber immerhin im oberen Gebiet der Valvula Heisteri, an den von *Berg* sog. oberen 3 Collumklappen noch sehr reichlich entwickelt (*Hendrikson*). *Lütkens* beschreibt aus *Aschoffs* Institut auch in der Gallenblase die Zunahme der zirkulären Muskelbündel nach dem Cysticus zu, die ihren Höhepunkt findet in einer ausgesprochenen Anhäufung von Muskulatur am Übergang des Collum in den Cysticus. Aus dieser in der überwiegenden Mehrzahl gefundenen Beobachtung folgert er das Vorhandensein eines Collum-Cysticussphincters, der das Eindickungssystem der Gallenwege gegen das Leitungssystem abschließt. Elastische Fasern sind an dieser Stelle ebenfalls besonders reichlich vorhanden. In den *Heister*schen Falten finden sich (*MacAllister*, *Hendrikson*) auch Muskelfasern, und zwar gehen die querlaufenden Muskeln direkt in die Falten über, von den Längsmuskelbündeln laufen einige rechtwinklig in die Falten hinein. Sie dienen dadurch evtl. als Dilatatoren.

Gleichsam als Antagonist dieser Blasenmuskulatur befindet sich am Choledochusende der *Oddi*sche Schließmuskel. Dieser Sphincter ist durch Bindegewebe von der Darmmuskelwand getrennt und nur durch dünne Muskelfasern mit ihr zusammenhängend. Er besteht nicht nur aus Ringmuskeln, auch viele längs- und schrägverlaufende, in verschiedenster Richtung durcheinandergeflochtene Fasern sind in ihm, allerdings nicht so zahlreich wie Ringmuskeln, vorhanden (*Oddi*, *Helly*, *Hendrikson*). Aufwärts am Choledochus lassen sich 1—2 cm weit beim Menschen, vorwiegend als Längsfasern diese dicken Muskelmassen verfolgen, ihre Längsausdehnung ist eine ganz beträchtliche. Auch der Ductus pancreaticus ist ein Stück hinauf von Muskelfasern eingeschlossen, und zwar an der gemeinsamen Mündung beider Gänge so, daß beim Querschnitt in entsprechender Höhe die Muskulatur in Form einer 8 beide Gänge zu umschließen scheint. An der gemeinsamen Mündung ist an der Vereinigung beider ein gemeinsamer Schließmuskel, hauptsächlich aus Ringfasern bestehend, gebildet. Dieser Ringmuskel am untersten Choledochus und in der Papilla Vateri tritt auf allen Beschreibungen und Abbildungen als etwas isolierte Bildung deutlich hervor.

Die Gallenblase mit ihrem Hals, das Gebiet des Collum-Cysticussphincters, der obere Ductus cysticus und das Mündungsgebiet des Ductus choledochus sind also die mit glatter Muskulatur stärker ausgestatteten Teile der biliären Gänge, sie sind entsprechend wohl auch die für Bewegungsvorgänge funktionell wichtigsten Gebiete. Die Schleimhaut der Gallenwege enthält vereinzelt im Collum der Gallenblase, im Ductus cysticus, stärker im Ductus hepaticus und choledochus alveolär gebaute Drüsen. Die Nerven, welche die Gallenwege und Leber versorgen, stammen, wie auch bei den anderen visceralen Organen, aus den beiden Komponenten des visceralen Nervensystems vom Vagus und Sympathicus.

Sie vereinigen sich zum Plexus hepaticus, der in Form eines engmaschigen Netzes die Gallenausführungsgänge, Arteria hepatica und Pfortader umspinnt. In dieses Geflecht sind wiederum kleine Ganglienknötchen mit Gruppen von Ganglienzellen eingelagert. Vor allem finden sich auch solche in der eigentlichen Wand der Gallengänge (*Oddi* und *Rosciano*, *Dogiel*, *Aschoff*). In der Gallenblase und an den Gallenwegen existiert nach jenen ein stark entwickeltes, intramurales System von Ganglienzellen und nervösem Plexus, die wahrscheinlich auch bis zu einem gewissen Grade selbständig den Regulationsmechanismus der Bewegung, Schleimsekretion und Flüssigkeitsresorption beherrschen können, im übrigen aber durchaus den Impulsen des großen vegetativen Nervensystems unterworfen sind.

Die Größe, Gestalt und Lagerung der Gallenblase in ihrem Leberbett kann besonders nach den Untersuchungen *Bergs* sehr wechselnd sein. Ebenso ist der Übergang vom Trichterteil in den Halsteil und Ductus cysticus, sowie der Verlauf des Ductus cysticus großen Schwankungen unterworfen, die interessante Übergangsmöglichkeiten zum Pathologischen zeigen.

Als Entleerungsvorgang der Gallenwege haben wir unter normalen Verhältnissen ein koordiniertes Spiel vor uns, das sich zusammensetzt aus einer überwiegend tonischen Kontraktion der Gallenblase, die begleitet sein kann von schwach entwickelten, im Halsteil peristaltisch ablaufenden Kontraktionswellen derselben, und einer gleichzeitigen Öffnung im Sphinctergebiete *Oddis*.

Der Bewegungsvorgang kann, wie wir zuerst durch den Ausbau des Peptongallenblasenentleerungsreflexes am Menschen mittels der Duodenalsonde zu einer brauchbaren klinischen Methode für Blasen- und Lebergalle durch *Stepp* erfahren haben, auch am Menschen praktisch benutzt werden. *Lyon* zeigte mittels 25proz. Magnesiumsulfatlösung den gleichen Entleerungseffekt und vor allem gelang als ein auch theoretisch sehr wichtiger und interessanter Vorgang *Kalk* und *Schöndube* mittels eines endokrinen Stoffes aus der Hypophyse, besonders ihrem Hinterlappen, dem Pituitrin, das gleiche. Intraduodenale Gaben von Öl und Eigelb rufen diese Entleerung oft am intensivsten hervor.

Ausgedehnte Untersuchungen über die Beeinflussung der Bewegungsvorgänge an den Gallenwegen unter normalen und abnormen Verhältnissen wurden in Fortführung der Arbeiten der Franzosen *Doyon*, *Courtade* und *Guyon*, der Engländer *Bainbridge* und *Dale* und des Wieners *Reach* von einem von uns in einer größeren Reihe von Tierexperimenten angestellt, die sämtlich bei eröffnetem Bauch unter möglichst weitgehender Freilegung des gesamten extrahepatischen Gallenapparates durchgeführt wurden und an den Versuchstieren (Katzen, Kaninchen, Meerschweinchen) im Gegensatz zum Menschen vor allem das Mündungsgebiet des Choledochus gut übersichtlich zeigten.

Diese Partie, die nicht vom Pankreas bedeckt ist, tritt dort an dem oberen Teil des Zwölffingerdarmes als länglich ovale, etwas blasse und erhabene Partie deutlich hervor. In der Kuppe der Gallenblase wurde mittels Tabaksbeutelnaht ein einfaches dünnes Glasrohr eingepflanzt, so daß an der Höhe des Gallenanstieges Kontraktion, Erschlaffung und auch Entlereung der Gallenblase sichtbar wurden. Wurde in die Mitte des Ductus choledochus unter Schonung von Nerven und Gefäßen eine dünne Kanüle eingebunden, die in Verbindung mit einer *Mariotte*schen Flasche stand, so war aus der dort kontrollierbaren, stets unter gleichem

Druck abfließenden Flüssigkeitsmenge in der Minute auf die Weite und Durchlässigkeit des Sphinctergebietes zu schließen. Wurde der Vagus am Hals schwach faradisch oder pharmakologisch durch kleine Pilocarpinmengen ($^1/_2$ cg intravenös) gereizt, so sah man Kontraktionen der Gallenblase mit Entleerung und Verkleinerung derselben, bisweilen auch deutlich ablaufende peristaltikartige Kontraktionswellen, geringe Erweiterung des Choledochus, deutliche Eröffnung mit lebhaftem Peristaltikspiel wie am Antrum pylori des Magens in der vorher deutlich geschlossenen Portio duodenalis choledochi des *Oddi*schen Sphincters. Der Erfolg ist schnelle Expulsion der Galle. Wurde dagegen der Vagus stark faradisch gereizt oder pharmakologisch durch $1-1^1/_2$ cg Pilocarpin, so setzte eine Motilitätssteigerung an der Portio duodenalis des Choledochus ein mit totalem oder partiellem Spasmus in ihrer oberen oder unteren Hälfte derselben. Dabei trat eine Abflußhemmung der Galle ein, die auch beim Durchflußexperiment deutlich feststellbar wurde, Erweiterung und Stauung im mittleren und oberen Choledochus und langsame Erweiterung der Gallenblase mit sofortigem starken Druckanstieg in derselben gut erkennbar an dem in die Gallenblasenkuppe eingeführten Steigrohr. Vaguslähmung durch Atropin machte Erschlaffung der Gallenmuskulatur mit Tonusabnahme, prompt ablesbar im Steigrohr in der Gallenblase, und Erweiterung der oberen Partie der Portio duodenalis des *Oddi*schen Sphincters, aber trotzdem Abflußhemmungen durch Kontraktion eines auch aus anderen Gründen anzunehmenden, mit isoliertem Spiel arbeitenden Sphincterringes im vordersten Teile der Papilla Vateri.

Bei Sympathicusreizung verhält sich dieser Sphincterring in der Papilla Vateri anscheinend auch wie der Pylorus des Magens (*Elliot*, *Klee*), er verengt sich und hemmt dadurch den Abfluß unter starker Erweiterung, Erschlaffung und Abblassung des ganzen Gallengangssystems einschließlich des Antrumgebietes des Choledochus, seiner Portio duodenalis. Wir haben also an der Choledochusmündung ein sehr kompliziertes Muskelspiel vor uns, eine obere, sich auf leichten Vagusreiz öffnende und dann mit deutlicher Peristaltik arbeitende, aber auf starken Vagusreiz sich schließende Partie, die dem eigentlichen Choledochus angehört, durch Atropin und Sympathicusreiz völlig erschlafft und als „Antrumgebiet“ oder Portio duodenalis des *Oddi*schen Sphincters bezeichnet wird und einen in der Papilla Vateri vorhandenen, etwas isolierten kleineren Ringmuskel, der auf leichten Vagusreiz sich leicht öffnet, durch Atropin- oder Sympathicusreizung sich schließt und als „Pylorulus“ bezeichnet werden könnte. Sehr ähnlich wie am Magen, seinem Korpus, seinem Antrumpylorigebiet und seinem eigentlichen Pylorusring verhält sich also die nervöse Beeinflussung der Motilität der Gallenwege in dem Gebiet des *Oddi*schen Sphincters. Die Muskulatur des gesamten *Oddi*schen Sphincters dient daher sowohl als Retentions- wie als Expulsionsapparat der Galle im gemeinsamen Zusammenspiel mit den übrigen Gallenwegen, besonders der Blase.

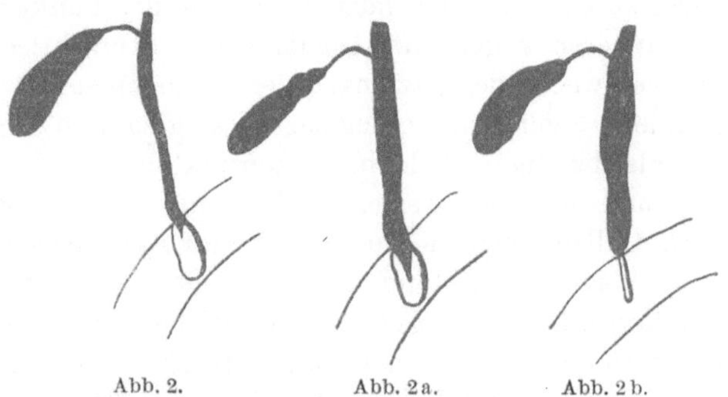

Abb. 2. Abb. 2a. Abb. 2b.

Abb. 2. Normale Gallenwege eines Kaninchens. Verkleinert auf $^2/_3$ natürl. Größe. Sehr selten geringe Kontraktion der Portio duodenalis, sichtbar alle 2—3 Minuten einmal.

Abb. 2b. Leichte Vagusreizung, faradische oder mit 0,5 cg Pilocarpin: Verengerung der Gallenblase etwa auf die Hälfte mit 2 Kontraktionsringen in der Collumpartie derselben, mäßige Erweiterung des Ductus choledochus im ganzen, besonders auch der Portio duodenalis mit hier weiter durchschimmernder Gallenfüllung. Die hier nicht gezeichnete lebhafte Peristaltik an der Portio duodenalis spielt sich ab wie auf Abb. 2c und d, aber in schnellem Wechsel mit weiter Eröffnung des Duodenalteils dazwischen.

Abb. 2b. Starke Vagusreizung faradisch oder Pilocarpin 0,5—1 cg. Totaler duodenaler Portiospasmus des Choledochus mit Verengerung und Verkürzung. Starke Erweiterung des oberen und mittleren Ductus choledochus und beginnende der Gallenblase.

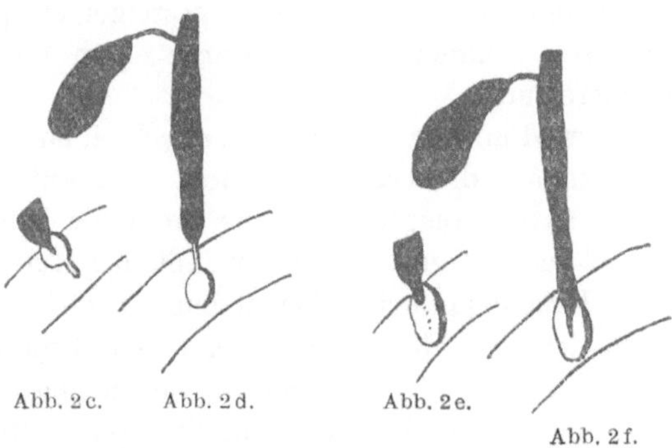

Abb. 2c. Abb. 2d. Abb. 2e. Abb. 2f.

Abb. 2c und 2d. Starke Vagusreizung wie bei Abb. 2e, 10 Minuten später. Partieller oberer Portiospasmus am duodenalen Choledochusteil, stärkere Erweiterung des oberen Choledochus und besonders auch der Gallenblase durch Stauung. b Partieller vorderer Portiospasmus im gleichen Stadium.

Abb. 2f. Atropinwirkung an den Gallenwegen. Portio duodenalis choledochi weit, ihr gallenhaltiger Kanal breit, weit vorgeschoben, besonders bei tiefem Inspirium, Choledochus Gallenblase weit, schlaff. b Adrenalinwirkung sehr ähnlich Abb. 2e, auch weites Portio Duodenalisgebiet, 4 Pünktchen dunkelgruner Galle schimmern dauernd an gleicher Stelle durch die Kanalwand, das spricht gegen gleichzeitigen Abfluß.

(Aus Z. f. klin. Med., Bd. 96, Westphal).

Bei völliger Durchschneidung der zuführenden Nerven, des Vagus und Splanchnicus, treten ohne weitere Reize keine abnormen Bewegungsvorgänge auf. Die Schlußfähigkeit des Sphincters bleibt erhalten. Die Steuerung durch die intramuralen Nervenplexus genügt also auch in diesem Organ zu einer weitgehenden Erhaltung der Funktion. Eine Reizung des peripheren Vagus ruft aber dann eine Sturzentleerung der Gallenblase hervor wegen der jetzt nach der Splanchnicusdurchschneidung mangelnden Schließmuskeltendenz des gesamten Sphinctergebietes unter gleichzeitiger Gallenblasenkontraktion.

Die tonus- und motilitätssteigernde Wirkung parasympathischer Reizung in den Gallenwegen, die hemmende des Sympathicus konnte *Watanabe* durch Versuche an Hunden mit Gallenblasenfisteln und permanenten Fisteln des Ductus choledochus bestätigen, durch Prüfung des Effektes von Acethylcholin, Adrenalin und Atropin. Die gleichen Resultate hatten *Winkelstein* und *Aschner*. Bei einer erneuten Untersuchung des komplizierten Muskelspiels im Gebiet des *Oddi*schen Sphincters kam *Sakurai* durch Einführung einer Kanüle bis weit in die Portio duodenalis choledochi in der einen Versuchsreihe, in der anderen durch Einpflanzung in die Mitte des Choledochus in ausgedehnten Experimenten an Kaninchen ebenfalls zur Bestätigung der Anschauung des einen der Verff. von der entgegengesetzten nervösen Steuerung der beiden Muskelgebiete: der vordere kleine Sphincter der Papille wird durch den Sympathicus verengt und durch den Vagus gelähmt, die Portio duodenalis wird durch den Vagus erregt und durch den Sympathicus erschlafft.

Die Entleerung der Gallenwege wird hervorgerufen durch Gallenblasenkontraktion und Erweiterung mit gesteigerter peristaltischer Funktion des ganzen Sphinctergebietes durch einen Vorgang ähnlich dem leichter Vagusreizung.

Die Entleerung wird unterstützt: erstens durch einen sehr deutlichen Einfluß der Atmung auf die Gallenexpulsion. Der auf die Leber bei der Zwerchfellkontraktion ausgeübte Druck preßt bei jedem Inspirium ihre Gallengänge etwas aus, und außerdem läßt das Herabdrücken der Leber gegen die Baucheingeweide bei jedem Inspirium eine starke Druckerhöhung in der Gallenblase selbst bei weit eröffnetem Abdomen erkennen. Die von *Hofbauer* bereits betonte Bedeutung einer ungehinderten kräftigen und energischen Zwerchfelltätigkeit für die Gallenexpulsion als Unterstützungsmoment derselben erscheint so deutlicher. Zweitens wird die Entleerung unterstützt durch lebhafte Darmperistaltik, eine anregende Tätigkeit derselben auf die Expulsionstätigkeit des Sphinctergebietes, bisweilen auch eine Art Ausgemolkenwerden derselben durch intensive, im Duodenum ablaufende Kontraktionen wurde gesehen. Drittens wurde durch mittelstarke Wärmewirkung eine leichte Anregung der Gallenexpulsion im Sphinctergebiet erzielt, Druckanstiege der Gallenblase ließen sich dabei nur selten konstatieren. Als unterstützender Faktor für eine ungehemmte Expulsion des Sphinctergebietes ist noch eine Windkesselwirkung des prallgefüllten mittleren und oberen Ductus choledochus und des Ductus hepaticus zu betrachten, wie sie durch Kontraktionen der Gallenblase und bei tiefer Inspiration durch den Druck des absteigenden Zwerchfelles hervorgerufen wurde.

Die *Entleerung der Gallenwege wird daher verzögert und gehemmt* erstens durch Hyperfunktion der Muskulatur des *Oddi*schen Sphincters, besonders seiner Portio duodenalis mit dauernder stark tonischer Kontraktion dieses Muskelgebietes unter Zurücktreten der Peristaltik, gesteigert bis zum totalen oder partiellen vorderen oder hinteren, mit hochgradiger Verschmälerung und Verkürzung des Sphinctergebietes — und zwar seines Antrumteiles — einhergehenden Spasmus bei starker Vagusreizung. So entsteht Rückstauung der unter Vagusreizung auch stärker von der Leber sezernierten Galle (*Eiger*) im oberen und mittleren Choledochus und vor allem in der Gallenblase. Die gleichzeitigen Kontraktionen der Muskulatur der Vesica fellea werden zu frustranen, ihr Innendruck steigt sehr. Es kann so die *hypertonische Stauungsgallenblase* entstehen, bei der hypertonische Abflußhemmung der Gallenwege durch Kontraktionen und Spasmen des Oddi-Sphincters, und zwar besonders seines Antrumgebietes eintritt. Auf dem Reflexwege konnte durch Schmerz oder nach Unterbindung am mittleren Choledochus eine solche Dauerkontraktion der Portio duodenalis ebenfalls erzielt werden. Ebenso bewirkten in den Ductus choledochus eingeschobene kleine Steinchen durch einen Fremdkörperreiz unter ganz leichter vagaler Reizung etwa durch $^1/_2$ cg Pilocarpin schon totale Kontraktionen des Antrumteiles, die auch durch Morphium, das ja bekanntlich am Magen (*Magnus*) auch Antrumspasmen hervorruft, in ähnlicher Weise erzeugt werden konnten.

Zweitens wird die Entleerung der Gallenwege verzögert und gehemmt durch Hypofunktion der Muskulatur der Gallenwege infolge von sympathicotroper Reizung oder vagaler Lähmung (Atropin) mit Tonuslähmung der Portio duodenalis choledochi, mit Erweiterung dieses Antrumteiles des Sphincters und anscheinend dabei oft geschlossenem vorderen Sphincterring in der Papille. Die *Hypo- oder atonische Stauungsgallenblase* könnte so durch allgemein herabgesetzte Funktion der Muskulatur der Gallenwege entstehen.

Für die eigenen Auffassungen von der Entstehung der hypertonischen Gallenstauung beim Menschen wurde die bei Stauungsgallenblasen oft gefundene Muskelhypertrophie entscheidend als der Ausdruck einer erhöhten Arbeitsleistung, die nur infolge einer erschwerten Entleerung gegen einen durch verstärkte Muskelkontraktion stenosierten Ausgang am Sphincter *Oddis* und vielleicht auch im Collum cysticus-Gebiet am Gallenblasenhals zustande kommen könnte infolge eines auf dem Nerven- oder Blutwege angreifenden erhöhten muskulären Aktionsreizes nach Art des vagalen, der an und für sich schon eine verstärkte Kontraktion der Gallenblasenmuskulatur bewirkt. Für das Problem des Zustandekommens der Stauungsgallenblasen verlangen daher die Teile mit sphincterartiger Funktion an den extrahepatischen Gallenwegen unser besonderes Interesse.

Wenn nun auch in der Literatur der letzten Jahre gewisse Zweifel aufgetreten sind, sogar an der für diese Auffassung so wichtigen isolierten Funktion des *Oddi*schen Sphincters (*Burget, Brugsch* und *Horsters* u. a.), so sind diese doch durch die Untersuchungen von *Watanabe, Sakurai, Winkelstein* und *Aschner* und durch erneute eigene behoben. Notwendiger ist eine neue physiologische Untersuchung über die Stärke der Kontraktionsfähigkeit der am Collum der Gallenblase und den oberen Cysticusfalten von *Berg* und eingehender von *Lütkens* beschriebenen ringförmigen sphincterartigen Muskelfasern. Die früheren Angaben *Westphals,* daß deutliche Verengerungen des oberen Cysticus unter starker Vagusreizung festzustellen wären, wurden damals mit einer gewissen Reserve ausgesprochen, weil Einklemmungen des durchschnittenen, aber wegen der kleinen Verhältnisse an Katze und Kaninchen nicht mit einem Glasdrain armierbaren Cysticus durch die überlagernde Leber dabei als Fehlerquelle in Betracht kamen. Daher wurden jetzt diese Versuche unter Anwendung einwandfreier Technik an großen Hunden mit gut übersichtbarem anatomischen Verhalten der großen Gallenwege wiederholt.

Zur Prüfung der *Funktion der Collum Cysticus-Muskulatur* der Gallenblase wurden zu diesem Zweck an 3 Versuchshunden Choledochusfisteln unter Einbindung eines kleinen Glasdrainröhrchens mit ableitenden dünnem Gummischlauch hergestellt. Weiter wurden die Ducti hepatici (H. 23 u. 28) vorsichtig unterbunden, wovon bei H. 101 Abstand genommen wurde. Endlich wurde in den Fundus der Gallenblase unter größter Schonung der Gallenblasenwandung ein kleines Glasdrainröhrchen mit Tabaksbeutelnaht eingebunden; dieses hatte eine Zuleitung von einem Behälter mit körperwarmer physiologischer Kochsalzlösung und einem Wasserspiegeldruck von im Durchschnitt anfangs 1100 mm, später 200 und 250 mm über der Gallenblase, so daß ein konstanter mäßiger Flüssigkeitsstrom von dem Behälter in die Gallenblase durch das Collum-Cysticus-Gebiet und den Cysticus zum Choledochusdrain bestand. Dabei wurde eine Serie von Reagensgläsern an das ausführende Schlauchende gestellt und jeweils in einminütigen Abständen die durchströmende Flüssigkeitsmenge gemessen. Die Reizung des Collum-Cysticus-Gebietes fand in beliebigen Abständen statt am durchschnittenen peripheren rechten Vagus mit leichtem an der Fingerspitze gerade gut fühlbarem faradischen Strom und erstreckte sich jeweils über 1 Minute. Als Testobjekt des hinreichenden Reizeffektes wurde der Magenantrumteil beobachtet, der sich unter der faradischen Reizung prompt derb, fast steinhart kontrahierte und anämisch wurde, um bei Schluß der Reizung sofort zu erschlaffen.

Wir beobachteten nun beim ersten Hund (23), daß bei einem Druck von 250 mm Wasser in einminütigen Abständen durch das Kanalsystem fließen in der

1. Minute	$18^1/_2$ ccm	
2. „	$18^1/_2$ „	
3. „	16 „	
4. „	$18^1/_2$ „	
5. „	$5^1/_2$ „	Vagusreiz!
6. „	14 „	
7. „	18 „	
8. „	19 „	
9. „	19 „	
10. „	19 „	

Dabei überrascht uns zunächst in der 1. bis 4. Minute ein eigenartiger *Rhythmus* in dem Tropfenfall. Es folgen sich konsequent 8—11 große Tropfen in etwa 3 Sekunden. Dann entsteht eine spontane Pause, in der kein Tropfen fällt, von durchweg einer Sekunde. In der 5. Minute wird der Vagus gereizt, der Rhythmus ist *nicht* mehr deutlich zu erkennen, ja, es sistiert zeitweise sogar der Tropfenfall vollständig. Es fließt in dieser Minute etwa der 3. Teil der Flüssigkeitsmenge durch das Kanalsystem. In der folgenden 6. Minute ist der vorher beobachtete Tropfenrhythmus noch nicht wieder wahrnehmbar, erscheint aber von der 7. bis 10. Minute in gleicher Weise wieder, 8—14 Tropfen fallen in 3—4 Sekunden, 1 Sekunde Pause, dann wieder 8—14 Tropfen.

Versuchen wir die Reizminute noch weiter zu analysieren, so sehen wir in der 11. Minute, wo wieder Vagusreizung stattfand, in jeweils Viertelminuten folgendes:

11. Minute:		
1. Viertelminute	4 ccm	
2. „	4 „	
3. „	0 „	völliger Stillstand über
4. „	1 „	$^1/_4$ Minute.
12. Minute:		
1. Halbminute	14 „	
2. „	16 „	
13. Minute:		
1. Halbminute	$18^1/_2$ „	
2. „	$19^1/_2$ „	

Dabei sehen wir, wie in den ersten beiden Viertelminuten noch Tropfen fallen, aber bereits den Rhythmus verlieren und seltener werden, um in der 3. Viertelminute völlig zu versiegen über 15 Sekunden lang und sich erst wieder in der 4. Viertelminute vereinzelt zeigen.

Mit Nachlassen der Reizung fängt sofort diesmal ein stärkerer und schnellerer Tropfenfall mit den gleichen Rhythmusschwankungen an.

Das gleiche Bild sieht man bei Höherstellung des Wasserdrucks auf 1100 mm. Es fließen dabei größere Flüssigkeitsmengen in der

1. Minute	40	ccm	
2. „	38	„	
3. „	40	„	
4. „	42	„	
5. „	18½	„	Vagusreizung!
6. „	38	„	
7. „	41	„	
8. „	42	„	
9. „	42	„	
10. „	42½	„	

In der 5. Minute sistiert unter Vagusreizung der Tropfenfall nicht. Er wird langsamer unregelmäßig und läßt im Gegensatz zu den vorherigen Minuten den trotz des raschen Tropfenfalles noch wahrnehmbaren Rhythmus nicht erkennen. Nach der Reizminute der gleiche Zustand wie zuvor.

Betrachten wir den 2. Hund (28) bei 200 mm Wasserdruck, so sehen wir auch hier wieder bei gleicher Versuchsanordnung den beschriebenen spontanen Tropfenrhythmus von diesmal 15—16 Tropfen in 4—5 Sekunden mit 1 Sekunde Pause usw., im ganzen etwa 10mal sich in jeder Minute wiederholen, später mit 9—10 Tropfen in 3—4 Sekunden. Dagegen sehen wir hier keinen so deutlichen Vaguseffekt wie bei H. 23, denn H. 28 war zuvor schon 2½ Stunden zu anderen Versuchszwecken benutzt, so daß auch die Antrummagenkontraktionen nur spärlich erfolgten und bisweilen fehlten. Es fließen bei durchschnittlichem Fluß von 20—22 ccm in der Normalminute in der Reizminute nur 3—5 ccm weniger, bisweilen auch durchaus die gleiche Menge mit gleichem oder nur gering gestörtem Rhythmus.

Dagegen ist bei dem 3. Hund (101) wieder ein deutlicher Vaguseffekt in der 5. Minute zu beobachten bei Wasserdruck von 250 mm.

1. Minute	16	ccm	
2. „	15	„	
3. „	16	„	
4. „	14½	„	
5. „	7	„	Vagusreizung!
6. „	13	„	
7. „	16	„	
8. „	15	„	
9. „	15	„	
10. „	15	„	

Die durchfließende Menge sinkt in der Reizminute um etwa die Hälfte, versiegt dabei bei Auffangen der Flüssigkeitsmengen in $^1/_4$ Minute nur für 2—3 Sekunden, nicht so lang wie bei H. 23.

Bei wiederholten Vagusreizungen des H. 101 sind immer die gleichen Beobachtungen wie eben angestellt; Sinken der Mengen etwa auf die Hälfte. Es ist wieder interessant, daß sich auch bei diesem 3. Versuchstier am Ende des Durchströmungssystems der gleichgeartete Tropfenrhythmus von etwa 11—13 Tropfen mit anschließend kürzester, etwa 1 Sekunde dauernder Pause fand.

Nachdem wurde die Durchströmung vor und nach intravenöser Gabe von 1 mg Suprarenin als Sympathicusreizung untersucht, hierbei stellte sich unerwarteterweise schlagartig ein über einige Minuten anhaltendes völliges Aufhören des Flusses ein (Hund 23).

1. Minute	30	ccm	
2. „	31	„	
3. „	30	„	
4. „	3	„	1 mg Suprarenin i. v.
5. „	0	„	
6. „	0	„	
7. „	$3^1/_4$	„	
8. „	11	„	
9. „	14	„	usw.

Das Ähnliche in wesentlich schwächerem Maße ist bei Hund 28 der Fall:

1. Minute	15	ccm	
2. „	15	„	
3. „	14	„	
4. „	13	„	1 ccm Suprarenin i. v.
5. „	5	„	
6. „	2	„	
7. „	5	„	
8. „	5	„	
9. „	$8^1/_2$	„	
10. „	11	„	

Diese plötzliche Hemmung des Abflusses möchten wir nicht so sehr auf direkte Sphincterfunktion am Gallenblasenhals beziehen, sondern mehr als Effekt der starken Erschlaffung der gesamten Muskulatur und der daraus entstandenen Erweiterung der Gallenblase betrachten. Beides führt dann zu mehr oder minder starker Abknickung des vorderen, durch seinen eigenen Muskeltonus sonst gesteiften Gallenblasenhalses und so zu Abflußstörungen.

Dieser sympathicotrope Lähmungseffekt spielt praktisch beim Menschen in dieser Form am Gallenblasenhalse auch unter pathologischen Verhältnissen wohl nur eine untergeordnete Rolle. Durch die aufrechte Körperhaltung wird diese Art der Abknickung nur selten möglich sein.

Wichtiger sehen wir jedoch an dafür *die ausgesprochene Verengerung im Collum-Cysticus-Gebiet bei starker Vagusreizung.* Daß die hier vorhandenen zirkulären Collummuskelfasern durch starke Kontraktion sogar für eine Viertelminute eine völlige Abflußhemmung herbeiführen konnten, und im ganzen während der Reizungsminute eine Durchströmungsherabsetzung auf $^1/_4$ bis zur Hälfte der Vor- und Nachzeit, spricht für die Stärke dieses Kontraktionseffektes. Beim Hunde fehlt dabei, wie wir uns durch zahlreiche makroskopische und auch mikroskopische Präparate überzeugen konnten, die starke Ausprägung der oberen Cysticusklappen mit den in ihnen auf *Lütkens* Abbildung im menschlichen Ductus cysticus so gut erkennbaren zirkulär verlaufenden Muskelfasern. Beim Menschen wird daher wahrscheinlich der Kontraktionseffekt noch stärker ausfallen. Ob die hier nun einwandfrei beschriebene Kontraktion mit hochgradiger Verengerung allerdings eine vollkommene Sphincterfunktion darstellt, möchten wir bezweifeln, dazu dauerte die trotz intensiver Vagusreizung nur $^1/_4$ Minute lang verbleibende absolute Abflußhemmung nicht genügend lange. Daß aber hier im Collum-Cysticus-Gebiet ein starker Entleerungswiderstand durch hochgradige Kontraktion der besonders im untersten Halsteil auch anatomisch deutlich verstärkt von uns gefundenen Ringmuskelfasern bei Zuständen ähnlich den der hier durchgeführten starken vagalen Reizung eintreten kann, erscheint nunmehr gesichert, *beim Vorhandensein selbst kleinerer Konkremente könnte* dieser dann *leicht zu länger dauerndem absolutem Verschluß* führen. Vor allem könnte er mit größeren Steinen zusammen in idealer Weise einen je nach den Druckverhältnissen entweder vom Cysticus her oder von der Gallenblase her für Galle passierbaren, aber von der Gallenblase her naturgemäß viel leichter bei Kontraktionsüberdruck abschließbaren Ventilverschluß bilden. Auch energisches Festhalten eines einmal zwischen dem Ringfasersystem des Collum eingelagerten Steines wird durch diese sphincterartigen Funktionen leicht ermöglicht werden, besonders wenn diese durch die Anwesenheit des Fremdkörpers zu immer neuen Spasmen gereizt werden. Bei einmal vorhandenen Konkrementbildungen wird demnach die Gefahrenrolle dieser Collum-Cysticus-Ringmuskelfasern eine bedeutendere sein wie vordem. Besonders der größere Solitärstein kann hineingeschoben bei einer einfachen Gallenblasenentleerung dort hängenbleiben, hinter so entstandenem Ventilverschluß droht besonders starke Eindickung der leicht hinein-, aber schwer hinausgelangenden Galle, die Entwicklung ganzer Generationen sekundärer Steinbildungen wird so erleichtert, ebenso das Haftenbleiben der infolge der Stauung hinter dem Ventilverschluß erst Entzündung hervorrufenden Infektionserreger. Diese Fähigkeit zu starker Verengerung der Collum-Cysticus-Fasern bietet demnach die größeren Gefahren erst nach Eintritt der Steinbildung, und vielleicht auch gewisse bei einem starken Unterschied zwischen der Expulsionskraft der gesamten Gallenblasenmuskulatur und der dieses sphincterartigen Ausgangsgebietes. Starke Divergenzen könnten dann zur Stauung führen, wenn eine sehr asthenische hypotonische Korpusmuskulatur den Widerstand normal entwickelter Collummuskulatur nur schwer überwände; eine isolierte Gallenblasenstauung ohne Beteiligung des Choledochus käme so zustande.

Bei normal kräftiger Gallenblasenmuskulatur wird aber der Entleerungsakt kaum gestört werden, denn bei Betrachtung der Gesamtregulierung steht die Stärke dieser sphincterartigen Collumfunktion bedeutend zurück hinter der des *Oddi*schen Schließmuskels an der Choledochusmündung. Bei 250 mm Wasserdruck sahen wir einen dauernden Durchfluß durch den Blasenhals, nur ganz kurz sistierend auf Vagusreizung. Beim Hunde finden *Friedländer* und *Heydenhain* den normalen Tonus des *Oddi*schen Schließmuskels bei 675 mm Wasser äquivalent. Bei der viel schwächeren Katze findet ihn *Westphal* auf 175 mm Wasser eingestellt, bei Vagusreizung auf 300—350 mm Wasser sich erhöhend. Der wesentlichste Entleerungswiderstand des extrahepatischen Gallengangssystems findet demnach im *Oddi*schen Sphincter statt. Die Ringfasern im Collum-Cysticus-Gebiet stellen nur einen unterstützenden *Hilfs*faktor als Hemmnis der Gallenblasenentleerung dar.

Die leichten rhythmischen Kontraktionen der Gallenblase teils bei in situ belassenen gefunden, teils an isolierten in Ringerlösung aufgehängten (*Doyon*, *Courtade* und *Guyon*, *Bainbridge* und *Dale*, *Okada*, *Lieb* und *Mac Worther*, *Taylor* und *Wilson*, *Chiray* und *Pavel*) traten auch hier sehr schön bei der Tropfenmethode sichtbar in Erscheinung, ähnlich wie oft beim Ureterenkatheterismus am Nierenbecken; sie verschwanden bei der starken Kontraktion der gesamten Gallenblase und ihres Collumteiles unter der Vagusreizung. Diese dauernden rhythmischen Kontraktionen zeigen uns, wie die kontinuierliche Zuführung von Galle zu Kohlehydraten und anderem Speisebrei im Duodenum zustande kommt, wenn dieser nicht die großen Kontraktionsauslöser wie Fett, Pepton, Eigelb enthält.

III. Das klinische Bild der Dyskinesien der Gallenwege.

Von **K. Westphal** und **F. Gleichmann.**

Als nervöse Leberkoliken, Leberneuralgien, finden sich bereits in der älteren Literatur von *Stokes*, *Frerichs*, *Fürbringer*, *Ewald* Krankheitsformen beschrieben, wo bei starken steinkolikähnlichen Schmerzattakken in der Gegend der Gallenwege der autoptische Befund nachher nichts ergab. Jedoch die Auffassung, daß reine Störungen des Bewegungsaktes an den extrahepatischen Gallenwegen Kolikschmerz und Stauung hervorrufen könnten, ist viel jüngeren Datums. Klare klinische Befunde einer Stauungsgallenblase ohne Stein und ohne Entzündungen sind zum erstenmal 1921 von *Schmieden* und *Rohde* gebracht worden. Sie zeigten, daß diese nicht bloß ein anatomisch-pathologischer Begriff im Sinne *Aschoffs* sei, sondern als ein typisches Krankheitsbild mit kolikartigen Schmerzanfällen in der Gallenblasengegend bis zu gleicher Stärke wie bei der Cholelithiasis vorkommen kann; diese Gallenblasen zeigen nach der chirurgischen Entnahme meist mikroskopisch eine deutliche Hypertrophie der Muskelbündel, in selteneren Fällen eine maximal ausgedehnte Gallenblase mit einer außerordentlich dünnen Muskellage; für die Entstehung dieser Betriebsstörung bei der Gallenblasenentleerung nehmen diese Autoren Abknickungen am oberen Ductus cysticus an, die besonders durch schwanenhalsartigen Verlauf dieses Ganges bedingt seien.

Wir sind heute auf Grund der neueren Auffassungen vom Bewegungsakt der Gallenwege mehr dazu geneigt, solche mechanische Momente der Abknickung höchstens als sekundäre Folgen rein funktionell bedingter Bewegungsstörungen anzusehen. Als Effekt solcher Störungen sehen wir am Krankenbett schmerzhafte Kontraktionen der Gallenwege von leichteren Sensationen bis zu schwereren Koliken in reinen Fällen ohne Steinbildung und ohne Entzündung und zweitens die Entwicklung der Gallenstauung; Schmerzen und Stauung können miteinander verknüpft sein, notwendig ist diese Verbindung natürlich nicht. Denn mit schmerzhafter Kontraktion der Gallenwege ohne stärkeren Krampf des *Oddi*schen Sphincters oder vielleicht auch der Collum-Cysticus-Ringfasern kann schnellste Entleerung verbunden sein. Schmerz wird aber wahrscheinlich eher entstehen, wenn durch Sphincterkrampf die Gallenblasentenesmen zu frustranen werden und zu immer stärkerer Anspannung der Gallenblasenmuskulatur und Dehnung des Choledochus durch Drucksteigerung in ihm und im Hepaticus führen. Man denke zum Vergleich an den Geburtsakt, wo auch die letzten Wehen nach genügender Eröffnung des Muttermundes lange nicht so schmerzhaft zu sein pflegen, wie die Eröffnungswehen bei noch geschlossenem Muttermund.

Diese Dyskinesien in der Klinik nachzuweisen, ist anfangs nur mit indirekten Methoden gelungen, wie sie durch den einen von uns, *Westphal*, mit der Anwendung des pharmakologischen vagalen Pilocarpinreizes bei der Pepton-Gallenentleerung durch die Duodenalsonde geschahen. Infolge der schönen Entdeckung der Pituitrinentleerung der Gallenwege durch *Kalk* und *Schöndube* hat gleichfalls damals im Rahmen der *v. Bergmann*schen Klinik besonders *Schöndube* zum Teil auf Veranlassung des einen von uns auch die für die Entstehung des Krankheitsbildes der Cholelithiasis so interessanten Grenzfälle vom Normalen zum Pathologischen ebenfalls einer genauen Untersuchung unterzogen. Die eigenen Anschauungen von der Bedeutung der funktionellen Dyskinesien an den Gallenwegen wurden dadurch ganz weitgehend bestätigt und zum Teil sehr glücklich ergänzt besonders durch die Feststellung starker Eindickung mit hohen Bilirubinwerten in vielen dieser Stauungsgallenblasen bei ihrer Entleerung durch die Duodenalsonde.

Die röntgenologische Cholecystographie bot einen zweiten Weg, das Dyskinesieproblem in der Klinik praktisch anzugehen und besonders seit der Einführung der *Boyden-Withaker*schen Eigelbgaben als Standardentleerungsreiz durch *Bronner* können wir sie auch zu einer einfach durchzuführenden Prüfung des Motilitätsaktes der Gallenwege benutzen. Verknüpfen wir heute so in der klinischen Untersuchung der anatomisch ausgeprägten und der überwiegend funktionellen Gallenwegserkrankungen Duodenalsondierung und Cholecystographie, prüfen wir jene nicht nur mit dem Pituitrin, sondern auch mit dem im Effekt manchmal stärkeren Öl zur Entleerung der Gallenblase, und vergleichen wir deren Erfolg mit der röntgenologischen Motilitätsprüfung durch drei Eigelb, so erhalten wir oft genau so gut wie mittels unseren modernen Magenuntersuchungsmethoden ein gutes Bild vom Tonus, Entleerungsakt und Inhalt der Gallenblase, das durch chemische und mikroskopische Untersuchung der Blasengalle je nach den vorliegenden Bedürfnissen weitgehend ergänzt werden kann. Es sei auch verwiesen in diesem Zusammenhange auf *Kalks* eingehende Zusammenfassung über moderne Gallenwegsdiagnostik.

Voraussetzung der Brauchbarkeit solcher Untersuchungen ist natürlich die Exaktheit ihrer Durchführung. Der Sondenknopf muß einwandfrei im oberen Duodenum liegen, röntgenologische Kontrolle in zweifelhaften Fällen! Das deutsche Präparat Hypophysin leistet als Extrakt des Hypophysenhinterlappens zur Entleerung der Gallenblase leider lange nicht dasselbe wie das englische Pituitrin, kritische Bemerkungen *Seebers* über die verfeinerte Gallenwegsdiagnostik sind dementsprechend im wesentlichen durch das von ihm angewandte Hypophysin bedingt. Bei negativem Pituitrinreflex erfolge zur Kontrolle die intraduodenale Ölgabe von 20 ccm. Das Tetrajodphenolphthalein werde am Vorabend in der Menge von 3—4 g mit 40 ccm Wasser intravenös gegeben, nicht per os, der Kranke schon am Vorabend nur mit leichter Schleimsuppe ernährt, er bekommt morgens nüchtern sofort nach der ersten Röntgenaufnahme die Prüfungsmahlzeit der 3 Eigelb, die Entleerung wurde bei uns in halbstündigem Abstand bis zu $1^1/_2$ Stunden verfolgt, dann weiter in 3—4stündigem Abstand in geeigneten Fällen. Die quantitative Untersuchung der Blasengalle auf Bilirubin muß möglichst bald angestellt werden oder die Galle muß wenigstens im Dunklen und im Eisschrank aufbewahrt werden, da sonst zu früh unter dem Einfluß von Licht und Wärme Oxydation des Bilirubins zu Biliverdin eintritt, das mit der *Hymanns v. v. d. Berg*schen Reaktion nicht faßbar ist. Bei der mikroskopischen Untersuchung gilt Vorsicht bei der Bewertung der Feststellung des Vorhandenseins von Cholesterynkristallen, sie fallen beim Stehen der Galle auf dem Objektträger nach längerer Zeit leicht spontan aus.

Wir finden mit solcher Methodik besonders unter unseren jüngeren weiblichen Patienten, aber auch bei männlichen etwa zwischen dem 16. und 40. Lebensjahr eine ganze Reihe von Kranken mit typischen, meist nicht ganz hochgradigen Gallenwegskoliken, die als leichtere Sensationen in der entsprechenden Headschen Zone um die rechte Brustseite ausstrahlen bis zum Rücken, bisweilen ebenfalls in die rechte Schulter sich erstrecken und dort manchmal einen deutlichen Phrenicusdruckpunkt aufweisen. Seltener ist in der Anamnese mal ein leichterer Ikterus aufgetreten, dann meist nach einem typischen Schmerzanfall und ohne Fieber verlaufen. Bei genauer klinischer Untersuchung bieten diese hier zu schildernden Patienten aber keinen Anhaltspunkt für Steinbildung und Entzündung an den Gallenwegen, die Blasengalle entleert sich meist bei der Duodenalsondierung, und die Cholecystographie zeigt gute Füllung an einer nicht verwachsenen Blase. Ließen wir sie, was in früheren Jahren mehrmals geschah, operieren, so fand sich auch bei dieser Autopsie in vivo keine Entzündung und Steinbildung, nur häufig eine besonders dünnwandige und mit schwacher Muskulatur ausgestattete Gallenblase, seltener eine besonders muskelkräftige, sehr vereinzelt dabei ein besonders weiter Choledochus. Bei der genauen Anwendung moderner Gallenwegsdiagnostik bieten nun diese Kranken doch genügend Typisches, um sie als eigene in charakteristischer Weise voneinander differierende Krankheitsbilder wenigstens zu einem großen Teil sicher zu erfassen.

Es sei kurz erinnert an das im tierexperimentellen Teil noch einmal skizzierte Bild der *hypertonischen Stauungsgallenblase* mit gesteigerter Schlußneigung des *Oddi*schen Sphincters und dadurch trotz gesteigerter Intensität evtl. frustran werdenden Gallenblasenkontraktionen. Ob gesteigerte Kontraktionsneigung des Collum-Cysticus-Sphincters ohne Zusammenspiel mit Steinen bei dieser Form entscheidend mitwirken können, bleibe dahingestellt. Das Gegenspiel, die *hypotonische Stauungsgallenblase*, würde durch Erschlaffung und Herabsetzung der Austreibungsfunktion der Gallenblase entstehen. Bei guterhaltener Funktion des Collum-Cysticus-Sphincters ergäbe sich hier die Möglichkeit einer isolierten Gallenblasenstauung, öfter jedoch wäre eine Tonuslähmung der oberen Partien des *Oddi*schen Sphincters zu erwarten, mit Minderung ihrer die Gallenexpulsion fördernden leichten Kontraktionen, der vorderste, anscheinend sympathicotrop fördernd innervierte ringförmige Teil des *Oddi*schen Schließmuskels bliebe dabei kontrahiert, wenn auch sein Druckwiderstand geringer ist wie der des ganzen Sphincters, so würde er doch zur Erzielung mäßiger Abflußhemmung genügen. Abknickungen nach Art der Vorstellung von *Schmieden* und *Rohde* wären bei der hypotonischen Gallenblasenstauung vielleicht möglich im Blasencysticusteil, so wie wir es soeben im Tierexperiment nach Adrenalinreizung gesehen haben, als sekundäre Folge.

Besonders muskelstarke Stauungsgallenblasen sind nach den anatomischen Befunden von *Aschoff*, *Schmieden* und *Rohde*, *Berg* häufig vorhanden, sie entsprechen der hypertonischen Stauung; auf Hypertrophie des Sphincter Oddi bei ihnen verwiesen *Berg* und *Westphal*. Muskelschwache und dünnwandige Stauungsgallenblasen beschrieben *Chauffard*, *Schmieden* und *Rohde*, *Westphal*, *Schöndube* und *Kalk*, sie entsprechen der hypotonischen Dyskinesie. Daneben gibt es Zustände, bei denen nicht der Stauungseffekt, sondern die beschleunigte Entleerung überwiegt mit hyperkinetischen Störungen und schließlich solche, wo sekundär nach Eintritt von Steinbildungen oder Gallenblasenausfall die isolierte Überfunktion der Ringfasern am Collum-Cysticus-Gebiet oder des *Oddi*schen Sphincters das Krankheitsbild beherrscht. Es wird daher folgende Einteilung der dyskinetischen Störungen versucht. Wir unterscheiden: erstens Dyskinesien durch Steigerungen des Bewegungsaktes an den gesamten extrahepatischen Gallenwegen, a) die hypertonische Gallenstauung, b) die hyperkinetische Dyskinesie. Zweitens die hypotonische und hypokinetische Dyskinesie mit der hypotonischen Stauungsgallenblase. Drittens überwiegend sekundär entstandene partielle Dyskinesien, a) nach Eintritt der Gallensteinbildung an der Collum-Cysticus-Ringmuskulatur, b) am Sphincter Oddi nach Ausfall der Gallenblase durch Schrumpfung um Steine oder operativer Entfernung.

I. Dykinesien durch Steigerung des Bewegungsaktes an den gesamten extrahepatischen Gallenwegen.

1. Die hypertonische Gallenstauung.

Die hypertonische Stauungsblase ist nicht nur ein Produkt der gestörten Gallenblasenfunktion, sondern vor allem auch ihres Gegenspiels an der Choledochusmündung, des *Oddi*schen Sphincters. Seine Schließungstendenz ist zu stark entwickelt, seine Reizbarkeit erhöht.

Darauf baute sich auf die erste, für den klinischen Gebrauch etwas umständliche Feststellung dieses Zustandes durch *Westphal* mittels der pharmakologischen Reizprüfung der Peptonentleerungskontraktion der Gallenblase. Gibt man nach Eintritt des Abflusses von Blasengalle durch Pepton dem Patienten intravenös eine kleine Menge Pilocarpin, 0,6—0,8 cg, je nach dem Körpergewicht, so tritt normalerweise eine etwas intensivere schußweise Entleerung derselben Blasengalle ein infolge einer durch pharmakologische vagale Reizung ausgelösten stärkeren Gallenblasenkontraktion. Eine längere Pause von 3—5—15 Minuten mit völligem Sistieren des Gallenabflusses, die dann von einer sehr starken und energischen schußweisen Entleerung dunkler Galle gefolgt war, wurde dabei aufgefaßt als der Erfolg einer sehr starken vagalen Reizbarkeit im Gebiet des *Oddi*schen Sphincters mit dem Eintritt starken Krampfverschlusses entsprechend den Beobachtungen unter starker vagaler Reizung im Tierexperiment. Diese stärkeren Sphincter-Oddi-Kontraktionen fanden sich nun bei einer Reihe vegetativ stigmatisierter Menschen ohne Gallenwegserkrankung, öfter bei Graviden und während der Menstruation bei Frauen mit nichterkrankten Gallenwegen, bei einigen leichten Cholecystitiden und Cholelithiasisfällen mit noch positivem Blasengallenentleerungsreflex. Für die Feststellung der pathologischen Funktion in Gestalt einer gesteigerten Reizbarkeit des *Oddi*schen Sphincters war diese Prüfung daher wertvoll, nicht so sehr für eine klare klinische Diagnostik.

Bei der Pituitrinentleerung der Gallenblase findet sich normalerweise zuerst eine sympathicotrope Hemmung des Abflusses für 20 Minuten Dauer, dann folgt erst die vagotrope Phase mit meist kräftiger Entleerungsreaktion der Gallenwege. Finden sich nun Fälle mit einer Verlängerung der ersten Periode der Latenzzeit, mit fehlendem oder sehr geringem Leber-Gallenfluß, aber dann ganz intensiv des öfteren verspätet eintretender Entleerung von sehr dunkler, hochgradig bilirubinhaltiger Blasengalle, so ist die Parallele zu dem soeben geschilderten gesteigerten Pilocarpineffekt auf den Sphincter Oddi das Wahrscheinlichste, daß nämlich zu starke vagotrope Reaktion in der zweiten Phase durch Sphincter-Oddi-Krampf die Entleerung wieder verzögerte; denn eine solche späte, aber sehr hochgradige Entleerung spricht für eine übergute und nur durch einen Vorgang wie den soeben angenommenen, verzögerte Entleerung, und nicht für eine asthenische, muskulär schlecht ansprechende Blase. Von 61 Kranken mit klinisch angenommener reiner Dyskinesie unter den über 400 von *Schöndube* und *Kalk* genau untersuchten Gallenwegserkrankungen befinden sich 12 Operierte. Sie zeigten bei der Operation keinen Stein und keine Entzündung. Unter diesen 61 Dyskinesien finden sich 18 mit 4 Operierten, welche in die hier geschilderte Gruppe gehören. Bei ihnen befand sich eine Latenzzeit bis zu 20 Minuten in 3 Fällen; über 20 Minuten in 13 Fällen und über 40 Minuten in 2 Fällen. Röntgenologisch zeigte ein hierher gehöriger Fall von *Schöndube* bei der starken Kontraktion der Gallenblase eine hochgradige Aufstauung der Blasengalle im Ductus choledochus und hepaticus, ein Vorgang, der mit Recht auf die hypertonische Funktion des Sphincter Oddi bezogen wurde.

Der hohe Bilirubingehalt der Blasengalle ist als Ausdruck des gleichen Stauungsvorganges anzusehen, die Füllungsperioden der Gallenblase werden durch den festanhaltenden Schluß besonders der oberen Partien des Choledochussphincters übersteigert, dadurch kann es zu einer extremen Eindickungsarbeit in der Gallenblase kommen. Die Bilirubinwerte, welche nach *Schöndube* und *Kalk* bei einer Eindickung über 400 mg% die obere Grenze des normalen in der durch Duodenalsondierung gewonnenen Blasengalle erreichen, nach Hannoverschen Erfahrungen sind Werte über 300 mg% schon relativ hoch, zeigen Werte über 400 und einmal sogar bis zu 1400 mg% (ein Fall *Schöndubes*) bei solchen Kranken.

Eine hierher gehörige Beobachtung: Eine 18jährige vegetativ stigmatisierte Köchin Sch., die über dauernde Beschwerden in der Gegend der Gallenwege klagt, nach Art von leichten Gallenkoliken im rechten Oberbauch ohne Zeichen für Entzündung, zeigt bei der Duodenalsondierung auf Pituitrin nach 25 Minuten Einsetzen der Entleerung tiefdunkler Galle, mit einem Bilirubinwert von 516 mg%. Bei einer 2. Sondierung mit Öl von 624 mg%. Bei der Röntgendarstellung der Gallenwege finden wir eine große, intensiv schattengebende und gut tonische Gallenblase. Bei der Entleerungsprüfung durch 3 Eigelb zeigt sie sich nach einer ½ Stunde auf die Hälfte verkleinert, deutliche Cysticusfüllung ist hier erkennbar, nach $1^1/_2$ Stunden ist noch ein schmaler Streifen der Kontrastflüssigkeiten der Gallenblase vorhanden, nach $3^1/_2$ Stunden war sie leer. Röntgenologisch war hier die Austreibung nicht deutlich verzögert, bei der Besprechung der Schwangerschaftsgallenblasen werden wir später diesen Vorgang zeigen. Es ist wünschenswert, daß mittels der Eigelbprüfung solche auf hypertonische Stauung verdächtige Fälle in größerer Menge untersucht werden.

In vereinzelten Fällen dieser Gruppe wird man röntgenologisch unseren tierexperimentellen Beobachtungen von starker vagaler Reizung mit Sphincterkrampf und Choledochuserweiterung entsprechende klinische Bilder sehen. *Bronner* beschreibt sie bei 2 Patienten mit sehr starken dyskinetischen Beschwerden der Gallenwege. Bei ihnen ergab die Entleerungsserie ganz auffallend breite bandartige Schatten des Choledochus. Gegen Ende der Entleerungsserie übertraf hier die Breite des Choledochusbandes weit die Breite des Gallenblasenschattens. Einer dieser Patienten wurde laparotomiert, aber es fand sich nichts außer einer ausgesprochen mittelfingerdicken Erweiterung des Choledochus. Seine Wand war aber ganz zart. Transduodenale Revision des Choledochus und der Papille verlief ohne Ergebnis. Funktionsstörungen im Mündungsgebiet sieht daher *Bronner* ebenso wie *Westphal* bei der früheren Beschreibung eines solchen Falles als das Wesentliche an. Solche starken Choledochuserweiterungen sind aber klinisch im Beginn dieses Krankheitsbildes der hypertonischen Stauungsgallenblase eine Seltenheit. Wir selbst haben sie zweimal gesehen, das eine Mal bei einer jungen Frau mit autoptischer Kontrolle auf dem Operationstisch ohne irgendwelchen Anhalt für Steine oder Entzündung, das andere Mal nur röntgenologisch wie *Bronner* bei einem vegetativ nervösen Mann mit einer Hernia epigastrica. Beide Patienten hatten ausgesprochene Beschwerden an den Gallenwegen.

2. Die hyperkinetische Dyskinesie.

Sie zeigt naturgemäß zur hypertonischen Stauungsgallenblase manche Beziehungen. Übergänge kommen vor und vielleicht oft wechselnd von einfacher Hyperkinesie bis zur hypertonischen Stauung je nach der Stärke der Schlußtendenzen am Sphincter Oddi. Auch die hyperkinetischen Gallenblasen sprechen auf vagalen Reiz leichter an, doch da der vollkommene Schlußeffekt am Sphincter Oddi noch nicht so leicht ausgelöst wird, kommt es ähnlich dem Tierexperiment bei leichter vagaler Reizung zu lebhaften Kontraktionen der Gallenblase und kräftigen Expulsionen im Sphinctergebiet. Bei Duodenalsondierungen mittels Pituitrin findet sich hier reichlich Lebergallenfluß, häufig in 50% treten schon spontan Entleerungen in der Gallenblase ein auf den Sondenreiz allein als Zeichen nervöser motorischer Erregbarkeit der Gallenwege. Die Latenzzeit nach Pituitrin ist auffallend kurz, anstatt 20 Minuten in 60 % unter 10 Minuten und in 80 % unter 20 Minuten bei 12 solcher Fälle von *Schöndube* und *Kalk*, die daraufhin diese Gruppe in ihrer Sonderstellung gegenüber der hypertonischen Stauungsgallenblase betont haben. Die Verdunkelung des Gallenflusses setzt schlagartig ein, meist tritt ein sehr starker Fluß von Blasengalle auf, so daß man oft den Eindruck hat, daß die Blase sich maximal entleert, 10 bis 15 Minuten beträgt die Kontraktionsdauer dieser Gallenblasen. Interessanterweise findet sich oft trotz dieser starken motorischen Ansprechbarkeit eine übernormale Eindickungstätigkeit der Gallenblase, 5 mal unter den 12 Fällen waren die Werte deutlich erhöht über 400 mg%. Tiefe dunkle Blasengalle mit 1320 mg Bilirubin fließt z. B. in einer Beobachtung von *Schöndube* bereits 5 Minuten nach der Injektion von Hypophysenextrakt.

Die röntgenologische Entleerung ist ebenfalls oft eine beschleunigte. 10 Minuten nach 3 Eigelb sahen wir eine solche Gallenblase bei einem Kranken mit lebhaften Schmerzanfällen im rechten Oberbauch bereits auf $^1/_3$ entleert. Nach 30 Minuten war nur noch etwa $^1/_{20}$ Rest vorhanden. Bei der Untersuchung vegetativ Stigmatisierter und zahlreicher sehr oft in diese Gruppe gehöriger Ulcuskranker hat *Bronner* ebenfalls auf seinen Standardentleerungsreiz hypermotile Entleerung gesehen, nach 15—20 Minuten zur Hälfte, nach 25—30 Minuten $^2/_3$, zwischen 45. und 50. Minute war die Entleerung meist beendet. Er schließt: „Ausgesprochen guter Tonus des Ruhebildes, schnell einsetzende und lebhaft und rasch ablaufende Entleerung auf den Dotterreiz, große Vollständigkeit der Entleerung, sowie sehr gute Gallenwegsdarstellung, das sind die Charakteristica, welche die parasympathisch erregbaren Gallenblasen ergeben haben."

II. Die hypotonische Dyskinesie und Stauungsgallenblase.

Wenn bei schlechter Ansprechbarkeit der Gallenwege auf die üblichen Entleerungsreize wie Pituitrin und Öl auch röntgenologisch sich Zeichen einer Motilitätsherabsetzung in der Gallenblase finden, dann kann man ausschließen, daß ein hypertonisch spastischer Sphincter *Oddis* den Entleerungsakt der Gallenblase hemmt. Allein aus der Duodenalsondierung wird man daher nicht sicher Schlüsse ziehen können. Für die gute Bewertung ihres negativen oder schwachen Ausfalls ist die richtige, nötigenfalls röntgenologisch kontrollierte Lage des Sondenknopfes Voraussetzung. Diese Fälle, von denen *Kalk* und *Schöndube* 15 sahen, wir selbst bereits früher 4 durch Operation Gesicherte, zeigen bei der Sondierung einen ungestörten Lebergallenfluß, aber die Pituitrinprobe ist negativ oder aber die Verdunkelung tritt nach normaler oder verlängerter Latenzzeit ein. Die Blasengalle ist im allgemeinen nicht intensiv dunkel, die Bilirubinwerte überschreiten kaum 200 mg%, sie bewegen sich meist knapp über 100 mg%. Die Gesamtmenge der Blasengalle beträgt höchstens 30 ccm, meist weniger. Als Reiz der

Duodenalabsonderung wird zur 2. Kontrolle besser Öl verwandt, 20 ccm durch die Duodenalsonde gegeben, weil hier dessen Reizeffekt oft zuverlässiger ist als der des Pituitrin.

Daß die oft niedrig gefundenen Bilirubinwerte bei solchen Duodenalgallen nicht auf Fehlen der Konzentrationsfähigkeit der Blase beruhen, zeigen die Operationsbefunde, die sämtlich eine gute Eindickungsfähigkeit der Gallenblase aufwiesen, 400—500 mg% fanden *Kalk* und *Schöndube*. Von ihren 9 Operierten dieser Gruppe hatte einer eine normale, 8 eine zarte, dünne Gallenblasenwand mit sehr schwach entwickelter dünner Muskulatur.

Röntgenologisch findet sich eine Motilitätshemmung gegenüber Entleerungsreizen, aber entsprechend der guten Konzentrationsfähigkeit gute Darstellbarkeit einer oft etwas weiten, meist nicht bis in die Spitze zum Collum hinauf gut gefüllten Gallenblase. Die Ptose ist kein charakteristischer Befund der äußeren Gestalt. Bei ausgesprochen ptotischen Gallenblasen findet sich im Gegenteil oft eine ausgezeichnete Kontraktions- und Entleerungsfähigkeit bei der Röntgenbeobachtung, diese Feststellung *Schöndubes* können wir aus eigener Erfahrung nur bestätigen. Die Entleerung ist dagegen bei der hypotonischen Gallenblase auch auf die Eigelbprüfung meist auffallend schlecht. Typisch ist z. B. folgende Beobachtung:

Eine 38jährige Patientin, Minne E., hat seit einer leichten Gelbsucht im Jahre 1919 oft Gallenwegsbeschwerden leichter Art. Hier verlief die Duodenalsondierung 3mal negativ mit Pituitrin und mit Öl. Es wurde nur klare, wenig konzentrierte Lebergalle erzielt. Bei der Cholecystographie der Patientin fand sich eine mäßig ptotische, bis zum oberen Rande des 4. Lendenwirbels hinabreichende ziemlich große, 10:4 cm, Gallenblase mit schlechter Füllung im oberen Pol. Auf 3 Eigelb 30 Minuten später leichte tonische Kontraktion der Gallenblase mit Cysticusfüllung. Nach $1^1/_2$ Stunden noch deutliche „Restgalle“ mit mindestens einem Drittel der Ausgangsmenge. Langsame Wiederauffüllung der Restgalle wird auf den folgenden Platten beobachtet, $8^1/_2$ Stunden lang wird dieser Vorgang verfolgt, der Gallenblasenschatten ist dann fast so groß, nur nicht so intensiv wie am Anfange.

In weiteren 3 Fällen dieser Art mit fehlender Gallenblasenentleerung auf Pituitrin und Öl findet sich röntgenologisch ebenfalls auf 3 Eigelb eine schwächere Entleerung wie in der Norm. Normalerweise sieht *Bronner* nach $1—1^1/_4$ Stunden einen $^1/_6—^1/_7$-Rest, wir haben der Sicherheit halber $1^1/_2$ Stunden als Kontrollzeit gewählt und fanden dann bei diesen hypotonischen Stauungsgallenblasen $^1/_3$ Rest und darüber, nach 4, 5 und 9 Stunden zeigten sich weiter noch deutliche Bilder der Restgalle.

Duodenalsondierung und motorische Röntgenprüfung gingen hier also parallel.

Es geschah dies nicht bei 2 Frauen mit hochgradiger Ptose der Gallenblase, die bis zum Unterrand des 3. Lendenwirbels hinabreichte, bei der einen mit flacher schüsselförmiger Füllung infolge der Hypotonie der Blasenwand. Hier war Pituitrin und Öl bei der Duodenalsondierung vergeblich gewesen, aber auf die 3 Eigelb erfolgte ausgezeichnete Zusammenziehung und etwas Höhertreten der Gallenblase mit normaler Entleerungszeit. Vielleicht zeigen bei diesen stauungsbereiten Ptosen die Beschwerden in der Gallengegend und bei der einen der einmal aufgetretene Ikterus, daß spastische Momente am *Oddi*schen Sphincter hier mitspielen und ein Mischbild erzeugen, das weder zur hypotonischen noch zur hypertonischen Stauung ganz paßt, mehr Lähmung und Krampf zusammen darstellt, kurz eine nicht im einzelnen schematisierbare Dyskinesie. Vom Darm kennen wir ja ähnliche gemischte Vorgänge bei der Obstipation.

Für das klinische Bild der hypotonischen Stauungsgallenblase ist es wichtig, daß bei ihr — aus Gründen ihrer in der Motilität ja bereits herabgesetzten Funktion ist dies gut verständlich — Atropin meist keinen günstigen therapeutischen Effekt ausübt, ja manchmal sogar die Beschwerden verstärkt, und zweitens der bei ihr häufiger wie bei der hypertonischen Stauungsgallenblase vorhandene Hinweis auf früheres Auftreten von leichtem Ikterus.

Die Altersgallenblasen, von *Chauffard* betont und von *Lütkens* mit stärkerer Ausweitung der unteren Hälfte der Gallenblase ebenfalls als muskelmotorisch schwächer gekennzeichnet, zeigen bei *Boyden* an 6 Menschen, zwischen dem 60. und 70. Lebensjahr geprüft, 4mal eine deutlich größere Residualgalle. Sie gehören daher auch in dieses Kapitel.

III. Überwiegend sekundär entstandene partielle Dyskinesien an der Collum-Cysticus-Ringmuskulatur oder am Sphincter Oddi.

1. Die gesteigerten Ringmuskelkontraktionen und der Ventilstein im Collum-Cysticus-Gebiet.

Ist die Gallenblase durch Steine fast völlig ausgefüllt, oder der Ductus cysticus durch sie völlig verlegt, oder ist eine auch nur leichte chronische Entzündung der Gallenblasenschleimhaut vorhanden mit dadurch bedingter Konzentrationsunfähigkeit, so finden wir naturgemäß als einen der häufigsten Befunde bei schweren Erkrankungen der Gallenblase einen negativen Ausfall der Duodenalsondierung und der Cholecystographie. Finden wir aber ein ausgesprochenes wechselndes Verhalten mit positiver Cholecystographie oder negativer Cholecystographie und positiver Duodenalsondierung, so kommt der Ventilverschluß durch einen Stein im Collum-Cysticus-Gebiet in Betracht, wenn nicht die negative Cholecystographie dabei ihre Erklärung findet in einer Leberfunktionsstörung mit mangelnder Kontraststoffausscheidung oder die negative Duodenalsondierung durch eine hypotonische Stauungsblase. Die schönen Untersuchungen von *Lütkens* haben gezeigt, daß der anatomische Bau der Gallenwege auf eine Bevorzugung der Strömungsrichtung vom Choledochus zur Gallenblase hindeutet; bei Durchströmungsversuchen hatte schon vordem *Löhner* bewiesen, daß einer Durchströmung vom Choledochus aus nach der Gallenblase durch den Cysticus weniger Widerstand entgegengesetzt wird wie in der umgekehrten Richtung. Durch die stärkere Kontraktionskraft der Gallenblasenmuskulatur wird dieser Faktor bei der Entleerungskontraktion leicht überwunden, liegen aber Steine im Collum der Gallenblase, so ist gerade durch die Stärke der Expulsion die Möglichkeit des Ventilverschlusses gegeben, dann kann bei positiver Cholecystographie die Duodenalsondierung negativ verlaufen. Krampft zeitweise die Collum-Cysticus-Ringmuskulatur stark um einen solchen im Gallenblasenhals befindlichen Stein, so wird die Auffüllung der Cholecystographie nicht stattfinden von der Leber her und diese negativ verlaufen, die Duodenalsondierung kann aber zu anderer Zeit, wo die Ringmuskelkontraktion nachließ, wieder positiv werden.

So finden wir bei der 32 jährigen Patientin Gö. mit häufigen Gallenkoliken ohne Ikterus und ohne Fieber bei 2 maliger Wiederholung die intravenös gegebene Cholecystographie negativ, dagegen bei Duodenalsondierung mit Pituitrin und Öl die Entleerung von dunkler Blasengalle mit 215 mg% Bilirubin. Aus diesem konträren Verhalten wurde geschlossen, daß ein intermittierender Verschluß an der Gallenblase die starken Beschwerden der Patientin erkläre, daß ein größerer Stein nach Art eines Ventilverschlusses durch starke Zusammenziehung der Collummuskulatur um diesen Stein zeitweise die Auffüllung hindere, daher die negative Cholecystographie, zeitweise aber sie gestatte und dann auch eine positive Duodenalsondierung zustande kommen lasse. Auf den Röntgenaufnahmen finden sich mit Sicherheit keine Steine, dagegen bei der Operation im Cysticuseingang ein größerer, pyramidenähnlicher Bilirubin-Kalk-Stein, mit seiner Spitze in den Cysticus hineinragend. Eine Serie von kleineren Steinen war im Körper der Gallenblase. Zwischen den Steinen fand sich normal dunkle Galle.

Die isoliert gesteigerte Ringmuskelaktion im Collum-Cysticus-Gebiet spielt so bei dort vorhandenen Steinen eine wichtige Rolle, besonders große einzelne Steine wie Cholesterin-Solitäre, einzelne Kombinationssteine und große Bilirubin-Kalksteine können infolgedessen nicht nur als Ventilstein bei der aktiven Gallenblasenentleerung in das Collum-Cysticus-Gebiet hineingepreßt werden, sondern durch diese Muskelaktion zeitweise im Collum festgehalten werden, das ist ein für Störung der Entleerung und Auffüllung, für die Entstehung frustraner, stark schmerzhafter Kontraktionen und schließlich für die Entwicklung kleiner Herdensteine hinter dem Ventilstein gleich wichtiger Vorgang.

Ob hochgradige Kontraktionen dieser Ringmuskulatur allein ein Abflußhindernis für die Gallenblase darstellen können, wurde im physiologischen Teil erörtert und im allgemeinen abgelehnt. Daß vielleicht aber ihr normaler Tonus dazu genügt, um die Entleerung besonders asthenischer hypotonischer Gallenblasen weiter zu erschweren, wurde schon kurz erwähnt.

2. Die gesteigerten Kontraktionen im Gebiete des Sphincter Oddi, die hypertonische und hypotonische Choledochusstauung.

Krampfkontraktionen im Gebiete des *Oddi*schen Sphincters könnten sich wie bei starker vagotroper Reizung besonders in seinem oberen Gebiet, dem Antrum, abspielen oder wie bei stark sympathicotroper Reizung überwiegend nur in den vordersten Ringmuskelfasern der Papille, dem Pylorulus, und schließlich bei dauernder Überreizbarkeit auch im gesamten Schließmuskelgebiete, sowohl dem Antrum wie dem Pylorulus. Der Druckwiderstand des Sphincter Oddi wurde in eigenen Versuchen an decerebrierten Katzen zwischen 175 und 190 mm Wasser gefunden, bei starker Vagusreizung mit Dauerkontraktion des Antrumgebietes bei 300—350 mm Wasser, bei Lähmung dieser Antrumpartie unter Sympathicusreizung war der Druckwiderstand am meisten gesenkt auf 110—120 mm Wasser; er fand sich also unter allen Umständen deutlich ausgeprägt auch bei Sympathicusreizung noch durch den Widerstand des Pylorulus. Von *Rost* ist einwandfrei im Tierexperiment gezeigt worden, daß nach Herausnahme der Gallenblase später häufig eine Muskelhypertrophie im Gebiet dieses Sphincters einsetzt und daß oft schon vorher die zuerst nach der Cholecystektomie vorhandene Inkontinenz des Schließmuskels wieder schwindet.

Fällt die Gallenblase aus durch operative Entfernung, durch Steinauffüllung oder Schrumpfung um Steine, so finden wir Sphincterhypertrophie zusammen mit Choledochuserweiterung oft auch am Menschen, auch für die Entstehung der Rezidivbeschwerden nach der operativen Entfernung der Gallenblase können wir häufig diesen Krampf des Sphincter Oddi als Ursache betrachten (*Westphal*, *Flörken*, *Zander*, *Lieck*, *Ohly*, *Hosemann*, *Hoek* u. a.). Klinisch läßt sich dieser Vorgang besonders an der oft gleichzeitig vorhandenen Choledochuserweiterung feststellen, sie ist ähnlich wie bei den Tierexperimenten wohl meist als ein Erfolg stärkerer vagaler Reizbarkeit mit der Ausprägung hochgradiger Kontraktionen der Gallenblase mit sekundärer Drucksteigerung im Choledochus schon vordem aufgetreten, zum Teil durch gesteigerte Retention der Galle hinter dem nach der Cholecystektomie stärker schließenden Sphincter sekundär entwickelt. Es kann dann der Choledochus teilweise die Aufgaben eines Reservoirs mit übernehmen, seine Schleimhaut leistet dann manchmal eine stärkere Resorption, die Choledochusgalle wird dadurch deutlich dunkler wie die normale Lebergalle. Man kann den Vorgang als kompensatorische Konzentrationsfähigkeit der Choledochusschleimhaut bezeichnen. Tierexperimentell ist sie auch von *Brugsch* und *Horsters* beobachtet. Wie stark der Druckanstieg im Choledochus werden kann, dafür spricht die allerdings seltene Ausbildung einer neuen kleinen Gallenblase nach Cholecystektomie durch Überdehnung des Cysticusstumpfes (*Walzel* u. a.).

Diesen Vorgang der *kompensatorischen Konzentrationstätigkeit der Schleimhaut des erweiterten Choledochus* benutzen wir oft diagnostisch in der Klinik. Fließt auf den Reiz von Witte-Pepton + Pilocarpin, von Öl oder Pituitrin nach Cholecystektomien oder bei röntgenologisch sichergestelltem Angefülltsein der Gallenblase mit Steinen in kräftigem Schuß eine kleinere bis mittlere Menge von 5—25, sogar bis zu 50 ccm mitteldunkler Galle, mit einem Bilirubingehalt von 100—150 mg%, gegenüber 300 mg% der normalen Blasengalle, dem dann für lange Zeit reine helle Lebergalle folgt, so können wir mit großer Wahrscheinlichkeit eine Choledochuserweiterung mit Hypertrophie des Sphinctergebietes konstatieren. Bei Operationen stößt bei solchen Fällen der Chirurg bei der Sondierung des erweiterten Choledochus auf kräftigen Widerstand am Sphincter.

Diese *hypertonische Choledochusstauung* unterscheidet sich von der *hypotonischen Choledochusstauung*, die etwa dem Bilde des Choledochus und seiner Mündung unter Sympathicusreizung entspricht. Hier fließt eine weniger eingedickte Galle bei der Duodenalsondierung dauernd ab, die Inkontinenz des Sphincters nach Ausfall oder operativer Entfernung der Gallenblase ist zu einem Teil geblieben, nur der vorderste Teil der Mündung in der Papilla Vateri bietet wohl einen gewissen, aber geringeren Abflußwiderstand, ein Bild, ähnlich der Ischuria paradoxa resultiert. Bei der Operation findet hier trotz der manchmal dabei vorhandenen Choledochuserweiterung der Chirurg den Widerstand an der Papille nur gering, ja er fällt mit der Sonde oder dem Steinlöffel geradezu ins Duodenum hinein, die Schlußfähigkeit der vorderen Ringmuskelfasern im Pylorulus ist doch nur eine schwache.

Röntgendarstellungen eines erweiterten Choledochus nach Ausfall der Gallenblase sind bisher bis auf einen nicht ganz klaren Fall von *Laroche* und *Huet* nicht möglich gewesen, die kompensatorische Eindickungstätigkeit der Choledochusschleimhaut ist dafür nicht genügend stark. *Schöndube* und *Kalk* nehmen in selteneren Fällen eine Pleiochromie der Lebergalle nach Gallenblasenexstirpation an, die dunkle Verfärbung der Galle, die dann nicht nur für kurze Zeit, wie bei der Choledochuserweiterung so fließen müßte, wäre dann der Erfolg eines bereits anders sezernierten, reichlicher konzentrierten Lebersekrets. Sichere Fälle dieser Art haben wir nie beobachten können.

Die Schilderung der dyskinetischen Vorgänge an den extrahepatischen Gallenwegen konnte sich nicht nur isoliert auf die Gallenblase erstrecken, das ganze extrahepatische Gallengangssystem bis hinauf in den Hepaticus und hinab bis in die Papilla Vateri mußte im allgemeinen mitberücksichtigt werden. Der Schmerz, der den Gallenwegskranken so oft zu uns führt, häufiger wie ausgesprochene Entzündungserscheinungen oder mechanische Störungen durch Steinverschluß des Choledochus, ist im wesentlichen ein Kind der *dyskinetischen Störung am gesamten Gangsystem* mit Krampfkontraktionen der Gallenblasenmuskulatur und des Sphincter Oddi, seltener eines dieser beiden allein. Hypotonische Überdehnungen der Gallenblase rufen ebenfalls unangenehme Sensationen meist leichterer Art hervor. Daß auch Ikterus als rein mechanischer Ikterus durch Sphincter-Oddi-Krampf auch ohne Choledochusstein bei erkrankten Gallenblasen und selbst ohne das in der Form des emotionellen Ikterus auftreten kann, wurde in früheren Arbeiten bereits ebenso betont wie die als rein funktioneller Vorgang oft aufzufassende Lebervergrößerung sofort nach Gallenkoliken. Arbeitshyperämie der unter Vagusreizung stärker sezernierenden Leber und Abflußhemmung dieser mehr produzierten Galle durch den Sphincter Oddi treten dabei in ihrer Wirkung zusammen, um meist schnell vorübergehende Vergrößerungen der Leber zu erzeugen. Bei längerbleibenden Größenveränderungen spielen natürlich Cholangiolitis und Hepatitis die wichtigere Rolle.

Es ist unseres Erachtens auch nicht richtig, ein paar feine Adhäsionen einer Gallenblase oder leichteste chronische Cholecystitis mit Herabsetzung der Konzentrationsfähigkeit dann als wesentlichen Schmerzauslöser anzusehen, sondern hier werden muskuläre Vorgänge es wieder hauptsächlich sein, die sich genau so wie bei schweren Steinerkrankungen und ruhenden Entzündungen in Gestalt oft sekundärer, dann wieder von Steinen und Verwachsungen ausgelöster Überkontraktionen und Überdehnungen hinzugesellen.

Bei einer solchen umfassenden Betrachtungsweise ist es nicht möglich, die Gallenblase allein als die wesentliche Lokalisation dieser Krankheitsgruppe anzusehen; ein solcher Gedankengang ist auch praktisch für das therapeutische Denken vor allem des Chirurgen wichtig. Will man daher die Gesamtheit dieser Erkrankungsformen in einem Namen zusammenfassen, so sagt der *Begriff „Cholangiopathien“* oft mehr als das von *Aschoff* und *v. Bergmann* geprägte Wort „Cholecystopathie“, weil dieser Name gleich dazu zwingt, an das meist ebenfalls gestörte Zusammenspiel von Gallenblase mit Choledochus und Sphincter Oddi im Krankheitsbilde zu denken, einen überweiten Choledochus z. B. mit Sphincterhypertrophie bei der Operation auch therapeutisch mitanzugehen, weil er sofort es verständlich macht, daß auch nach Herausnahme der Gallenblase noch Beschwerden auftreten können und schließlich, weil er theoretisch als weiterer Begriff alle Möglichkeiten von der einfachen Dyskinesie bis zur schwersten Entzündung und Steinbildung umfaßt.

Nur kurz sei an dieser Stelle wieder darauf hingewiesen, wie die in 60—70% beim Menschen gemeinsam gefundene Mündung des Choledochus mit dem Ductus pancreaticus in der Papilla Vateri besonders bei hypotonischer Choledochuserweiterung mit nur noch vorhandenem Schluß der vordersten ringförmigen Sphincterpartien des Pylorulus auch ohne Steinmitwirkung weitere Erkrankungsmöglichkeiten in sich birgt durch Eindringen von Galle in den Ductus pancreaticus mit der Gefahr des sekundären Eintritts leichter Pankreatitis bis zu schwersten Pankreashämorrhagien und Pankreasnekrosen. Der Übertritt nach rechts von Pankreassaft in die Gallenwege kann durch Schädigung an Gallenblasen (*Blad*, *Schönbauer*, *Erb* und *Barth*, *Westphal*) zu leichten und schweren Entzündungen derselben führen, zur Wandnekrose und Eintritt der galligen Peritonitis, zu Schädigungen an der Elastica des Choledochus, schweren Leberparenchymschädigungen und Cholangiolitis (*Westphal*). Diese bilateral in den Ausführungsgängen von Leber und Pankreas sich abspielenden autofermentativen Schädigungen an Gängen und Drüsenparenchym sind in einer besonderen Arbeit des einen von uns (*W.*) genau untersucht und beschrieben, es sei daher auf diese verwiesen.

Was können wir Sicheres über die *Ursachen und Anlässe des Auftretens dyskinetischer Störungen* und damit oft der Stauung an den Gallenwegen sagen?

1. Der Zusammenhang mit der Schwangerschaft wird zeitlich so oft angegeben von den Kranken für das Auftreten erster Gallenkoliken, während derselben besonders in den ersten Monaten und im Anschluß bald danach meist nach der Geburt, daß hier für diesen Vorgang genauere Erklärungen möglich sein müssen.

Dyskinetische Vorgänge während der Schwangerschaft.

Eine erhöhte vagale Ansprechbarkeit der extrahepatischen Gallenwege erscheint besonders im Beginn der Gravidität durchaus verständlich im Gesamtbild der dann eintretenden Veränderungen im weiblichen Organismus: die erhöhte Brechneigung, der gesteigerte Speichelfluß, die Neigung zu Diarrhöen und die zu schwerer spastischer Obstipation sind der Ausdruck einer solchen starken Disharmonisierung in der gesamten vegetativ nervösen Steuerung der Organe, wahrscheinlich bedingt durch den hochgradig veränderten Zustand der innersekretorischen Funktionen im Organismus, man denke an den Hypophysenumbau, das Corpus luteum und die vergrößerte Schilddrüse und die neuesten so wichtigen Arbeiten der Gynäkologie auf diesem Gebiete (*Zondek* und *Aschheim* u. a.).

Eine erhöhte Schlußneigung des *Oddi*schen Sphincters auf Pilocarpinreizung während der Peptonentleerung der Gallenblase fand sich schon in eigenen früheren Untersuchungen, 9 von 11 untersuchten Schwangeren wiesen einen Sphincterkrampf mit einer erhöhten initialen Abflußhemmung bis zu 20 Minuten Dauer auf, und zwar bereits in den ersten Monaten der Gravidität, wo ein Druck vom schwangeren Uterus nicht möglich war.

Mittels der Pituitrinprüfung fanden dann *Kalk* und *Schöndube* ebenfalls eine erhöhte vagale Reizbarkeit der extrahepatischen Gallenwege, die Gallenblasenkontraktion trat früher und plötzlicher auf wie beim Normalen und die entleerte Blasengalle war konzentrierter. Sie finden den Bilirubinwert im Durchschnitt auf der Höhe der Pituitrinkurve mit 401,5 mg% in der Blasengalle der Schwangeren gegenüber 264 mg% bei den Normalen, ja er steigt in einem Falle sogar auf 1075 mg% an. Dieser hohe Bilirubingehalt läßt eine längere Verweildauer in der Gallenblase als eine dafür in Betracht kommende Ursache durchaus möglich erscheinen.

Seit der Einführung der Cholecystographie hat der eine von uns (*Westphal*) daher des öfteren versucht, an Graviden eine längere Verweildauer in der Blase festzustellen. Durch den Mangel eines Standardentleerungsreizes war dies schwierig, einmal aber hat *Schöndube* bei einer Schwangeren auf die entsprechende Bitte hin finden können, daß eine Gallenblase 50 Stunden lang sichtbar blieb, während sonst bei gleicher Entleerung nach spätestens 30 Stunden die Sichtbarkeit zu Ende war.

Daher wurde jetzt nach der Einführung der Standardmahlzeit mit 3 Eigelb durch *Bronner* diese Frage wieder aufgenommen. Normalerweise findet *Bronner* in seinen großen Serienuntersuchungen bei Normalen nach 1 bis nach $1^1/_4$ Stunden meist noch $^1/_6$—$^1/_7$ des Anfangsinhaltes als Restgalle übriggeblieben, manchmal allerdings auch weniger. Es mußte daher mit dieser Stichzeit, die wir der Vorsicht halber auf $1^1/_2$ Stunden verlängerten, über die Bereitschaft zur Stauung in der Schwangerschaftsgallenblase Genaueres feststellbar sein.

Es standen dazu zur Verfügung 18 Frauen, recht häufig Erstschwangere und meist in den ersten Schwangerschaftsmonaten. Am weitesten vorgeschritten war die Gravidität mit dem 5. und 6. Monat nur bei zweien. Eine mechanische Kompression durch den graviden Uterus auf die Gallenblase kam also bei diesen Untersuchungen nicht in Betracht. Die Frauen waren meist nur leicht krank, leichte Pyelitis, nicht dekompensierte Herzvitien waren vorhanden, bei einigen Neigung zu Hyperemesis gravidarum. Die Mehrzahl war gesund und kam zur Feststellung ihrer Schwangerschaft bzw. wegen der Schwangerschaftsbeschwerden hier ins Krankenhaus. Prüfen wir mit der *Bronner*schen Methodik bei ihnen nun den Entleerungsakt der Gallenblase, so ergibt sich eine deutliche Verschiebung gegenüber der normalen Entleerungszeit. Sechs von diesen Schwangeren zeigten eine prompte Entleerung völlig oder bis auf $^1/_6$ in $1—1^1/_2$ Stunden; eine besondere Beschleunigung war nirgends vorhanden. Die übrigen 12 zeigten eine zum Teil sehr starke Verzögerung des Entleerungsaktes, die bei einzelnen eine ganz hochgradige war und sich trotz der Gabe von 3 Eigelb bis zu 5—6 Stunden, ja bis zu 9 und sogar einmal bis zu 24 Stunden hinzog. Besonders auffallend ist bei vielen, und dargestellt auf den Röntgenabbildungen des Falles Luise Kl., wie im Fundus der Gallenblase nach $1^1/_2$ Stunden ein breiter Schatten zurückbleibt und wie dieser nun später nach Hinzufließen neuer Lebergalle unter stärkerer Verdünnung schwächer werdend von neuem die ganze Gallenblase auffüllt. So findet sich auch bei Kl. nach 9 Stunden noch eine stark aufgefüllte Blase. Die Bedeutung der *Restgalle* bei dem stärksten physiologischen Entleerungsreiz der Gallenblase, den wir kennen, durch 3 Eigelb, wird bei diesen Versuchen im Röntgenbild klar. Wir ahnen, welche Möglichkeiten durch immer wiederkehrende Restgallen für eine besonders starke Eindickung und auch für die Retention von einmal bei zu hochgradiger Eindickung gebildeten feinsten Konkrementen bei jeder Schwangerschaft bestehen. So finden wir auch bei den nur teilweise erfolgten Untersuchungen der Sedimente dieser Schwangeren bei der im Röntgeneigelbversuch nach 5 Stunden noch retinierenden Gallenblase der Auguste K. in der durch Duodenalsondierung gewonnenen Blasengalle zahlreiche feinste goldbraune, teils tropfige, teils amorphe Bilirubinausfällungen, Bildungen, die uns später eingehend beschäftigen werden. Im einzelnen gestalteten sich die Untersuchungsresultate folgendermaßen:

I. 12 Versuche mit verzögerter Entleerung.

1. Grete K. 29 Jahre, leichtes kombiniertes Mitralvitium bei Gravidität mens 2 bis 3. Cholecystographie mitteldichte große, schlaffe Blase, nach 3 Eigelb nach 1 Stunde 50 Minuten noch zur Hälfte gefüllt, mäßig kontrahiert.

2. Erika Sch. 17 Jahre. Gravidität mens 3, Pyelitis gravidarum, keinerlei Magen-Darm-Beschwerden. Nach Abklingen der Pyelitis Cholecystographie. Blase gut dargestellt, normaler Tonus, nach 3 Eigelb $1^1/_2$ Stunden später noch über die Hälfte gefüllt, nach $2^1/_2$ Stunden noch $^1/_5$ gefüllt.

3. Elfriede Gr. 23 Jahre. Gravidität mens 3, Kyphoskoliose, früher unbestimmte Magen-Darm-Beschwerden, jetzt nicht. Cholecystographie: sehr schlaffe, ptotische, gut dargestellte Gallenblase, nach $1^1/_2$ Stunden noch $^1/_3$ gefüllt und gering kontrahiert, nach 5 Stunden noch deutlich sichtbar bis zum 5. Lendenwirbelkörper hängend, noch fast $^1/_3$ gefüllt.

4. Martha G., akute Cystopyelitis, Gravidität mens 5, keine Magen-Darm-Beschwerden, nach Abklingen dieses Infektes Cholecystographie. Nach $1^1/_2$ Stunden Gallenblase noch zur Hälfte gefüllt, nach 5 und 9 Stunden gut gefüllt, wieder vergrößert sichtbar mit großer Restgalle, nach 24 Stunden noch ein kleiner Rest.

5. Katharine T. 21 Jahre. Pyelitis gravidarum, nie Magen-Gallenwegs-Beschwerden, Gravidität mens 5. Nach $1^1/_2$ Stunden $^1/_3$ Rest bei gut kontrahierter Blase mit Cysticus, Choledochus und Hepaticusfüllung, nach 5 Stunden noch schwache Füllung.

6. Luise Kl. 22 Jahre. Gravidität mens 2—3. Leichte Lungentuberkulose, keine Gallenwegsbeschwerden. Cholecystographie: zeigt nach $1^1/_2$ Stunden nur eine Entleerung knapp zur Hälfte mit gutem Tonus der Gallenblase, Collum und

Cysticusauffüllung. Im Beginne, nach 35 Minuten, war überhaupt noch kein Entleerungsakt sichtbar. Nach $2^1/_2$ Stunden genau so starke Füllung wie nach $1^1/_2$, aber keine Cysticusauffüllung, beginnende Erschlaffung und Wiederauffüllung der Gallenblase, nach 5 und 9 Stunden große Restgalle, etwa die Hälfte der Ausgangsmenge betragend (vgl. Abb. 3, Serie 1—6).

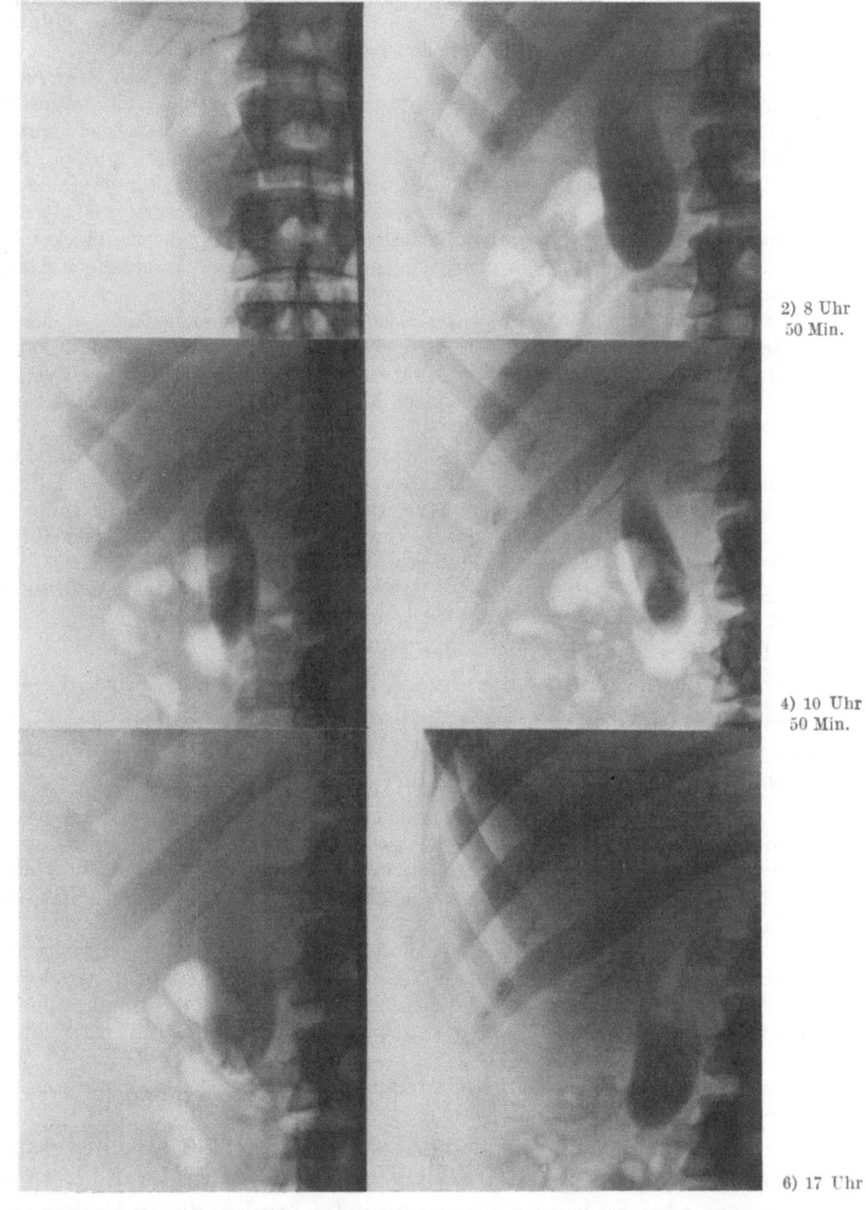

Abb. 3. Stauungsgallenblase mit großer „Restgalle" im Beginn der Schwangerschaft. Noch nach 11 Stunden trotz Entleerungsreizung der Gallenblase mit 3 Eigelb um 8 Uhr 15 Minuten starke Füllung derselben nach mäßiger Entleerung (9 Uhr 50 Minuten und 10 Uhr 50 Minuten).

7. Anna M. 40 Jahre. Gravidität mens 4. Mitralinsuffizienz mit Stenose mit Arrythmia totalis, Magen und Galle gesund, keine Stauungsorgane. Cholecystographie: Nach $1^1/_2$ Stunden zwischen $^1/_2$ und $^1/_3$ gefüllt, nach 5 Stunden noch soeben Schatten sichtbar.

8. Emma K. 21 Jahre. Hyperemesis gravidarum, Gravidität mens 2. Stark tonische Blase, 35 Minuten nach der Eigelbmahlzeit erst eine Spur entleert, nach 2 Stunden $^1/_3$ Rest mit schwacher Cysticus- und Choledochusfüllung, nach 3 Stunden minimaler Rest bei hochgradigem Kontraktionszustande der Blase.

9. Auguste K. Schmerzen nach Art einer Stauungsgallenblase während der Gravidität. Vor 3 Jahren Magenbeschwerden. Cholecystographie: gut dargestellte Gallenblase mit leichter Ptose, bis zur Grenze vom 2. bis 3. Lendenwirbel hinunterreichend. Nach $1^1/_2$ Stunden guter Tonus der Gallenblase, aber $^2/_3$ Rest. Nach 5 Stunden noch schwache Füllung. Nach 9 Stunden entleert. Bei der Duodenalsondierung werden in der Blasengalle keine höheren Bilirubinwerte wie 144 mg% gefunden, aber zahlreiche goldbraune Bilirubinausfällungen, die bei starker Vergrößerung des Sedimentes aus amorphem tropfenartigen Gebilden zusammengesetzt erscheinen.

10. Anna Schn. 39 Jahre. Mitralinsuffizienz. Gravidität mens 2—3. Magenbeschwerden in letzter Zeit. Cholecystographie: Normaler Tonus bei einer Faltengallenblase. Nach 25 Minuten zur Hälfte entleert, gut kontrahiert mit Cysticusfüllung, nach $1^1/_2$ Stunden $^1/_4$ Rest, nach 5 Stunden größerer Rest aber schwächer Schatten gebend.

11. Meta K. 34 Jahre. Achylia gastrica, nicht histaminresistent, Gravidität mens 1—2, leichte Hyperemesis, Pylorospasmus. Cholecystographie: zeigt nach $1^1/_2$ Stunden Gallenblase kaum um die Hälfte verkleinert bei gutem Tonus.

12. Luise K. Gravidität mens 2. Graviditätserbrechen mit leichtem Ikterus seit 14 Tagen. Cholecystographie: positiv, Faltengallenblase mittelgroß, nach $1^1/_2$ Stunden noch $^2/_3$ gefüllt, nach $3^1/_2$ Stunden noch $^1/_3$ gefüllt, nach 5 Stunden mit schwächerer Konzentration wieder zur Hälfte aufgefüllt.

II. 6 Versuche mit normaler Entleerung.

Von diesen Schwangeren werden nur 2 genauer aufgeführt, die eine, weil trotz der Ptose der Gallenblase eine normale Entleerungszeit vorhanden war, die andere, weil sie bei der Duodenalsondierung hochkonzentrierte Blasengalle zeigte bei normaler Entleerungszeit.

1. Marie Kl. 20 Jahre. Hyperemesis gravidarum, sonst Magen-Darm gesund. Cholecystographie: schlaffe, große ptotische, gut dargestellte Gallenblase bis zur Grenze vom 3. zum 4. Lendenwirbel hinunterreichend, nach 1 Stunde 30 Minuten nach 3 Eigelb sehr gute Kontraktion der Blase, Spur eines Restes der Kontrastfüllung.

2. Martha H. 21 Jahre. Gravidität mens 2. Seit 4—6 Wochen morgens Übelkeit. Duodenalsondierung: auf Öl sehr langsame Entleerung, tiefschwarze Galle, Bilirubin 604 mg%, Cholesterin: 108 mg%. Cholecystographie: positiv, mittlerer Tonus der Blase. Nach $1^1/_2$ Stunden noch eben erkennbar. Sediment der Galle o. B.

Es folgen unter diesen Frauen mit normaler röntgenologischer Entleerungszeit ihrer Gallenblase noch 2 mit einer Hyperemesis gravidarum.

Bei dieser Zusammenstellung ergibt sich demnach als interessanter Nebenbefund, daß gerade die Gallenblasen mit normaler Entleerungszeit häufig bei denjenigen Frauen gefunden werden, die an Hyperemesis leiden. Ein Parallelgehen von gesteigerter Brechneigung und hypertonischer Stauung an den Gallenwegen, das theoretisch ja sehr gut möglich wäre, scheint also nicht immer zu bestehen. Vielleicht findet sogar bei dem häufigen Brechakt mit Gallenbeimengung eine häufigere Entleerung der Gallenblase statt. Unter den 12 Frauen mit verzögerter Entleerung haben 4 eine Hyperemesis, von denen hatte eine einen leichten Subikterus, der auf eine leichteste Leber- oder Gallenwegserkrankung hinwies. Im übrigen hatten bis auf die eine angeführte die übrigen Patientinnen keine auf die Gallenwege hinweisende Beschwerden.

Die Stauungsgallenblase der Schwangeren findet hiermit auch mittels der Cholecystographie eine wertvolle Bestätigung. Diese Stauung war im allgemeinen begleitet im Anfang von einer guten Kontraktion und auch häufig von einem guten Tonus der Gallenblase mit öfter dargestelltem Ductus cysticus, so daß eine reine überwiegend hypotonische Muskelsteuerung in der Mehrzahl kaum eine entscheidende Rolle spielen kann. Nach den alten pharmakologischen Untersuchungen halten wir die hypertonischen Momente im Sphincter Oddi ebenfalls für sehr wichtig, Disharmonisierung zwischen Gallenwegsexpulsion und Sphincterspiel wäre ja dabei in verschiedener Richtung denkbar, z. B. auch mit einer relativen Abschwächung der Gallenblasencontractilität in manchen Fällen. Neben einer hypertonischen Gallenstauung käme also während der Gravidität auch eine nicht klar zu schematisierende allgemeine Dyskinesie an den Gallenwegen als Ursache dieser Stauungsgallenblasen in Betracht.

2. Dyskinetische Vorgänge infolge des menstruellen Cyclus und seiner Störungen und durch das Klimakterium.

Während der Menstruation erleben wir des öfteren im Krankenhaus das Auftreten von Gallenkolikanfällen, oder Frauen werden am 1. Menstruationstage mit plötzlich auftretenden Beschwerden dieser Art eingeliefert, es gibt darunter Fälle, wo wir auch mit unseren heutigen exakten Methoden den Nachweis von Steinen oder Entzündung der Gallenblase nicht führen können. Die Pilocarpinprüfung der Gallenblasenentleerung auf Witte-Pepton ergab bei 4 bei der 1. Untersuchung normal reagierenden Frauen ohne initiale Abflußhemmung bei der Prüfung am 1. oder 2. Menstruationstage eine deutliche initiale Hemmung, die bei zweien zwischen 3 und 5 Minuten, bei den beiden anderen 6 und 15 Minuten betrug. Die vagale Reizbarkeit des *Oddi*-Sphincters zum Krampfverschluß war also an diesen Tagen eine ausgesprochen erhöhte. Sie paßten in den Rahmen der anderen vegetativ nervösen Störungen vieler Frauen an solchen Tagen: Uteruskrämpfe, Kopfschmerzen, Obstipation, Neigung zu Übelkeit usw.

Daneben ist auffallend, gerade unter den jüngeren Frauen mit leichten, oft wohl nicht anatomisch bedingten Schmerzen der Gallenwege, die große Anzahl solcher mit menstruellen Störungen, mit zu geringer oder hochgradig verstärkter Menstruationsblutung. Auch *Schöndube* findet dieses Moment ausgesprochen in seinem Material. Abnorme endokrine Steuerung von Ovar oder Hypophyse mögen dabei oft ausschlaggebend sein. Typisch ist die hier folgende Beobachtung:

Die 38jährige Frau Marie M. hat seit dem 36. Lebensjahr ein auffallendes Schwächerwerden mit zeitweise völligem Sistieren der Menstruation; Schmerzen unter dem rechten Rippenbogen in der Gallengegend, mit typischen Ausstrahlungen sind seit der gleichen Zeit aufgetreten. Die Gallenwegsuntersuchung ergibt bei der Duodenalsondierung sowohl auf Pituitrin wie Öl ein völlig negatives Resultat, die intravenöse Cholecystographie zeigte eine sehr gute Füllung mit flacher divertikelartiger Ausbuchtung der Gallenblase am unteren Pol, auf 3 Eigelb erfolgt eine ausgesprochene verzögerte Entleerung, trotz guter Cysticusfüllung war nach $1^1/_2$ Stunden $^1/_3$—$^1/_4$ Rest vorhanden, nach 5 Stunden war eine etwas kontrastärmere Wiederauffüllung zu sehen. Nach diesem Befunde einer hypotonischen Falten-Stauungsgallenblase wurde versucht, die Beschwerden wegen des gleichzeitigen Vorhandenseins der Menstruationsstörung auf endokrinem Wege weiter zu klären und anzugehen.

Da die Aufnahme der Sella turcica eine auffallende Kleinheit derselben zeigte, wurde eine Hypofunktion der Hypophyse als Ursache des zu frühen Klimakteriums und der auch gleichzeitig eingetretenen Fettsucht angesehen und vielleicht auch der Gallendyskinesie. Es wurde daher eine röntgenologische Hypophysen Reizbestrahlung gegeben und für lange Zeit ein neues Hypophysen-Vorderlappenpräparat von *Schering*, sowie kleine Thyreoidinmengen. Seitdem ist die Regel wieder normal geworden, die Fettsucht ist weitgehend zurückgegangen und die Gallenwegsbeschwerden sind jetzt seit $^3/_4$ Jahr nicht mehr aufgetreten.

Auch bei Vorhandensein von Gallensteinen werden wir das Auftreten von Gallenkoliken ohne Fieber meist als Ausdruck dyskinetischer Vorgänge auffassen müssen. So bietet im fortgeschrittenen Alter häufiger dann wohl mit Gallensteinbildung verbunden das Auftreten des Klimakteriums eine gar nicht seltene Gelegenheit des Beginns der Gallenkoliken, wir sehen diese ebenso wie die Schwankungen im Gefäßsystem oder das Auftreten von Obstipation in der gleichen Zeit an als einen Effekt der gestörten und sich umstellenden endokrinen Steuerung. Bringt man durch eine Hypophysenlähmungsbestrahlung diese kritische Zeit schneller zum Abschluß, so tritt ebenso wie die Beruhigung der Blutdruckschwankungen, auch von uns an einigen geeigneten Fällen einwandfrei beobachtet, ein Schwund oder bedeutendes Zurückgehen der Gallenwegsbeschwerden ein.

3. Die Dyskinesie der „vegetativ Stigmatisierten“.

Die vegetativ Stigmatisierten im Sinne *v. Bergmanns* spielen unter den jüngeren Gallenwegskranken, besonders unter denen mit noch reinen Dyskinesien, eine große Rolle. Junge Männer mit Gallenwegsschmerzen und auch zahlreiche junge Frauen, die vor der ersten Geburt darüber klagen, gehören in der Mehrzahl zu diesem Konstitutionstyp, wo bei schlankem grazilem, aber nicht immer asthenischem Körperbau eine leichte Protrusio bulbi, eine Hyperhidrosis an Händen und Füßen, ein verstärkter Dermographismus, eine leicht vergrößerte Schilddrüse, häufiges Vorkommen von spastischer Obstipation und Bradykardie die allgemeine Disharmonisierung in der vegetativ-nervösen Steuerung der Organe zeigen. Das klinische Material für den Nachweis der Bereitschaft zur Dyskinesie bei diesem Konstitutionstyp ist seit den alten eigenen Untersuchungen über die gesteigerte Pilocarpinabflußhemmung bei ihm ein viel größeres geworden durch *Schöndubes* und *Kalks* Befunde von der Hyperkinesie und der hypertonischen Stauung, seltener auch hypotonischen Stauung bei ihnen. Auch *Bronner* findet jetzt mit der 3-Eigelb-Probe bei ihnen eine besonders beschleunigte Entleerungszeit, die meist in 45—50 Minuten beendigt ist, und hält dies ebenfalls in Übereinstimmung mit unserem Befund für ein Zeichen vagaler Reizbarkeit. „Ausgesprochen guter Tonus des Ruhebildes, schnell einsetzende und lebhafte und rasch ablaufende Entleerung auf den Dotterreiz, große Vollständigkeit dieser Entleerung, sowie sehr gute Gallenwegsdarstellung, das sind die Charakteristica, die sich für die Cholecystographie parasympathisch Erregbarer ergeben haben“ (*Bronner*).

4. Direkte Schädigungen des vegetativen Nervensystems sind als Ursache der Dyskinesien der Gallenwege naturgemäß seltener. Bei einer Reihe von durch Blei bedingten Koliken der Gallenwege, bei vereinzelt in diesem Körpergebiet beobachteten tabischen Krisen, boten sich solche Möglichkeiten der Erklärung. Auch ein Patient mit schweren Veränderungen an der gesamten Brustwirbelsäule mit ausgedehnten Spangenbildungen einer Osteoarthritis deformans derselben auch im Gebiet der Headschen Zonen der Gallenblase vom 8. bis 12. Brustwirbel und häufigen Schmerzen der Gallengegend gehört wohl hierher:

Der 52jährige Mann zeigte bei der Duodenalsondierung eine verzögerte Entleerung mit schlechter Konzentration nach Pituitrin bis 108 und nach Öl bis 98 mg %. Bei der Eigelbentleerungsprüfung der Cholecystographie fand sich eine etwas große, weite Gallenblase mit guter Schattenbildung; ihre Entleerung war deutlich verzögert, nach $1^1/_2$ Stunden noch eine Restgalle von $^1/_2$—$^1/_3$, nach 4 Stunden war die Gallenblase wieder so groß wie am Anfang und deutlich gefüllt in der Kuppe am stärksten.

Die hypotonische Abflußhemmung der Gallenblase war hier wahrscheinlich durch eine Reizung der Sympathicusbahnen bedingt, durch knöcherne Kompression der Rami communicantes in den entsprechenden Abschnitten der Headschen Zone.

5. Dyskinesien durch Störungen in der vegetativ-nervösen Steuerung durch viscero-visceralen Reflex.

Lichtwitz machte zuerst darauf aufmerksam, daß man die leichte Bilirubinerhöhung im Serum bei manchen Ulcera duodeni auf einen vom Zwölffingerdarm ausgelösten Krampf im Gebiet des Sphincter Oddi zurückführen könne. Eigene, *Kalk* und *Sieberts*, *Schöndubes* Befunde zeigten solche Feststellungen bei Ulcera duodeni nicht zu häufig, aber immerhin vorkommend, bei denen man manchmal an ein direktes Hineinragen der Choledochuswand in den Ulcusrand oder in die vom Geschwür ausgehende Periduodenitis, öfter an reflektorisch ausgelöste Spasmen des Mündungsgebietes denken muß, als Ursache komplizierend auftretender Gallenwegskoliken bis zur deutlichen Ikterusbildung. Daß gesteigerte und beschleunigte Entleerbarkeit der Gallenwege bei Ulcus duodeni und ventriculi häufig vorhanden ist, fand *Bronner* bei seinen Reihenuntersuchungen mit Sicherheit, diese Beschleunigung der Entleerung erklärt die in der Literatur des öfteren gefundene Angabe (*Orator*, *Grebe*) über das Versagen der Cholecystographie in der Differentialdiagnose gegen Ulcus duodeni, auch wir können in Übereinstimmung mit *Bronner* solche Angaben nicht bestätigen und halten die bei Ulcus duodeni gefundene negative Cholecystographie für einen irrtümlichen Untersuchungsbefund, bedingt durch deren zu späte zeitliche Vornahme bei der Neigung dieser Gallenblasen zu schnellerer Entleerung. Der Zusammenhang von Gallenwegserkrankungen mit spastischer Obstipation, mit Darmspasmen, mit Magenmotilitätsstörung verschiedenster Art ist meist als der Effekt eines von den Gallenwegen ausgehenden viscero-visceralen Reflexes zu betrachten, seltener umgekehrt. Immerhin bestehen wohl gerade bei der Obstipation doppelseitige Beziehungen, denn bei leichter Abführtherapie verschwinden sehr oft die Gallenbeschwerden. Die bei den großen Gallenkoliken am Magen sich abspielenden Motilitätsstörungen von der einfachen Hyperperistaltik über Antrumspasmen bis zum totalen Gastrospasmus und Pylorusspasmus mit Magenatonie zeigen, welche gewaltigen Impulse dann auf den Wegen des vegetativen Nervensystems ausstrahlen können. Wie gewaltig müssen sich diese dann an den Gallenwegen selbst ausprägen! Vielleicht gelingt es durch gelegentliche cholecystographische Röntgenbilder, genauere Einblicke in solches Geschehen während der Gallenkolik zu gewinnen. Das Zusammengepreßtwerden der Steine und ihr Hineingeschobenwerden in den Choledochus, wie es in einer schönen Röntgenserie durch *Berg* beobachtet wurde, zeigt, welche gewaltigen Druckkräfte dabei in der Gallenblase zum Durchbruch kommen.

6. Dyskinesien infolge Altersabbau des Organismus und seiner endokrinen Drüsen.

Der Meteorismus der zum pyknischen Habitus gehörigen Frauen und Männer des späteren Alters ist uns mit seiner meist hypotonischen Obstipationsform am Darm als Motilitätshemmer geläufig. Bei den hypotonischen Stauungsgallenblasen wurde bereits auf die Altersektasie der Gallenblasen hingewiesen, sie wird sich oft in Parallele zu solchen eben angedeuteten Darmerscheinungen entwickeln. Vielleicht ist ebenso wie an solchen Därmen ein dauernder Motilitätsantrieb der Gallenwege endokrin durch Thyreoidin, pharmakologisch durch verschiedenartige Cholekinetica und Cholaloga sowie durch leichte Abführmittel mit seinem guten Nutzeffekt ein Beweis für solche hypotonischen Formen der Störung in der Gallenblasengegend bei älteren Menschen. Hochgradige Schmerzen pflegen dabei erst einzutreten bei ausgesprochener Steinbildung, nur ganz selten im Vorstadium. Der Mangel an spastischen Momenten spielt dabei wohl mit. Die große Menge der im Alter entstehenden Gallensteine hat anscheinend Beziehungen zu dieser Herabsetzung des Motilitätsantriebs der Gallenwege in den späteren Jahren.

Leichte Störungen in der Funktion des vegetativen Nervensystems und der endokrinen Steuerung gehen so Hand in Hand und erzeugen mit wohl nur geringfügigen Schwankungen Motilitätsstörungen auch an den extrahepatischen Gallenwegen. Wir sind noch nicht so weit fortgeschritten in unserem Wissen, hier Einzelheiten einer genaueren Analyse bieten zu können. Wir kennen das Hypophysenhinterlappenextrakt als Anreger der Motilität an Magen, Darm und Gallenwegen, sehen in schwächerer Form Ähnliches vom Thyreoidin am Darm (*Deusch*), denken auch an die Möglichkeit von Schwankungen im Cholingehalt des Organismus, denken an die Möglichkeiten eines Einflusses an Ionen und Lipoiden, und denken schließlich bei manchen unserer sensiblen vegetativ Stigmatisierten an eine allgemeine Erhöhung der Reizbarkeit vielleicht in jeder Zelle des Organismus. Hier bleibt ein weites Feld der Forschung noch der Zukunft überlassen.

Das Wort „Motilitätsneurose der Gallenwege“ wurde in früheren Arbeiten stärker für die dyskinetischen Vorgänge betont wie jetzt, das Wort „Neurose“ läßt zu sehr an direkte Vorgänge am vegetativen Nervensystem denken als Hauptursache auch in Zuständen, wo dieses Nervensystem oft wohl mehr Überträger und Auspräger endokriner, psychogener und auch intramural in der Muskelwand und in den Ganglienzellen und Nerven der Gallenwege selbst ablaufenden Vorgänge ist. *Anlässe*, die *auf dem Wege der nervösen Bahnen und Ganglienzellen der Gallenwege selbst zu schmerzhaften Störungen* sich auswirken können an deren Motilität, gibt es wohl auch in beträchtlicher Menge. Wir denken vor allem an zwei: an *rein mechanische* oder *vom Magen-Darmtrakt her humoral oder nervös* angreifende. So sind rein mechanische vor allem bei Anwesenheit von Steinen: die Erschütterung beim Bergabgehen auf Steinwegen, linke Seitenlage in der Nacht, Coitusbewegungen beim Mann, Autofahren auf schlechter Straße. Vom Inhalt des Magen-Darmtraktes aus wirkt auf dem Blut- oder Nervenwege herantretend alles, was eine intensive Kontraktion der Gallenwege auslöst, und dieses wieder besonders lange Zeit durch hochgradige Verweildauer im Magen, fett- und eigelbreiche Speisen — Musterbeispiel die Mayonnaisesoße! —, fettdurchtränkte Gebäcke, fettreiche grobe Gemüse, starker coffeinhaltiger Kaffee sind da bekannteste Erreger.

Ein sehr wesentlicher Anlaß zu dyskinetischen Vorgängen der Gallenwege ist oft die *Psyche:* neben dem vegetativen Nervensystem werden hierbei endokrine und vielleicht auch ionale Umstellungen der Bewegung störend zusammenwirken, um stärkste Kolikanfälle auszulösen, konstitutionelle Disharmonien dieser verschiedenartigen Steuerung und gesteigerte Schmerzsensibilität treten dabei oft erschwerend hinzu. Es kann Zeiten geben, wo auf einer großen Frauenstation im Krankenhaus, in der zahlreiche Patientinnen mit Gallenwegsbeschwerden vereinigt sind, auf Befragen fast jede Kranke angibt, ihre Schmerzanfälle seien auf Ärger und Aufregungen zurückzuführen. Der alte Volksglaube „vom Gelbwerden durch den Ärger" hat wie viele solcher naiven Beobachtungen sehr oft recht. Alles, was das Dasein an Konfliktmöglichkeiten bietet, kann die Gallenwege als Ausdrucksorgan der seelischen Insulte auf den Organismus treffen, meist sind diese dann allerdings dazu disponiert und sensibilisiert besonders im fortgeschrittenen Alter durch Steinbildung. Auf Einzelheiten dieser psychogenen Auslösungen einzugehen, erscheint an dieser Stelle nicht angebracht. Der Konflikt mit dem Vater, Ehemann und Schwiegersohn, Erziehungsschwierigkeiten der Kinder, alles könnte man je nach den verschiedenen Lebensstadien passieren lassen. Der unangenehme Vorgesetzte, Wohnungsnot, Kampf um Stellung, Geltung und tägliches Brot, kurz alle Schwierigkeiten des Daseins können sich auch an den Gallenwegen auswirken und schließlich sogar echte endogene Depressionen. Einfache Psychotherapie nützt hier oft viel, oder wenn schließlich die Gallenkoliken zur Zweckneurose werden, die Erreichung dieses Zweckes.

Der deutsche Kriegsgefangene, der sich seine Ehefrau aus dem sibirischen Rußland mitgebracht hat, sieht sein Weib erst von den Gallenkoliken befreit, als er ihr die Rückkehr in die sibirische Heimat definitiv verspricht.

Soll man im einzelnen anführen, bei welchen Ursachen liegt eine überwiegend hyperkinetische bis hypertonische, wann mehr eine hypotonische Gallenwegsdyskinesie vor, so ist dies in großen Zügen zu sagen schwer. Das jugendliche Alter wird mit Gravidität, Menstruation, vegetativer Stigmatisierung überwiegend zu den Formen mehr gesteigerter Bewegungsaktion zu rechnen sein, das Alter besonders im postklimakterischen Stadium, aber auch manche zarte jugendliche Asthenikerin gehören mehr zu den hypotonischen Stauungszuständen.

Zum Schluß sei noch auf ein nicht geklärtes Problem hingewiesen: können wir wirklich alles, was hier beschrieben wurde, mit dem einen Begriff der Dyskinesie erklären? Entleert sich, wie bei vielen vegetativ Stigmatisierten die Gallenblase besonders schnell, sowohl bei der Röntgenbeobachtung wie beim Pituitrinreflex und ist die dabei entleerte Blasengalle besonders tief dunkel mit sehr hohem Bilirubingehalt von 5—600 mg%, so ist besonders bei diesen hyperkinetischen Formen die Frage doch berechtigt: sollte dieser Vorgang wirklich nur auf Stauung beruhen, sollte nicht die Hyperkonzentration der Schleimhaut als weitere Dysfunktion an den Gallenwegen hier mit wirksam sein? Diese Frage anzugehen, soll später versucht werden.

Literaturverzeichnis.

Teil I—III.

[1] *Aschoff*, Von den Bedingungen der Gallensteinbildungen. Ein Beitrag zu den Funktionsstörungen der extrahepathischen Gallenwege. Dtsch. med. Wschr. **1926**, Nr 42. — [2] *Aschoff* u. *Bacmeister*, Die Cholelithiasis. Jena 1909. — [3] *Aschoff*, Bemerkungen zur path. Anatomie d. Cholelithiasis und Cholecystitis. Verh. dtsch. path. Ges. 9. Tagg. 1905, 5, 4, 1. — [4] *Aschoff*, Über die Entstehung der Gallenblasensteine. Klin. Wschr. **1922**, Nr 27. — [5] *Aschoff*, Über Orthologie und Pathologie der extrahepathischen Gallenwege in ihren Beziehungen zum Gallensteinleiden. Klin. Wschr. **2**, Nr 21 (1923). — [6] *Bainbridge* u. *Dale*, The contractile mechanisme of the Gallblader und its extrinsic nervous. Centr. J. of Physiol. **33**, 133 (1905). — [7] *Berg*, *H. H.*, Zur Klinik der Gallensteinkrankheit. Dtsch. med. Wschr. **1925**, Nr 16. — [8] *Blog*, Studien über die Funktion der Gallenblase unter normalen und gewissen abnormen Zuständen. I. II. Nord. med. Ark. (schwed.) **50**, I, H. 3, Nr 9; H. 5, Nr 20 (1917). — [9] *Blog*, Studien über die Funktion der Gallenwege unter normalen und gewissen Verhältnissen. III. Akten chir. scand. supl. II. (Stockh.) 1922. — [10] *Blog*, Einleitungsvortrag zum Thema Gallensteinleiden. 47. Tagg. d. Dtsch. Ges. Chir. 1923. Arch. klin. Chir. **126**, 329 (1923). — [11] *v. Bergmann*, Neuere Gesichtspunkte bei der Gallenblasenkrankheit. Jkurse ärztl. Fortbildg **1922**, Märzheft. — [12] *v. Bergmann*, Cholecystopathien, Dtsch. med. Wschr. **1926**, Nr 42. — [13] *v. Bergmann*, Zum Entleerungsmechanismus der extrahepathischen Gallenwege. Dtsch. med. Wschr. **1927**, Nr 40. — [14] *Blad*, Studien über die gallige Peritonitis ohne Perforation der Gallenwege. Arch. klin. Chir. **109**, 101. — [15] *Boyden*, The gallbladder in the cat its development, its funktional periodicitis usw. as recordet in 2500 specimens. Anat. Rec. **1922**, 23—24. — [16] *Boyden*, Anat. Rec. **1926**, 33. — [17] *Boyden*, The effect of natural foods on the distent of the gallbladder. Anat. Rec. **30**, 5 (1925). — [18] *Boysen*, Über die Struktur und Pathogenese der Gallensteine. Berlin 1909. — [19] *Bronner*, Die cholecystographische Motilitätsprüfung der Gallenblase und ihre Ergebnisse. Fortschr. Röntgenstr. **39**, H. 1. — [20] *Brugsch* u. *Horsters*, Cholagoga und Cholagogie. Arch. exper. f. Path. **118**, 264 (1926). — [21] *Chauffard*, La Lithiase biliaire. Paris 1922. — [22] *Chiray* u. *Pavel*, La vésicule biliaire. Paris Masson 1927. — [23] *Courtade* et *Guyon*, Action du pneumogastrique sur l'excrétion biliaire. C. r. Soc. Biol. Paris **5**, 399 (1906). — [24] *Deusch*, Dtsch. Arch. klin. Med. **142** (1923). — [25] *Doyon*, De l'action exercé par le systeme nerv. sur l'apparat excrét. de la bile. Arch. Physiol. **5**, 19 (1896). — [26] *Eiger*, Der sekretorische Einfluß des Nervus vagus auf die Gallenabsonderung. Z. Biol. **66** (1916). — [27] *Elliot*, The action of adrenalin. J. of Physiol. **32**, 40 (1903). — [28] *Erb* u. *Barth*, Tryptisches Ferment im Inhalt exstirpierter Gallenblasen, zugleich ein Beitrag zur Bakteriologie der Galle. Bruns' Beitr. **134**, H. 4, S. 507 (1925). — [29] *Ewald*, Die Leberkrankheiten. Leipzig 1913. — [30] *Flörken*, Die Rückfälle nach Gallensteinoperationen und die Bedeutung der Verbindung zwischen Gallenblase und Dünndarm. Dtsch. med. Wschr. **1923**, 498. — [31] *Friedrich*, Die konzentrationsschwache Gallenblase. Dtsch. Z. Chir. **198**, H. 1 und 2 (1926). — [32] *Friedrich* u. *Pflaumer*, Die Cholecystographie. Arch. klin. Chir. **143**, H. 3—4 (1926). — [33] *Grebe*, Der diagnostische Wert der Gallenblasendarstellung im Röntgen-

bild. Münch. med. Wschr. **74**, 1927 (1930). — [34] *Grebe,* Warum ist der fehlende Gallenblasenschatten unbrauchbar? Münch. med. Wschr. **1928**, H. 7. — [35] *Hammersten,* Lehrbuch der physiol. Chem. — [36] *Helly,* Die Schließmuskel an den Mündungen der Gallen- und Pankreasgänge. Arch. f. Anat. **54**. — [37] *Hendrikson,* On the musculatur of the Duodenal Portion of the commun Bile-Ductus and the Sphincter. Anat. Anz. **1900**, 197. — [38] *Hofbauer,* Zur Pathogenese der Cholelithiasis. Mitt. Grenzgeb. Med. u. Chir. **24**, 583 (1912). — [39] *Hueck,* Zur Frage der Colirezidive nach Cholecystektomie. Arch. klin. Chir. **146** (1927). — [40] *Kalk* u. *Schöndube,* Z. exper. Med. **53**, H. 3—4 (1926). Über die Funktion der Gallenblase. Untersuchungen am Normalen, an der Hand der Pituitrinprobe. — [41] *Kalk* u. *Schöndube,* Beiträge zur Motilität der Gallenwege. Münch. med. Wschr. **1926**, Nr 9, 353 — Klin. Wschr. **1927**, 47 — Dtsch. med. Wschr. **1926**, Nr 2. — [42] *Kalk,* Probleme und Ergebnisse der Gallenwegsdiagnostik. Beitr. klin. Med. **109** (1928). — [43] *Kalk* u. *Siebert,* Ulcus duodeni und Gallenwege. Klin. Wschr. **1927**, Nr 9, 2303. — [44] *Klee,* Beitr. z. path. Physiol. d. Mageninnervation. Dtsch. Arch. klin. Med. **128**, 204 (1919); **129**, 275 (1919); **133** (1921). — [45] *Klee* u. *Klüpfel,* Experimenteller Beitrag zur Funktion der Gallenblase. Mitt. Grenzgeb. Med. u. Chir. **27** (1914). — [46] *Laroche* u. *Huet,* Stase cholédocienne mise en évidence par l'épreuve du tétraiodo-phénolphthaléine chez un cholécystektomisé. Bull. Soc. méd. Hop. Paris **43**, 20 (1927). — [47] *Lichtwitz,* Zur Genese der Gallensteine. Münch. med. Wschr. **12** (1908). — [48] *Lichtwitz,* Über die Bildung der Harn- und Gallensteine. Erg. inn. Med. **13**, 1 (1914). — [49] *Lichtwitz,* Prinzipien der Konkrementbildung. Handbuch der normalen und pathol. Physiol. v. Bethe u. a., Bd. 4, S. 591. Berlin 1929. — [50] *Liek,* Mißerfolge nach Gallensteinoperationen. Arch. klin. Chir. **128**, 118 (1924). — [51] *Lieb* u. *Worther,* J. of Pharmacol. **7**, 83 (1915). — [52] *Löhner,* Beiträge zum Reservoirproblem. Die Gallenblase als Monodochusreservoir. Pflügers Arch. **206**, 434 (1924). — [53] *Lütkens,* Aufbau und Funktion der extrahepatischen Gallenwege. Leipzig 1926. — [54] *Lyon,* J. amer. med. Assoc. **73** (1919). — [55] *Magnus,* Die stopfende Wirkung des Morphiums. Pflügers Arch. **115**, 316 (1906) — Münch. med. Wschr. **1929**, 1907. — [56] *Meckel v. Hemsbach,* Über die Konkremente im tierischen Organismus. Berlin 1856. — [57] *Naunyn,* Klinik der Cholelithiasis. Leipzig 1892. — [58] *Naunyn,* Die Gallensteine, ihre Entstehung und ihr Bau. Mitt Grenzgeb. Med. u. Chir. **33**, 1 (1921). — [59] *Naunyn,* Weitere Beiträge zur Entstehung und zum Bau der Gallensteine. Mitt. Grenzgeb. Med. u. Chir. **36**, 1 (1922). — [60] *Naunyn,* Ordnung und Einteilung der Gallensteine. Jena 1924. — [61] *Oddi,* D'une disposition à sphincter spéciale de l'ouverture du canal choledoque. Arch. ital. de Biol. (Pisa) **8** (1887). — [62] *Oddi,* Di una speciale dispositione a sfinctere allo sbocco del coledoco an. e. unif. libera Perugia fac. di me. chir. Bd. 2, S. 249—264 (1886—1887). Perugia 1887. — [63] *Ohly,* Beitrag zur Ursache und Therapie der nach Gallenblasenoperationen auftretenden Beschwerden. Arch. Verdgskrkh. **36**, 360. — [64] *Orator,* Zwei Beiträge zur Cholecystographie. Mangelnde Gallenblasenkontrastfüllung bei Geschwürskranken als häufiges Fehlresultat. Dtsch. Z. Chir. **205** (1927). — [65] *Reach,* Der Schließmuskel des Ductus choledochus in funktioneller Beziehung. Z. exper. Path. u. Ther. **85**, H. 3 (1919). — [66] *Rosemann,* Zur Chirurgie der Gallenwege. Dtsch. Z. Chir. **192** (1925). — [67] *Rous* u. *McMaster* J. of exper. Med. **34**, 47 (1926). — [68] *Rovsing,* Pathogenese der Gallensteinkrankheit. Acta chir. scand. (Stockh.) **55**, 4 (1923). — [69] *Sakurai,* Exper. Untersuchungen über die Innervation des Oddischen Muskels. From the Proc. imp. Acad. **2**, Nr 4 (1926). — [70] *Schmieden* u. *Rohde,* Die Stauungsgallenblase mit besonderer Berücksichtigung der Ätiologie der Gallenstauungen. Arch. klin. Chir. **118**, 14 (1921). — [71] *Schmieden,* Über die Stauungsgallenblase. Zbl. Chir. **5**, Nr 41, 1257 (1920). — [72] *Schönbauer,* Die Fermente in ihrer Beziehung zu gewissen Erkrankungen der Gallenblase zum Ileus.

Arch. klin. Chir. **130**, 427 (1924). — [73] *Schöndube* u. *Lührmann*, Über die Wirkung des Morphiums auf die Gallenwege. Münch. med. Wschr. **1927**, Nr 45, 1906. — [74] *Schöndube*, Weitere röntgenologische Beiträge zum Entleerungsmechanismus der Gallenblase. Fortschr. Röntgenstr. **39**, H. 5. — [75] *Schöndube*, Gallenblase und Hypophyse. Klin. Wschr. **4**, Nr 14. — [76] *Schöndube*, Über die Behandlung des Gallensteinanfalles. Klin. Wschr. **7**, Nr 16 (1928). — [77] Über die Physiologie der Gallenblasenentleerung. Klin. Wschr. **8**, Nr 44 (1929). — [78] *Schöndube*, Über Dysfunktionen stein- und entzündungsfreier Gallenblasen. Z. klin. Med. **109**, H. 5 (1928). — [79] *Schöndube*, Klin. Erfahrungen zur Cholecystographie, Nr 39, S. 1619. 1926. — [80] *Schöndube*, Röntgenol. Beiträge zum Entleerungsmechanismus der Gallenblase. Fortschr. Röntgenstr. **36**, H. 3. — [81] *Seeber*, Klinische und bakteriologische Untersuchungen bei Erkrankungen der Gallenwege. Dtsch. Arch. klin. Med. **167**, Nr 5, 186 (1930). — [82] *Stahl*, Die Konzentrationsfähigkeit der Gallenblase bei fieberhaften Erkrankungen. Diss. Frankfurt a. M. 1927. — [83] *Stepp*, Die Bedeutung der Duodenalsondierung für die Diagnose der Erkrankungen der Gallenwege. Dtsch. med. Wschr. **43** (1918). — [84] *Taylor* u. *Wilson*, Amer. J. Physiol. **74**, 172 (1925). — [85] *Walzel*, Zur Frage der sog. Gallenblasenregeneration nach Cholecystektomie. Arch. klin. Chir. **115**, Nr 4, 4 (1921). — [86] *Watanabe*, Studien zur Physiologie und experimentellen Therapie der Gallenabsonderung. Z. exper. Med. **14**, 201 (1924). — [87] *Westphal*, Muskelfunktion, Nervensystem und Pathologie der extrahepathischen Gallenwege. Z. klin. Med. **96**, 22 (1923). — [88] *Westphal*, *Soika* u. *Mann*, Die herabgesetzte Konzentrationsfähigkeit der Gallenblase beim Typhus und bei anderen Infektionskrankheiten. Dtsch. med. Wschr. **1929**, Nr 21. — [89] *Westphal* u. *Georgi*, Über die Beziehung der Lamblia intestinalis zur Erkrankung der Gallenwege und der Leber. Münch. med. Wschr. **1923**, Nr 33, 1080. — [90] *Westphal*, Über Physiologie, Pathologie und Therapie der extrahepatischen Gallenwege. Klin. Wschr. **3**, Nr 25 (1924). — [91] *Westphal* u. *Schöndube*, Einige Bemerkungen zur Physiologie der extrahepatischen Gallenwege. Klin. Wschr. **6**, Nr 51, 24, 17 (1927). — [92] *Westphal*, Die durch Dyskinese der Ausführungsgänge bedingten Pankreasfermentschädigungen an den Gallenwegen und der Leber. Z. klin. Med. **109**, 55 (1928). — [93] *Winkelstein* u. *Aschner*, The pressur factors in the biliary duct. system of the dog. Amer. med. J. Sci. **168**, 812 (1924). — [94] *Withaker*, Experiences with Cholecystography. J. amer. med. Assoc. **86**, 4 (1926). — [95] *Withaker*, Experiences with cholecystography, including observations on the function of the gallbladder. J. amer. med. Assoc. **86**, 4 (1926). — [96] *Withaker*. The mechanism of the gallbladder. Amer. J. Physiol. **78**, 3 (1926). — [97] *Zander*, Zum Thema der Stauungsgallenblase und des Gallenkolikrezidivs. Münch. med. Wschr. **1923**, 1173.

IV. Anatomische Untersuchungen an erkrankten Gallenwegen.

Abschnitt 1 von **K. Westphal** und **W. Mann.**
Abschnitt 2—5 von **W. Mann.**

1. Hypotonische Stauungsgallenblasen mit Bilirubinsteinen.

Es birgt einen besonderen Reiz für den Kliniker, der sich nicht bloß für das augenblickliche Zustandsbild einer vorliegenden Erkrankung mit ihrer anatomischen Fixierung und ihren funktionellen Auswirkungen interessiert, sondern auch für ihre Entwicklung, nicht nur klinische, sondern daneben auch pathologisch-anatomische Zustandsbilder verschiedenster Stadien mit eigenen Augen zu betrachten, so auch an den extrahepatischen Gallenwegen die ersten Vorstufen und den Beginn der Konkremententwickelung bis zu ihrer schließlichen Ausbildung in den verschiedensten Formen. Der Wunsch nach ätiologischer Klärung wird dabei führend bleiben, funktionelle Gesichtspunkte werden sich auch bei der Betrachtung des anatomisch Fixierten, aber doch immer nur als anatomisches derzeitiges Augenblicksbild zu Wertenden, gerade in unserer heutigen Zeit hinzugesellen, und manche neu sich aufdrängende Fragestellung wird wieder Klärung solcher Vorgänge durch speziell eingestellte klinische Beobachtung oder das Experiment verlangen. Aus solchen Gedankengängen sind die folgenden anatomisch-histologischen Untersuchungen entstanden.

Vor allem kam es — aus den vorausgegangenen Abschnitten ist dies leicht verständlich — darauf an, in welchem Maße sich Veränderungen an der Muskulatur der Gallenwege und weiter auch an der nach den Untersuchungen von *Lütkens* wichtig gewordenen Elastica zeigten.

Die bakterielle Entzündung und ihr anatomisches Bild in verschiedenen Stadien liegt gut untersucht uns vor (*Aschoff* u. a.), aber gerade diese beiden Elemente, Muskulatur und Elastica, die heute für die Pathologie der Gallenwege eine derartige Bedeutung erlangt haben, daß sie durchaus im Vordergrund stehen, sind in den früheren Untersuchungen gegenüber anderen Ursachen noch zu sehr zurückgetreten. Wir erinnern nur noch einmal an die große Bedeutung, die in bezug auf Erkrankungen der Gallenwege Schnüren, Korsetttragen, sitzender Lebensweise, behinderter Zwerchfellatmung, Kompression durch den schwangeren Uterus und besonders in der chirurgischen Literatur den Adhäsionen an den Gallenwegen zugeschrieben ist, wie dies jüngst noch von *Nordmann* geschehen ist.

Auch in der für die Histologie der Gallenwege mit grundlegenden Monographie von *Aschoff* und *Bacmeister* findet sich noch der alte Standpunkt vertreten, trotzdem sie bereits die hypertrophische Stauungsgallenblase mit hypertrophischer Muskulatur beschreiben, die sie durch die erhöhte Arbeitsleistung entstanden erklären, welche die Gallenblasenmuskulatur gegenüber äußeren Hindernissen leisten muß. In dieser Einstellung tritt auch keine wesentliche Änderung ein durch die Untersuchungen von *Rost* und kurz darauf von *Klee* und *Klüpfel* über die Bedeutung des Sphincter Oddi. Noch *Schmieden* und *Rohde*, die 1920 die Stauungsgallenblase als klinisches Krankheitsbild beschreiben, sehen in den obengenannten Ursachen nebst anderen anatomischen Anomalien die wesentliche Bedingung der erschwerten Gallenblasenentleerung. Allerdings erwähnen sie, daß möglicherweise für einige Fälle die von *Charcot* beschriebene Atrophie der Muskulatur der Gallenblase älterer Leute von Bedeutung sein können, ein Standpunkt, der von *Aschoff* und *Bacmeister* noch abgelehnt wird.

Es ist das bleibende Verdienst des schwedischen Chirurgen *Berg*, diesen Ursachen, denen er allerdings noch eine begünstigende Rolle für krankhaftes Geschehen an den Gallenwegen zuweist, gegenüber den eigenen Funktionen der Gallenwege eine sekundäre Rolle zuzuerkennen. Ebenso wie für eigene, ganz unabhängig von ihm tierexperimentell gewonnene Anschauungen ist für *Bergs* anatomische Betrachtung sehr wichtig die Tätigkeit des Sphincter Oddi und, zeitweise angenommen, zeitweise abgelehnt in seinen Arbeiten, auch die einer besonderen Muskelgruppe am Übergang des Collum der Gallenblase zum Cysticus.

Eine weitere Rolle spielen außerdem sekretorische und resorptive Fähigkeiten der Gallenwege und ein richtiges nervöses Zusammenspiel dieser verschiedenen Funktionen. *Berg* kommt so zu 3 Haupttypen:

1. Die Mucostase = es ist die muskelhypertrophische Gallenblase mit einer gut ausgebildeten Collummuskulatur. Der Sphincter Oddi bietet einen starken Widerstand beim Sondieren, besonders die Gallen-

blase besitzt die Fähigkeit starker Schleimsekretion, während die resorptive Fähigkeit geringer ausgebildet ist. Später kann evtl. eine Erweiterung der Gallenblase und Gallenwege eintreten, letztere betrifft das ganze extrahepatische System, also auch den Hepaticus.

2. Die Cholestase = es ist die muskelschwache Gallenblase mit weniger starker Collummuskulatur Es sind weniger Drüsen vorhanden, die Druckregulierung findet im wesentlichen durch verstärkte Resorption statt. Infolge kräftigen Widerstandes des Sphincter Oddi kann ebenfalls eine Dilatation von Gallenblase und Gallenwegen eintreten; letztere betrifft jedoch nur Choledochus und Cysticus.

3. Die rudimentäre Gallenblase = ist ebenfalls eine muskelschwache, aber auch anatomisch schlecht ausgebildete Gallenblase, bei der man von außen eine Abgrenzung der verschiedenen Teile nicht machen kann. Nach *Berg* ist diese Gallenblase selten dilatiert, sondern eher schlecht gefüllt.

An diesen Untersuchungen ist gegenüber alten Arbeiten vor allem wichtig, daß das ganze System bereits als eine Einheit aufgefaßt wird. Weiter ist wichtig, daß *Berg* seinen Typen von Gallenblasen auch Typen von Steinen zurechnet, so bei der Mucostase den Cholesterinstein, bei der Cholestase den Pigmentkalkstein. Diese Untersuchungen *Bergs* sind zum Teil anerkannt, zum großen Teil aber auch abgelehnt. Besonders *Aschoff* lehnt einen großen Teil der *Berg*schen Untersuchungen ab, da sie zu unklar seien, außerdem ein Teil der untersuchten Gallenblasen deutlich Anzeichen von Entzündungen aufweise. Auch *Lütkens* hat bei zahlreichen Gallenblasen die von *Berg* beschriebenen Formen bis auf die rudimentäre Gallenblase nicht wieder herausarbeiten können.

Auf die eigenen früheren Untersuchungen des einen von uns ist in den vorhergehenden Abschnitten zur Genüge hingewiesen.

Es setzten sich nun die Anschauungen über die Bedeutung der Funktion der Gallenwegsmuskulatur allmählich durch (*Lieck*, *Specht*, *Treplin*, *Zander* u. a.), so daß für *Lichtwitz* heute die Berücksichtigung der Motilität der Gallenwege in den Vordergrund des Interesses gerückt ist. Eine groß angelegte Monographie von *Lütkens*, die auf Veranlassung von *Aschoff* abgefaßt ist, versucht dann für diese Anschauungen genauer das anatomische Substrat zu bringen; deutlich tritt hierbei auch anatomisch die Bedeutung der Anordnung der Muskulatur hervor, dazu aber weiter die Bedeutung der Elastica. Wichtig ist weiter der von *Lütkens* geführte anatomische Nachweis der bereits von *Westphal* funktionell angenommenen und hier wieder genauer studierten sphincterartigen Funktionen der Muskulatur am Collum-Cysticus-Übergang. Ausgedehntere histologische Untersuchungen über die Verhältnisse an erkrankten Gallenblasen fehlen jedoch noch.

Hier setzen jetzt die eigenen Untersuchungen ein, die an Leichengallenblasen vorgenommen sind. Der von vornherein vielleicht erhobene Einwand, daß die Verhältnisse hier sich nach dem Tode weitgehend geändert haben, erscheint nicht sehr stichhaltig, da man auch hier dieselbe Mannigfaltigkeit von Formen findet, wie auch sonst an den Gallenwegen. Irgendwelche Einflüsse durch die Art der Nahrungsaufnahme vor dem Tode, Erkrankung usw. scheinen demnach nicht eine erhebliche Rolle zu spielen. Außerdem dürfte sich schwerlich Stärke und Anordnung der Muskulatur und elastischen Faserung durch derartige Einflüsse ändern lassen. Die Untersuchungen selbst sind uns durch die großzügige Unterstützung von Prof. *Stroebe*, Leiter des pathologischen Institutes des Krankenhauses, ermöglicht worden, der uns bereitwilligst alles gewünschte Material von den Sektionen überließ. Bei den Untersuchungen sind teilweise wahllos erkrankte Gallenblasen genommen worden, teilweise haben wir auf besonders auffällige Gallenblasen geachtet und diese gewählt, da nach der alten Erfahrung derartige Fälle, bei denen es sich meist um Übergänge vom Normalen zum Pathologischen oder um sehr Charakteristisches handelte, besondere Aufschlüsse über krankhaftes Geschehen geben können. Es sind hier im ganzen 50 Fälle zusammengestellt.

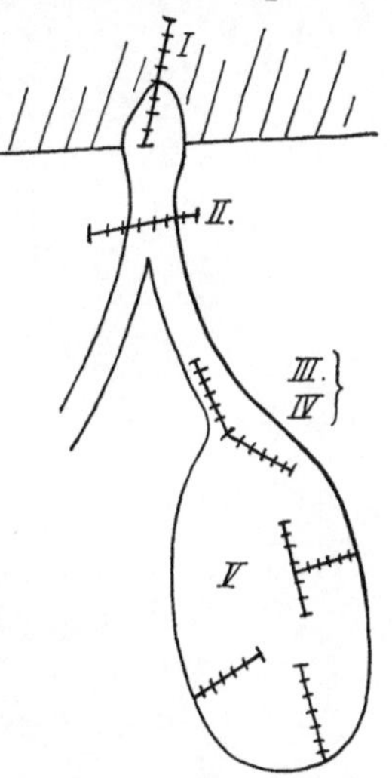

Abb. 4. Lage der Schnitte am Präparat.

Kurz sei die Technik beschrieben. Aus sektionstechnischen Gründen konnten die Gallenblasen nicht in situ untersucht werden. Sie wurden vorher aufgeschnitten, und wir erhielten sie dann mit dem angrenzenden Stück Duodenum, Pankreas und Leber zur Untersuchung. Wir haben so die vielen bekannten Variationen, Windungen und Knikkungen, besonders am Collum und oberen Cysticus, nicht oder kaum berücksichtigen können. Andererseits ist diesen nach den Untersuchungen *Bergs* und *Lütkens* doch höchstens ein sekundärer Wert zuzuschreiben, so daß wir diesen Unterlassungsfehler nicht als sehr hoch einschätzen können. Das uns vom pathologischen Institut zur Untersuchung überlassene Präparat ist dann in 10proz. Formalin- oder in Kaiserlingscher Lösung gehärtet und genau untersucht. Nach makroskopischer Untersuchung sind dann von jedem Fall verschiedene Schnitte angefertigt, deren Lage die obige Abb. 4 wiedergibt, in Celloidin eingebettet, geschnitten und gefärbt, und zwar jedesmal mit Hämalaun-Eosin, nach van Gieson und mit Weigertscher Elasticafärbung. Berücksichtigt wurde stets die Gallenblase mit 2 oder 3 Schnittserien aus dem Korpus und einer aus dem Collum-Cysticus-Gebiet, ein Querschnitt aus dem mittleren Choledochus und 1 oder 2 Längsschnitte durch die Choledochusmündung mit Papille und anliegendem Duodenum. Ein Stück Pankreas und Leber wurden ebenfalls stets mikroskopisch mit durchgesehen; es liegt demnach diesen Untersuchungen ein sehr ausgedehntes histologisches Material von 50 Fällen zugrunde.

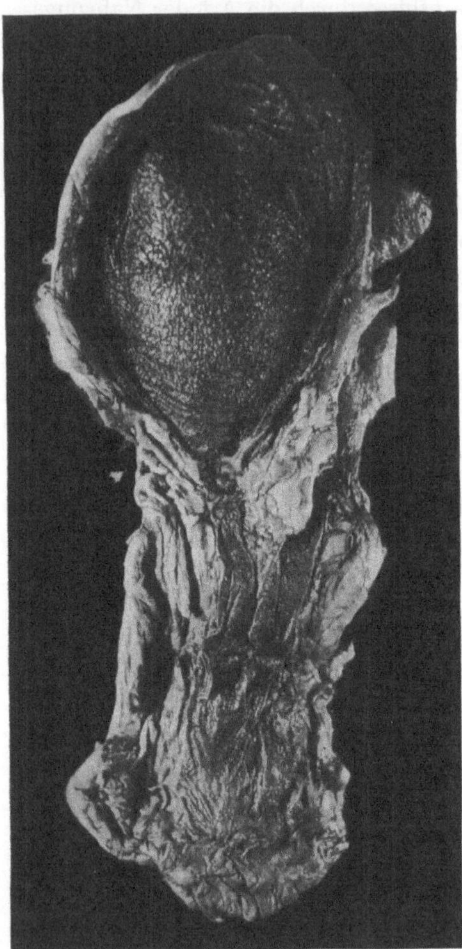

Abb. 5. Fall See. Übersichtsbild einer hypotonischen Stauungsgallenblase. Große, tiefdunkelgrüne Gallenblase mit unveränderter Schleimhaut; Collum erweitert; gut ausgebildeter Klappenapparat; normal weite, tief dunkelgrüne Gallengänge; mäßig entwickelter Sphincter Oddi. Etwa $^2/_3$ nat. Gr.

In der Einleitung wurden die Gründe für unser großes Interesse für die kleinen Bilirubin-Kalk-Konkrementchen bereits auseinandergesetzt, da wir sie für nahe verwandt mit den häufigsten Formen der allerersten Steinbildung halten und mit den Zentren der überwiegenden Mehrzahl der verschiedenen weiteren Entwicklungsarten der Gallensteine. Den sie in reiner Form beherbergenden Gallenblasen galt daher unser besonderes Interesse. Wir verfügen davon über 9, von denen auffallenderweise 8 in eine Gruppe zusammenzugehören scheinen, die wir als erste schildern.

Wir lassen nun zunächst die an diesen 8 Fällen erhobenen Befunde folgen, die zur Platzersparnis in einer Gesamtbeschreibung zusammengefaßt sind.

Es sind darunter 4 Männer und 4 Frauen. 1 Frau ist 38 Jahre alt, 1 Mann 52, die übrigen sämtlich über 60 Jahre, 3 sogar über 70.

Eine Frau war interessanterweise im 2. Monat der Gravidität durch einen Autounfall verunglückt. Sämtliche Patienten sind nicht an einer Erkrankung der Gallenwege oder der Leber gestorben. Irgendwelche Angaben über während des Lebens durchgemachte Gallenkoliken oder

Schmerzen an den Gallenwegen sind nicht gemacht, zum geringen Teil fehlen sie vielleicht deshalb in den Krankengeschichten, weil die Patienten bewußtlos eingeliefert wurden und vor Erlangung des Bewußtseins gestorben sind.

Makroskopischer Befund in den Gallenwegen (hierzu Abb. 5 u. schematische Skizze 1).

Sämtliche Gallenblasen sind auffallend groß und schlaff (9—11 zu 5—7 cm). Ihre Wand ist dünn, außen von unveränderter Serosa überzogen, innen ist die Wand tief dunkelgrün imbibiert (etwa 500—600 mg% Bilirubin entsprechend) und sammetartig. Die von *Aschoff* beschriebenen Lipoidinfiltrationen der Schleimhaut sind hier kaum zu erkennen. Die Gallenblasen überragen sämtlichst um ein Beträchtliches den Leberrand.

Die Grenze zwischen Fundus und Collum ist äußerlich zum großen Teil undeutlich, das Collum ist ausgedehnt, die Initialfalte zum Teil dünn und ausgedehnt. Die Farbe der Collumschleimhaut entspricht der der Gallenblase. Der Collum-Cysticus-Übergang und der Cysticus sind schmal, zum Teil sind sie durch ein längeres Mesocyst an der Leberpforte angeheftet, zum Teil hat der Cysticus die von *Schmieden* und *Rohde* beschriebene tiefe und schräg verlaufende Einmündung in das Collum. Der Cysticus ist gewöhnlich stark gewunden, schmal und kurz (3,5 bis 5 cm lang und 0,5—1 cm breit). Die Klappen des Cysticus sind deutlich und reichen weit herunter, die Pars glabra ist nur kurz, ebenfalls das Septum zwischen Hepaticus und Cysticus. Die Cysticuseinmündung in den Choledochus erfolgt von links, sie ist hoch und spitzwinklig bis auf einen Fall, bei diesem liegt sie tiefer durch längeren Parallelverlauf.

Der Choledochus ist meist lang und schmal und etwas nach links konvex (5—7 cm lang und 0,8—1,4 cm breit). Er zeigt mäßig viel Drüsen, keine Riffelung, keine Narben. Die Farbe seiner Wand ist ebenso wie die des unteren Cysticus mittel-hellgrün. An der Mündung läuft der Choledochus stumpf-konisch zu und behält die Farbe der Schleimhaut bis fast an die Einmündung der Papille. Makroskopisch reicht die Muskulatur $^1/_2$ cm von der Mündung in den Choledochus hinauf, nur bei einem Falle 0,7 cm. Eine getrennte Mündung zwischen Choledochus und Wirsungianus findet sich in 5 dieser Fälle. Zum Teil allerdings nur mikroskopisch feststellbar, da an den überlassenen Präparaten das Präparieren der Einmündung des Wirsungianus schwierig war und um den Sphincter des Choledochus nicht zu sehr zu zerstören, meist unterlassen werden mußte.

In den Gallenblasen fand sich in allen Fällen eine sehr stark eingedickte, zähflüssige, tief dunkelgrüne Galle von einem Bilirubingehalt, der etwa 500—600 mg% Bilirubin entsprach. In einem Falle fand sich eine Unmenge kleiner und kleinster Bilirubinkalksteinchen (zum Teil höchstens $^1/_2$ mm im Durchmesser), in den übrigen Gallenblasen fanden sich 3 bis etwa 60 hirsekorn- bis pfefferkorngroße, vieleckige und stachelige oder maulbeerförmige Bilirubinkalkkonkremente, die zum Teil feinste oberflächliche hellere Auflagerungen von Cholesterin zeigten, in einem Falle (*Grie*) fand sich relativ viel Kalk und Cholesterin auch in den Steinchen.

Mikroskopische Befunde (hierzu Abb. 6 und 21).

Die *Choledochusmündung* (Schnitt 1). Die Schleimhaut bietet keinen besonderen Befund; mehr oder weniger finden sich in allen Fällen gegen den Einstrom aus dem Darme gerichtete Zotten, wie sie von *Rietz* und *Strecker* beschrieben sind. Die Zotten beginnen vorwiegend erst nach Aufhören der Muskulatur. Für sämtliche Fälle gilt weiterhin, daß die Struktur des Gewebes an der Mündung, und zwar soweit die Muskulatur reicht, stets besser erhalten ist als weiter oben im

Choledochus. Der Drüsenreichtum im Bereiche der Mündung ist relativ gering, auch sind die hier durchaus der Norm entsprechenden Drüsen durchschnittlich ziemlich klein und gering ausgebildet; so tragen sie meist ein flachzylindrisches Epithel in den Tubuli, nur in einem Falle, wo eine frische Gravidität bestand, sind die Drüsenzellen hochzylindrisch. Die Muskulatur beginnt überall erst weit unten im Choledochus. Etwas stärker ist sie ausgebildet bei Fall Grie, bei dem auch in der Schleimhaut eine geringe Zellvermehrung besteht und ebenfalls die Drüsen stärker ausgebildet sind; in der Gallenblase finden sich bei ihm als einzigen leicht entzündliche Veränderungen. Die Muskulatur des Sphincter Oddi (vgl. Abb. 2) liegt in mehreren Schichten und besteht aus schräg und längs gerichteten

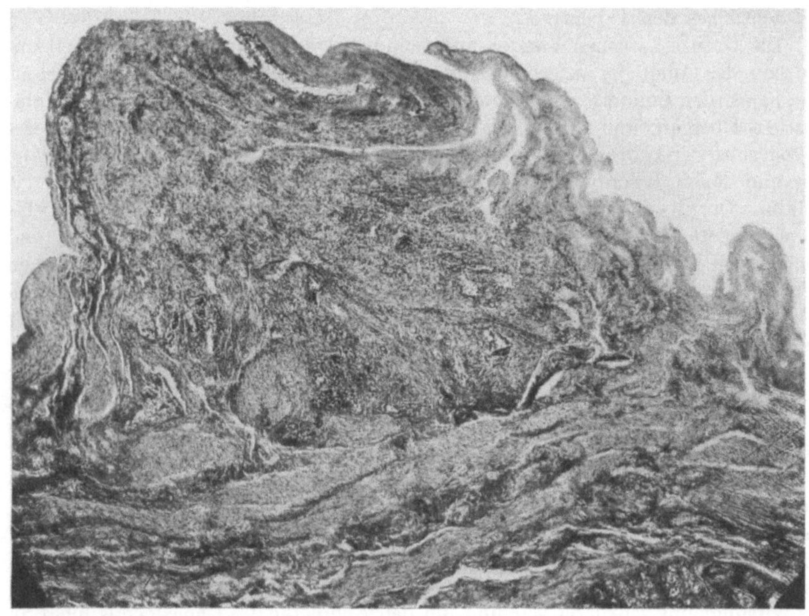

Abb. 6. Fall See. Schließmuskel des Choledochus bei einem Fall von hypotonischer Stauungsgallenblase. Muskulatur mäßig ausgebildet, besteht vorwiegend aus kleinen Bündeln. Schnittrichtung: Links zum Duodenum, rechts zur Leber. Vergrößerung 39fach (mittl. Vergr.).

Bündeln, die allmählich an Stärke zunehmen. Kurz vor der Mündung findet sich eine stärkere Muskelanhäufung mit zahlreichen Ringfasern, dann folgt ein kleinerer dünner Streifen Längsmuskulatur, der wieder durch einen in sehr zahlreiche kleine Schräg- und Querfasern aufgeteilten Muskel abgeschlossen wird. Ähnlich verhält sich ein anderer Fall, nur liegt hier in der Wand des Choledochus nur ein sehr schwacher kleiner Muskel, während am Ende der Papille um die gemeinsame Mündung herum ein ziemlich kräftiger, aber stark aufgespaltener Muskelring liegt. An den übrigen Fällen finden sich im wesentlichen gleiche Verhältnisse, die am deutlichsten im Falle Stei ausgeprägt sind (vgl. Abb. 21): im Choledochus wenig weit heraufreichende und relativ schwache, submuköse Muskulatur, die vorwiegend aus Schrägfasern besteht. Zwischen diesen liegen verstreut Drüsen. Kurz vor der Mündung schieben sich 2 kräftige Bündel von Schrägfasern etwa irisblendenartig angeordnet bis an die Schleimhaut vor. Weiter nach der Mündung finden sich dann wieder die üblichen zahlreichen kleinen Schräg- und Querbündel. Die Elastica an der Mündung reicht im allgemeinen nur bis an den Beginn der Muskulatur heran, dann finden sich noch einzelne verstreute Fasern. Nur in einem Falle mit sehr geringer Muskulatur zeigt sich eine starke und weiter herunterreichende Elastica.

Am Ductus Wirsungianus finden sich, soweit er auf dem Schnitte zu beurteilen ist oder besondere Schnitte gemacht sind, keine besonderen Veränderungen. Die Muskulatur ist sehr gering und beschränkt sich durchschnittlich auf den vordersten Teil der beim Choledochus beschriebenen Muskulatur.

Der Choledochus ergibt auf Längs- und Querschnitten eine zarte schmale Wand, das Epithel ist abgestoßen, die Wand besteht aus mittel- bis derbfaserigem Bindegewebe und enthält einzelne kleine tubulöse Drüsen. Die Elastica ist mäßig stark bis gut entwickelt. In den oberen Schichten besteht sie aus kleinen, zarten, stark miteinander verschlungenen Fasern, in der unteren Schicht sind diese stärker, mehr gestreckt und weniger verschlungen. In den Schnitten, die weiter oberhalb der Mündung liegen, scheint sie besser erhalten als in denen, die näher der Mündung gelegen sind.

Das *Collum-Cysticus-Gebiet* (Schnitt 3 und 4). Es ist am aufgeschnittenen Präparat in einem Teile der Fälle möglich gewesen, oberen Cysticus und Collum in einem Schnitte zu bekommen, bei einem anderen Teile der Präparate mußten 2 Schnitte gemacht werden. Ein gutes Präparat ist von 5 Fällen gewonnen. Schleimhaut und Zotten auf der Schleimhaut, ebenso wie einzelne hier liegende Drüsen, entsprechen durchaus der Norm. Der Cysticus ist mehr oder weniger gewunden; anscheinend besteht hier ein Zusammenhang mit der Entwicklung der Muskulatur und zwar scheint stärkere Windung einer geringeren Muskulatur und umgekehrt zu entsprechen. Die Muskulatur am Collum-Cysticus-Übergang zeigt durchschnittlich nach geringem Aufhören vorher eine gute und kräftige Ausbildung unter Anhäufung von Ringbündeln am Grunde der Terminalfalte (vgl. Abb. 7). In einem Falle findet sich eine derartige Anhäufung bereits am Grunde einiger Zwischenfalten des Collum oberhalb der Terminalfalte. Die Muskulatur reicht dann in der Wand des Cysticus zum Teil sehr weit hinunter (evtl. 5. bis 6. Falte!), reicht aber nur etwas in den Grund der Falten hinein. Die Falten selbst sind sehr zart und dünn. Die Elastica zeigt keine Besonderheiten in der Entwicklung, ist aber deutlich, vielleicht eher etwas weniger als normal ausgebildet.

Gallenblasenwand (Schnitt 5 und folgende [vgl. Abb. 8]): Die Wand der Gallenblase ist sehr dünn, das Epithel ist zum größten Teil abgestoßen, soweit noch sichtbar hochzylindrisch, die Zotten sind zart und schlank und liegen verhältnismäßig weit auseinander. Luschkasche Gänge finden sich nur sehr selten und reichen nicht sehr tief. Die Muskulatur ist gewöhnlich nur gering oder sehr mäßig ausgebildet, ist nicht wie üblich in sich einander überlagernden Bündeln, sondern nur in 2 dünnen, die Wand bandförmig durchsetzenden Bündeln angeordnet. Stellenweise finden sich auch muskelfreie Stellen. In einigen Fällen ist dieser auf eine Ausdehnung deutende Befund an dem Teile der Gallenblase, der an der Leber befestigt ist, nicht so ausgesprochen wie an der freien Seite. Eine Ausnahme von diesem Befunde macht nur der durch Entzündung komplizierte eine Fall Grie: Die Wand ist hier etwas dicker und ödematös, die Zotten sind kürzer, plumper oder etwas höher und am Ende kolbig aufgetrieben, oft miteinander verwachsen, zellreich, stellenweise finden sich in der Mucosa Rundzellenanhäufungen. Die Muskulatur erscheint etwas kräftiger, doch finden sich auch hier stellenweise Muskellücken. Das Bindegewebe zwischen den Muskelfasern und besonders der Fibrosa ist vermehrt.

Schnitte aus der *Leber* ergeben im allgemeinen keinen Befund, der sich auf Veränderungen von den extra-hepatischen Gallenwegen zurückführen ließe. Eine

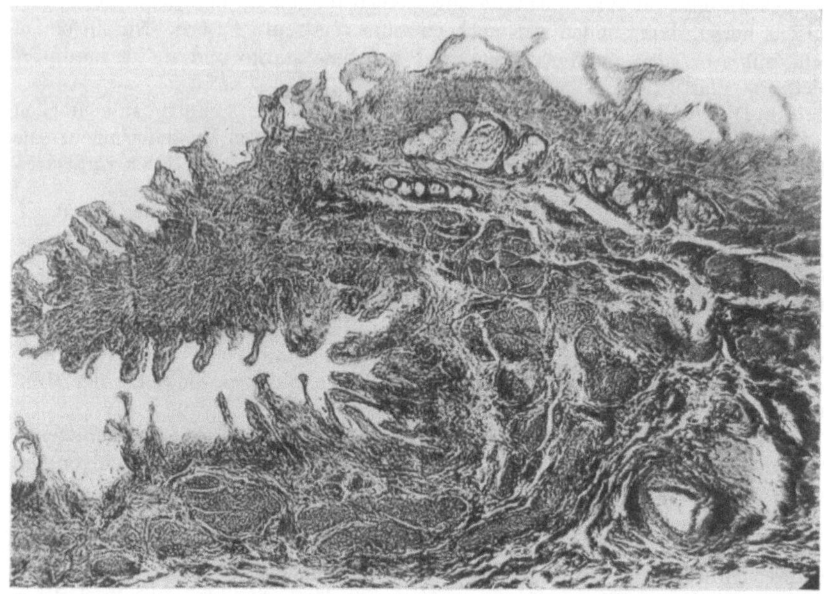

Abb. 7. Fall Schl. Sphincter am Collum-Cysticus-Übergang einer hypotonischen Stauungsgallenblase. Relativ gute Entwicklung des Sphincters, deutliche Anhäufung von meist Ringmuskelbündeln am Grunde der Terminalfalte, die etwas in diese hineinziehen. Vergrößerung 39fach (mittl. Vergr.).

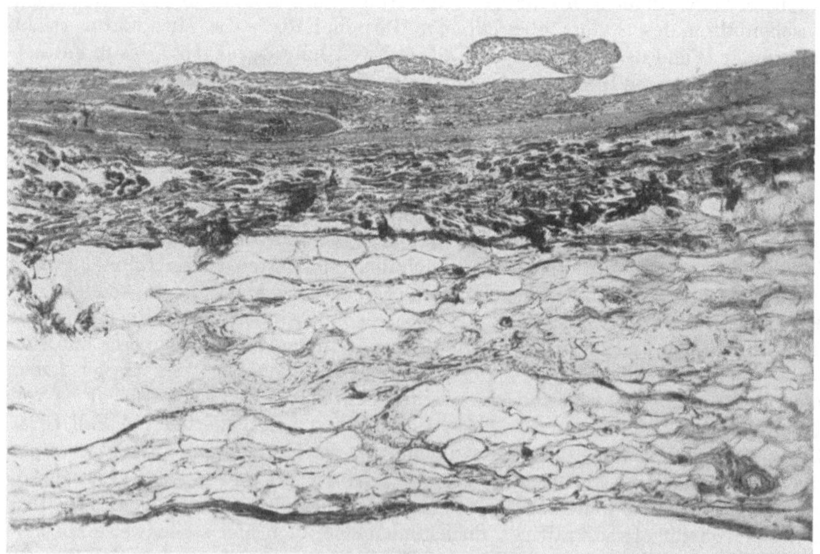

Abb. 8. Fall See. Gallenblasenwand einer hypotonischen Stauungsgallenblase. Der Schnitt zeigt deutlich die dünne, ausgedehnte Wand mit nur geringer Muskulatur. Vergrößerung 70fach (starke Vergr.)

geringe Bindegewebsvermehrung in der Glissonschen Scheide in einigen Fällen mag durch das hohe Alter der Patienten bedingt sein. In einem Fall, in dem sich in der Leber zahlreiche metastatische Carcinomknoten finden, findet sich in einem größeren Gallengang ein kleines Bilirubinkonkrementchen, sonst ließen sich diese hier nicht nachweisen.

Auch am *Pankreas* finden sich keine großen Veränderungen. Hervorheben möchten wir noch, daß die Elastica an den kleinen Leber- und Pankreasgängen in demselben Fall etwas stärker als bei den übrigen ausgebildet ist, der auch an der Mündung der Papilla Vateri eine stärkere Entwicklung der elastischen Fasern erkennen ließ.

Das Wesentliche und Gemeinsame dieser 8 Fälle, die sich aus der übrigen Reihe der Gallenblasen herausheben: Zunächst fällt die Größe der Gallenblasen auf mit ihrem weiten Hervorragen über den Leberrand. Auffallend ist weiter das histologische Bild der Gallenblasenwand mit den auseinandergezogenen Zotten, dem Verschwinden der Luschkaschen Gänge, der dünnen Wand und vor allem der dünnen Muskulatur, die noch mehr als das makroskopische Bild an eine Überdehnung der Wand denken läßt. Es sind dies dieselben Veränderungen, die von *Schmieden* und *Rohde* für das vierte und Endstadium des von ihnen zuerst geschilderten Krankheitsbildes der Stauungsgallenblase angegeben sind (man vgl. das fast genau der Struktur der hier dargestellten Gallenblasenwand entsprechende Bild des 4. Stadiums der Stauungsblasen in der Arbeit von *Schmieden* und *Rohde*, Abb. 23). Ähnliche Bilder sind auch von *Berg* als typisch für die Gallenblase bei seiner Cholestase geschrieben; bei ihm finden wir auch den erweiterten Collumteil der Gallenblase.

Bei der vorhergehenden klinischen Besprechung der Dyskinesien an den Gallenwegen sind eine größere Reihe von hypotonischen Stauungsgallenblasen geschildert worden, die bei der Operation dasselbe Bild einer weiten, dünnwandigen Gallenblase aufwiesen. Dort fehlte trotz der oft sehr dunkel in der Blase mit 5—600 Bilirubineinheiten bei der Operation vorgefundenen Galle noch die Steinbildung, hier finden wir sie in Gestalt meist zahlreicher Bilirubinsteine, auch *Berg* schildert zweimal einen derartigen Steinbefund bei den 4 Steine enthaltenden Gallenblasen seines ähnlichen Cholestasetyps. Somit haben wir in diesen anatomischen Befunden unserer reine oder fast reine Bilirubinsteine enthaltenden Gallenblasen überwiegend den Typ der hypotonischen, muskelarmen Stauungsgallenblase feststellen müssen. Entzündliche Veränderungen finden sich bei 7 dieser 8 Fälle nicht an der Gallenblase oder den großen Gallengängen.

Eine gewisse Ausnahme macht der oben bereits herausgenommene Fall Grie. mit seiner ein wenig stärkeren Muskulatur und den leicht entzündlichen Veränderungen der Gallenblasenwand. Wir rechnen ihn hierher, weil seine Muskelausbildung im ganzen doch nur gering ist, die Entzündung dürfte sich sekundär hier abgespielt haben, sie hat zu einer geringen Änderung der Strukturverhältnisse geführt.

Man könnte bei dem zum Teil hohen Alter der Fälle auch daran denken, daß es sich bei den Verhältnissen der Gallenblasenwand um rein altersatrophische Veränderungen handelt. Dagegen ist anzuführen, daß sich auch jüngere Menschen darunter finden. Außerdem ist nach *Lütkens* Untersuchungen eine derartige zur Atrophie führende Veränderung der Gallenblasenwand im hohen Alter relativ selten. Er findet im Gegenteil dann eher eine leichte Hypertrophie, besonders eine stärkere Bindegewebsentwicklung, die an unseren Gallenblasen jedoch fehlt.

Wir glauben daher nicht, daß die Alterszusammensetzung unseres Materials einen entscheidenden Einfluß auf den Befund hat, vor allen Dingen auch auf Grund der klinischen Erfahrungen an den hypotonischen Stauungsgallenblasen, wo dieses Organ genau so muskelschwach häufiger bei jugendlichen Menschen gefunden wurde.

Als Zeichen der Stauung findet sich in unseren Gallenblasen nicht nur eine tiefdunkelgrüne Galle, sondern auch als besonders auffallend eine sehr intensive dunkelgrüne Imbibition der Schleimhaut, hauptsächlich wohl mit Biliverdin, die man auch auf den Schnitten zum Teil deutlich in den Mucosaepithelien erkennen kann. Wir bringen diese überstarke Gallenfarbstoffimbibition der Mucosa in ursächlichen Zusammenhang mit der hohen Gallenfarbstoffkonzentration in der Blasengalle und fassen beides auf als Erfolg der hier infolge einer Asthenie der Muskulatur eingetretenen Stauung. Durch dauerndes Zurückbleiben von Restgalle wird allmählich eine stärkere Eindickung der Blasengalle, ein stärkeres Altern derselben und auch eine Vermehrung stattgefunden haben, daher die intensive Grünfärbung der Schleimhaut und die Dehnung der gesamten Blase.

Die stärkere Eindickung der Blasengalle in diesen muskelasthenischen Blasen könnte durch 4 Faktoren herbeigeführt werden: 1. durch besonders lange Dauer des Aufenthalts bei normaler Resorptionstätigkeit der Mucosa, 2. durch besonders hohen Druck in der Gallenblase isoliert, oder 3. in den gesamten intra- und extrahepatischen Gallenwegen und schließlich 4. durch eine gesteigerte Resorptionsarbeit der Gallenblase als rein aktiven vitalen Vorgang. Bei diesen 4 Möglichkeiten wird vorläufig das wohl seltenere Vorkommen der Sekretion einer besonders konzentrierten Lebergalle außer acht gelassen.

Wir glauben für die Erklärung unserer Befunde mehr an die beiden ersten hier aufgeführten Möglichkeiten wie an die beiden letzten, und zwar in der Art, daß besonders lange Dauer des Aufenthalts in der Gallenblase und isolierte Drucksteigerung infolge normalen Zuflusses und schlechteren Abflusses in dieser allein dazu führen werden und daß diese beiden Faktoren zusammen die stärkere Eindickung und die

Farbstoffdurchtränkung der Schleimhaut bewirken. Die vierte Möglichkeit wird abgelehnt auf Grund der später genau zu schildernden Tierversuche über Resorptionssteigerung und -abschwächung in der Gallenblase, die zeigen werden, daß gerade bei hypotonischen Zuständen der Muskelfunktion unter sympathicotroper Reizung die Resorptionstätigkeit deutlich herabgesetzt ist gegenüber der Norm. Als anatomisches Zeichen besonders starker Resorption an Gallenblasen beschreiben *Caylor* und *Bollmann* Hypertrophie der Schleimhaut mit Papillombildungen, auch derartige histologisch für solche Funktionssteigerung sprechende Befunde fehlen hier völlig, die Schleimhaut ist im Gegenteil zart mit geringer Zottenbildung.

Auch die Anschauung *Bergs*, daß bei diesen von ihm zur Cholestase gerechneten Typen ein gesteigerter intrahepatischer Druck von dem ganzen extrahepatischem Gangsystem her einträte in der Form der dritten Möglichkeit und daß dann durch Steigerung des funktionellen Resorptionsvermögens der gedehnten Gallenblase dieser erhöhte intrahepatische Druck entlastet würde, vermögen wir nicht zu teilen. Dazu fehlt hier als Zeichen solcher Drucksteigerung Dehnung des Choledochus und Hepaticus in diesen Fällen, beide sind normal weit, der Sphincter ist schwach entwickelt, er würde bei geringem Überdruck den Choledochusinhalt ohne Schwierigkeiten ins Duodenum übertreten lassen.

Die Sphinctermuskulatur ist nämlich im allgemeinen mäßig, in einigen Fällen sogar nur ganz gering ausgebildet am Oddischen Schließmuskel. Anstatt der von *Helly* angegebenen 1—2 cm, über die die Schließmuskulatur am Choledochus sich nach oben erstreckt, reicht sie hier nur 0,5 bis höchstens 0,8 cm hinauf, sie hält sich somit auf einer unteren Grenze der von *Matsuno* angegebenen Zahlen. Ihr Widerstand gegen den Abfluß wird demnach auch geringer sein, ähnlich wie bei der früher gegebenen Schilderung im Experiment bei Sympathicusreizung; ein schlechter Expulsionsakt mit einer leichten hypotonischen Choledochusstauung wird im Leben mit großer Wahrscheinlichkeit als funktioneller Ausdruck diesem anatomischen Bild entsprechen; daß der Choledochus bei diesen Zuständen niemals deutlich erweitert gefunden wurde, ist somit verständlich.

Da im Gebiete der Choledochusmündung keine Ursachen für eine besonders hochgradige Stauung zu finden sind in diesen Fällen, so sei nochmals ein Blick auf die Gallenblasenmuskulatur selbst gestattet. Können dort neben dem Moment der Schwäche der dünnen und auf die Dauer im Circulus vitiosus wohl noch überdehnten Gallenblasenmuskulatur auch Krampfverschlüsse im Collum-Cysticus-Gebiet mitspielen? Sehr starke sicher nicht, denn die Dehnung des Collums mit teilweisen Hineinbezogensein der ersten Cysticusfalte, besonders von *Berg* bei seinen Befunden stark betont, von uns allerdings kaum angedeutet gefunden, spricht etwas dagegen. Möglich ist nur folgendes: die Erweiterung der Gallenblase geht bei unseren Fällen meist bis an den Beginn des Cysticus; mit einem ziemlich plötzlichen Übergang setzt sie dort ab gegen den selbst nicht erweiterten Cysticus. Nach der oben gegebenen anatomischen Beschreibung findet sich nun an dieser Stelle ein nicht immer absolut, aber stets relativ zur schwachen Korpusmuskulatur starker Schließmuskel, der etwa dem *Lütken*schen Typ 3 oder auch einer Kombination von Typ 3 und 4 seiner Schilderung entspricht. Zieht sich die asthenische Gallenblase auf vagotropen Reiz zusammen, so wird dieser Reiz im Gebiet der normal gut erhaltenen Ringmuskulatur, besonders in der 1. und 2. Cysticusfalte, den relativ stärksten Effekt erzielen. Es kann dann, trotzdem ja diese Muskelfasern am Gallenblasenausgang nicht konträr innerviert sind, sondern wie am Korpus auf vagalen Reiz sich zusammenziehen, die normale Kontraktion im Beginn des Cysticus im Verhältnis zur Blasenkontraktion zu stark sein und so eine relative Abflußhinderung bedingen. Das führt nun wieder zur besonderen Ausweitung des Collums; Bilder, wie *Schmieden* und *Rohde* sie gezeigt haben, mit Verlegung des Cysticusabgangs durch Spornbildung von seiten der ersten Klappe infolge Collumerweiterung mit seitlicher Verlagerung des Cysticusabganges, könnten sich so sekundär entwickeln, Schwanenhalsverbiegungen des Ductus cysticus und ähnliche Formveränderungen ebenso. Diese anatomischen Formveränderungen werden demnach mehr für sekundäre, aber in solchem Fehlzirkel wieder gefahrdrohende Ausgestaltungen der funktionell entstandenen Stauungsblase gehalten.

Eine weitere Bedeutung hat bei *Schmieden* und *Rohde* die Einmündung des Cysticus in den Choledochus. Besonders die tiefe (*Pallin*) oder parallele (*Ruge*) Einmündung des Cysticus in den Choledochus sollen es sein, die infolge Entstehens einer Art Ventilverschlusses, wohl ähnlich wie bei der Einmündung des Harnleiters in die Blase, eine Erschwerung der Gallenblasenentleerung bilden. Auch *Berg* schenkt gerade diesem Moment eine ziemliche Beachtung. Allerdings mündet in seinen Cholestasefällen der Cysticus meist ziemlich hoch oben in den Choledochus. In unseren Fällen liegt ebenfalls, wie bei *Berg*, die Einmündung des Cysticus hoch oben am Choledochus, nur ein Fall bildet eine Ausnahme. Schon diese Gegenüberstellung zeigt, daß die Einmündung des Cysticus kaum eine derartige Rolle spielen kann, wie von den früheren Untersuchern angenommen ist. *Westphal* hat bereits früher darauf hingewiesen — auch *Lieck* tut dies —, daß ein derartiger anatomischer Befund, der ja das ganze Leben bestanden und gut funktioniert hat, kaum plötzlich die Ursache einer Erkrankung bilden kann. Vor allem spricht aber gegen die Bedeutung aller dieser anatomischen Abweichungen, daß *Aschoff* und *Lütkens* bei etwa 200 Gallenblasen bei Untersuchungen in der Leiche etwa viermal keine Entleerung der Gallenblase auf Druck finden konnten, trotzdem unter den positiven Fällen sich derartige Anomalien fanden.

Andere, ein Hindernis verursachende Möglichkeiten finden sich im Gebiet des Collum und Cysticus nicht. Auch am Cysticus und weiter am Choledochus selbst zeigt sich nichts Außergewöhnliches; es sei denn, daß sich gemeinsam bei 7 dieser 8 Fälle ein langer schmaler nach links konvexer Choledochus findet.

Diese *hypotonischen, muskelschwachen Stauungsgallenblasen* stellen somit in unserem Untersuchungsmaterial eine bestimmte Gruppe dar, die *durch große, weite Gallenblase mit dünner, muskelarmer Wandung, gute Muskulatur am Collum-Cysticus-Übergang und schwach entwickeltem Sphincter Oddi, besonders in seinem Antrumteil, bei normaler Choledochusweite charakterisiert* ist. Die Elastica ist etwa normal bis mäßig stark entwickelt, ohne daß man jedoch an ihrer Ausbildung etwas besonders Ausgeprägtes für diesen Typ festlegen kann. Überdehnung des Collums mit Hineinbeziehen der ersten Cysticusfalte, seitliche Verlagerungen und Abbiegungen des Ductus cysticus stellen wahrscheinlich weitere Entwicklungsmöglichkeiten dieser Gruppe dar.

Über ihre Genese läßt sich auf Grund der anatomischen Untersuchungen wenig Sicheres sagen. Es ist möglich, daß die Gravidität des einen Falles und das fortgeschrittene Alter der anderen einen wichtigen ätiologischen Faktor mit darstellen.

Die besonders dunkelgrüne Verfärbung der Gallenblasenschleimhaut und Gallenfarbstoffe und das Vorhandensein von Bilirubin-Kalksteinchen erschien in unseren Befunden als ein weiteres ausgeprägtes Kennzeichen dieser hypotonischen Stauungsgallenblasen. Ferner das Fehlen von anatomisch faßbaren Entzündungserscheinungen mit der Ausnahme eines Falles.

Sind die hier so gehäuft gefundenen Pigmentsteinchen nun als einzige Entwicklungsmöglichkeiten von Steinbildungen in diesen muskelschwachen Gallenblasen zu betrachten? Wir glauben dies nicht. Denn die genaue Betrachtung dieser kleinen Konkremente lehrt schon das Gegenteil.

Neben diesen 8 Fällen mit erdigen Bilirubin-Kalk-Konkrementen stand noch ein 9. mit einer später zu schildernden hypertonischen Stauungsgallenblase zur Verfügung. Ihre Ausbildung ist also nicht an die Form der hypotonischen Stauungsgallenblase gebunden. Alle 9 zeigten das Bild der multiplen, kleinen, schwarzen bis schwarzbraunen Pigment-Kalksteinchen, wie es von *Naunyn, Boysen, Aschoff, Rovsing* u. a. geschildert ist. Sie waren sandkorngroß bis pfefferkorngroß. Zum Teil hatten sie eine große Neigung, beim Austrocknen in feinste amorphe Bestandteile zu zerfallen, meist blieben sie aber mit ihrer seltener glatten, häufiger grobgekörnten, stacheligen Oberfläche gut erhalten. Bei genauer Betrachtung zeigten sich nun an dreien aus den hier geschilderten hypotonischen Blasen stammenden Steinherden auf der schwarzen Masse der Konkrementchen sehr dünne gelatineartige, den dunklen Untergrund stark durchscheinenlassende, gelbliche Überzüge, oder wie feinster Streusand weißliche, oberflächliche Beschläge; die Farbphotographie (Abb. 9) läßt dies auch deutlich erkennen. In dem 3., mit leichter Entzündung behafteten Fall Grie. waren die Steinchen sogar auf

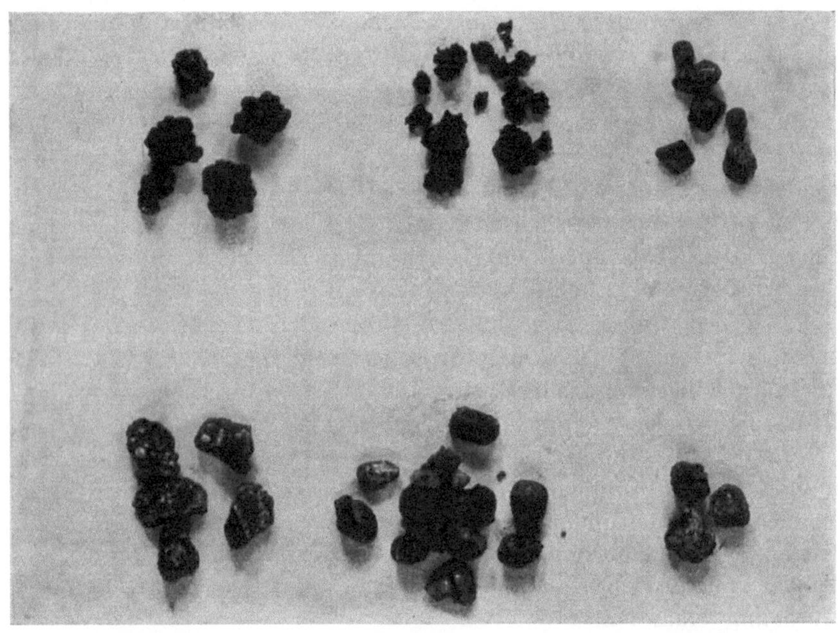

Abb. 9. Bilirubinkalksteine aus Stauungsgallenblasen. Die obere Reihe enthält reine Bilirubinkalksteine; links und in der Mitte aus hypotonischen Gallenblasen, rechts aus einer hypertonischen Stauungsgallenblase. Die untere Reihe links zeigt Bilirubinkalksteine aus einer etwas entzündeten hypotonischen Stauungsgallenblase (Grie.) mit einzelnen gelben aus Cholesterin bestehenden Stippchen; in der Mitte und links sind Bilirubinkalksteine aus nicht entzündeten hypotonischen Stauungsgallenblasen, die teils einen feinen Cholesterinüberzug zeigen, teils einzelne derartige Fleckchen angelagert.

den Durchschnitt fein porphyrartig gesprenkelt. Die gelblichweißen, ganz dünnen Überzüge oder Beschläge bei den beiden Fällen halten wir nun für besonders wichtig, weil diese den allerersten Beginn eines Übergangs zeigen von den Bilirubin-Kalk-Konkremennte zum Bilirubin-Kalk-Cholesterin-Stein. Der spätere Kern dieser bei weitem zahlreichsten Gallensteine, den wir als stark pigmenthaltigen in der Einleitung beschrieben, in Übereinstimmung mit *Naunyn, Lichtwitz, Boysen* und *Rovsing,* ist hier gerade in dem Übergangsstadium gefunden, wo er als ein kleines Bilirubin-Kalk-Steinchen beginnt, für die sekundären Cholesterinanlagerungen das Niederschlags- oder Agglutinationszentrum abzugeben. Das findet hier ganz überwiegend statt, ebenso wie die noch reine Pigmentsteinbildung in nicht durch Entzündungsvorgänge irgendwie alterierten Gallenblasen, starke entzündliche Exsudationen in die Blasengalle haben hier nach dem histologischen Befunde nie stattgefunden.

Ist es denn nun wahrscheinlich, daß diese kleinen zahlreichen Pigmentsteinchen aus der Leber stammen als Erfolg einer entzündlichen Cholangie (*Naunyn*) oder einer Toxämie (*Rovsing*)? Die jedesmal histologisch und makroskopisch durchgesehenen Lebern bieten dafür nicht den geringsten Anhalt, keine Zeichen von leichtester Cholangiolitis oder deren Folgezuständen oder überstandener früherer Leber-Parenchym-Schädigung. Nur ein Fall macht eine sehr verständliche Ausnahme. Hier ist die Leber durchsetzt von ausgedehnten Carcinommetastasen, und in einem hinter solcher Krebsmetastase gestauten kleinen Gallengang findet sich mikroskopisch eine Bilirubinausfällung. Dieser Befund ist auch von *Aufrecht* des öfteren bei Carcinom-Metastasen der Leber und bei Lebercirrhose erhoben und auf Stauung in den Gallenwegen durch Abknickung und hierdurch bedingte Veränderungen in der Leberzelltätigkeit zurückgeführt. Daß bei solchen intrahepatischen Gallenwegsverlegungen solche Konkrementchen besonders schwer und im allgemeinen überhaupt nicht in die Gallenblase gelangen, ist einleuchtender als die Annahme, daß sie besonders häufig das Ursprungsmaterial für Gallensteine abgeben. Wir nehmen daher selbst bei diesem Fall auch die Entstehung der multiplen Bilirubinkonkremente in der Gallenblase selbst an, besonders da auch hier Hepaticus und Choledochus ganz frei von ihnen waren.

Als Ursache dieser Pigmentsteinbildung in der Gallenblase könnte neben einer veränderten Lebergalle, deren Bedeutung von *Aschoff* und *Rovsing* ziemlich hoch für diese Fälle eingeschätzt wird, vor allem die Stauung in der Gallenblase in Frage kommen. Sie wird heute in ihrer Bedeutung nicht mehr ganz so wichtig gehalten. *Rovsing* hat sie ganz abgelehnt und auch *Lichtwitz* äußert sich zurückhaltend über ihren Einfluß. Ganz allein wird auch in unseren Fällen die Stauung kaum die Ursache abgeben. Aber entscheidend und wesentlich ist sie sicher. Daneben und als Folge dieser Stauung erscheint uns die durch die überlange Zurückhaltung der Galle in der Blase erfolgte stärkere Eindickung derselben wichtig, besonders durch die vermehrte Resorption von Wasser und Salzen. Weiter mag eine Rolle die verminderte Austreibung der Blasengalle spielen, die auch von *Kretz* höher als die Stauung an sich eingeschätzt wird. Durch die immer wieder zurückbleibende Restgalle wird eine Beeinflussung des Kolloidgemisches der Galle eintreten und ähnlich wie einer stehenden und alternden kolloidalen Lösung können so einfache Niederschläge entstehen. Da Befunde solcher Niederschläge bei Leichengallen nicht beweisend für Vorgänge am Lebenden sind, wird der Einfluß einfacher, aseptischer Stauung in Tierexperimenten zu prüfen sein. Erst nach dem Ergebnis dieser Versuche wird eine klare Entscheidung darüber möglich sein, ob die Bildung einfacher Bilirubin-Kalk-Konkremente ohne Entzündungsvorgänge an der Gallenblase, ohne Schädigung des Leber-Parenchyms oder der intrahepatischen Gallengänge als häufiges Vorkommnis anzunehmen ist oder nicht. Im wesentlichen wäre sie dann bedingt durch die einfache aseptische Stauung in der Gallenblase, wie wir sie in den hier beschriebenen 8 Fällen siebenmal makroskopisch und mikroskopisch in der Form einer muskelschwachen, hypotonischen, nicht durch Entzündung veränderten Stauungsgallenblase vorgefunden haben.

2. *Hypertonische Stauungsgallenblasen.*

Im vorigen Abschnitt wurde ein bestimmter Typ von Gallenblasen beschrieben, die hypotonische Stauungsgallenblase, der sich aus dem gesamten Material gut herausschälen ließ. Auch das Gegenstück, die hypertonische Stauungsgallenblase, findet sich in unserem Material vertreten.

Die hypertonische Stauungsgallenblase ist ein bereits länger bekannter Begriff in der Klinik und der pathologischen Anatomie. *Aschoff* und *Bacmeister* haben den Typ pathologisch-anatomisch festgelegt, später haben *Schmieden* und *Rohde* die klinischen Symptome herausgearbeitet. Der Begriff Stauungsgallenblase ist dann von *Nordmann* angefochten, jedoch von zahlreichen anderen Untersuchern (*Oehlecker*, *Hoffmann*, *König* u. a.) immer wieder bestätigt.

Unter unserem Material finden sich 6 hierher gehörende Fälle. Es ist auffallend, daß diese Zahl gegenüber dem anderen Typ, der hypotonischen Stauungsgallenblase, zurückbleibt, während doch sonst ihr Vorkommen in der Literatur eine viel größere Rolle spielt. Der Grund ist wohl in unserem Material zu suchen. Es handelt sich nur um Leichenmaterial und infolgedessen meist um ältere Menschen, so daß anzunehmen ist, daß an den hierher gehörenden Fällen sich bereits weitere sekundäre Veränderungen abgespielt haben, die den ursprünglichen Typ nicht mehr mit Sicherheit erkennen lassen. Eine weitere Rolle spielt die Art des Aussuchens unseres Materials. Wir konnten nicht sämtliche Gallenblasen untersuchen und haben uns daher darauf beschränken müssen, Fälle zu nehmen, die bereits bei makroskopischer Betrachtung einen deutlichen Befund erwarten ließen. Wahrscheinlich ist so mancher Fall, der hierher gehört, uns entgangen.

Den besten Befund für eine hypertonische Stauungsgallenblase geben 2 Fälle, bei denen sich noch keine Steine finden. Sie seien hier kurz beschrieben (s. schematische Skizze 2).

Fall 10. Mann Mitte der 70er Jahre. Tod an Prostatacarcinom.

Gallenblase groß, überragt die Leberkuppe, Serosa nicht verändert, keine Verwachsungen, mißt aufgeschnitten 6:12 cm. Inhalt: mäßig konzentrierte, rötliche Galle. Schleimhaut makroskopisch unverändert, rötlich pigmentiert. Mikroskopisch: Zotten relativ selten, Mucosa verbreitert, enthält zahlreich Plasmazellen, Rundzellen, die sich auch in den übrigen Schichten finden; Gefäße gut gefüllt;

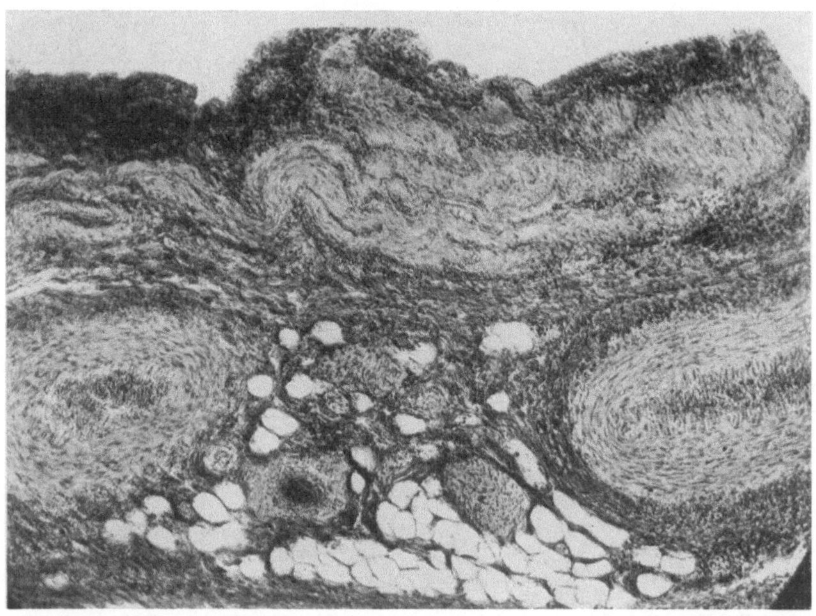

Abb. 10. Fall X. Gallenblasenwand einer hypertonischen Stauungsgallenblase mit leichter, besonders oberflächlicher sekundärer Entzündung; gute Ausbildung der Muskulatur. Vergrößerung 70fach (starke Vergr.).

Muscularis gut entwickelt, Bündel sehr kräftig, reichen stellenweise bis dicht unter Oberfläche; elastische Fasern nur wenig vorhanden (vgl. Abb. 10). Im Collum- und Cysticusschnitt nur geringe Muskulatur (anscheinend ungünstiger Schnitt). Cysticus selbst 6 cm lang, 1,8 cm breit, Klappen reichen mäßig weit hinunter, sind gut ausgebildet. Choledochus 5 cm lang, 2,5 cm breit, Innenwand glatt, mikroskopisch keine Besonderheiten, Elastica gut entwickelt, weitgehend postmortal verändert. Hepaticus etwa 1 cm breit, zeigt mikroskopisch weit geringere postmortale Veränderungen als Choledochus, einzelne kleine, oberflächliche Rundzelleninfiltrate. Sphincterteil des Choledochus zeigt wenig sekundäre Veränderungen, die Muskulatur ist nur kurz, etwa $^1/_2$ cm weit nach oben reichend, doch sehr kräftig; vor allem findet sich am Ende des Choledochus ein kräftiger, vorwiegend aus ringförmig angeordneten Muskelbündeln bestehender Schließmuskel. Weiter unten, am Ende der Papille, kleinerer Schließmuskel (vgl. Abb. 11). Pankreasgang und Choledochus münden nebeneinander in gemeinsame Papille. Schnitt durch die

Mündung des Pankreasganges zeigt schmale bindegewebige Wand mit einem zarten Schließmuskel, der etwa dem Schließmuskel an der Papille entspricht und kaum weit nach oben reicht. Die Elastica des Ganges ist zart und gut durchflochten.

Margarete K., 40 Jahre. Seit 3 Jahren Gallenkoliken; zuletzt bei Aufnahme und auch während der Krankenhausbeobachtung. Lues cerebrospinalis. Tod an Lungenentzündung, Salvarsandermatitis.

Gallenblase groß, überragt den Leberrand, keine Verwachsungen, aufgeschnitten 5,0:8,5 cm. Die Wand ist etwas ödematös, Serosa nicht verändert, die Schleimhaut ist tief dunkelgrün und zeigt sehr zahlreiche, etwas erhabene gelbliche Stippchen. Mikroskopisch finden sich in den Zotten zahlreiche große, helle Zellen,

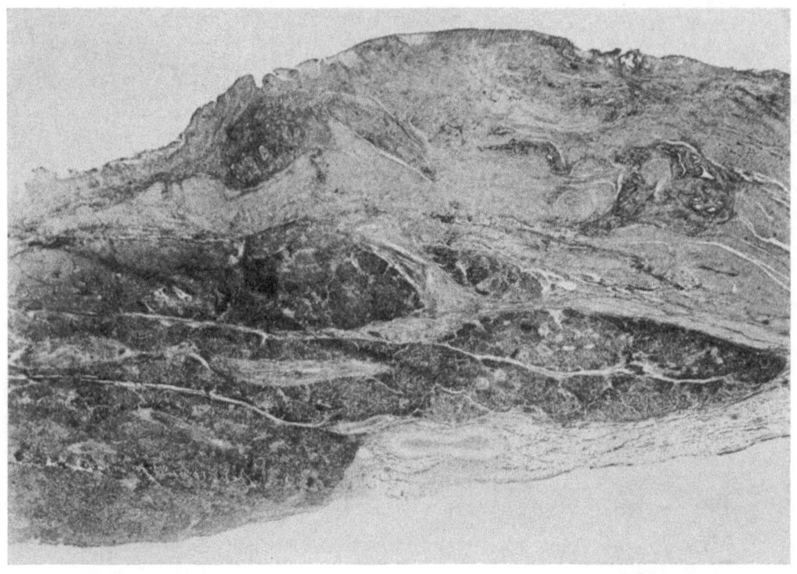

Abb. 11. Fall X. Schließmuskel des Choledochus einer hypertonischen Stauungsgallenblase. Kräftige Ausbildung der Muskulatur. Schnittrichtung: Links zur Leber, rechts zum Duodenum. Es fehlt der periphere Abschnitt an der Papille im Schnitt. Vergrößerung 12fach (schwache Vergr.).

Zotten und gesamte Wand sind mäßig stark von Rundzellen durchsetzt, außerdem sind Gefäße stark gefüllt. Muskulatur kräftig, besteht aus zahlreichen, etwa mittelstarken Bündeln. Schichten gut erkennbar. Elastica anscheinend gering entwickelt. Collum-Cysticusübergang schräg getroffen, anscheinend gut entwickelter Schließmuskel, mehr unten in der Wand. Cysticus im oberen Teil gewunden, unten mehr gerade, 5 cm lang, 0,8 cm breit, Klappenapparat mäßig gut ausgebildet. Farbe der Cysticusschleimhaut, ebenso wie die des Choledochus, dunkelgrün. Choledochus: 8 cm lang, 2 cm breit, Wand zart, mikroskopisch o. B., Elastica gut, zum Teil gestreckt. Letzter Teil der Mündung leider abgeschnitten. Noch vorhandener Teil 1,0 cm lang, mikroskopisch weit hinaufreichende kräftige Muskelbündel. Unter dem Choledochus liegt im Schnitt der Pankreasgang.

Bei dem 1. Falle findet sich in den Leberzellen, besonders den zentral gelegenen, viel Gallenpigment; das Pankreas ist hier relativ viel vom Bindegewebe durchsetzt, beim 2. Falle Leber und Pankreas o. B.

Bei beiden Fällen finden sich deutlich die Zeichen der Stauungsgallenblase: kräftige Muskulatur, starke Gefäßfüllung, vermehrte Rundzellen in der Wand, einzelne Infiltrate, im letzten Fall auch die von *Aschoff* beschriebene, auf verstärkter Resorption beruhende Lipoidinfiltration der Zottenspitzen. Zwar finden sich im ersteren Fall stärkere, anscheinend anders bedingte entzündliche Erscheinungen der Mucosa, doch sind sie als sekundär aufzufassen und haben kaum Einfluß auf den Befund an der Muskulatur; dafür beruht darauf wohl die relativ geringe Konzentration der Blasengalle. Beide Fälle sind somit als Stauungsgallenblasen anzusprechen, wie sie von *Aschoff* beschrieben sind. Nur ist die Ursache der Stauung hier eine andere. Steine, vor allem ein Cholesterinsolitär, der von *Aschoff* und *Bacmeister* angegeben ist, findet sich nicht. Auch fehlen die von *Schmieden* und *Rohde* betonten äußeren Ursachen, wie Cysticusknickung u. a. Weiter ist der Collum-Cysticus-Sphincter, dem für Entstehung der Stauung bei den hypotonischen Stauungsgallenblasen eine wenn auch geringe Bedeutung zugeschrieben wurde, hier kaum so stark entwickelt, daß die Stauung durch ihn verursacht sein könnte. Außerdem weisen der weite Choledochus mit der dunkelgrünen Verfärbung beim 2. Fall und die Erweiterung von Choledochus und Cysticus beim 1. Fall auf einen tieferen Sitz der Stauung. Die Ursache derselben ist am Sphincter Oddi zu suchen. Bei beiden Fällen ist dieser gut entwickelt; besonders im 1. Fall zeigt dazu der Teil, dem man hauptsächlich die verschließende Funktion zusprechen muß, eine außerordentlich starke Entwicklung, so daß durch einen länger dauernden Krampfzustand dieses Muskels die Stauung leicht erklärbar ist. Daß diese zumindest beim 2. Fall des häufigeren bestanden haben, zeigt der angeführte Auszug aus der Vorgeschichte mit den seit 3 Jahren bestehenden Koliken.

Drei weitere hierher gehörende Fälle unterscheiden sich dadurch, daß sie Steine enthalten, wie ja *Aschoff* und *Bacmeister* die Stauungsgallenblase für die Entstehung des Cholesterinsolitär in Anspruch genommen haben. Im Gegensatz zu ihnen handelt es sich bei unseren Steinen um faszettierte Gallensteine, die in einem Falle rein aus Bilirubin-Kalk bestehen bzw. in denen sich ein solches Zentrum findet, während die äußeren Schichten durch spätere sekundäre Veränderungen zu erklären sein werden. Einen Anhalt für die Entstehung des Bilirubin-Kalk-Zentrums dieser Steine in den intrahepatischen Gallenwegen findet sich nicht; wir müssen daher annehmen, daß sie ebenso wie bei den hypotonischen Stauungsgallenblasen in der Gallenblase selbst entstanden sind. Die Entstehung wird hier wie dort durch Stagnation und verstärkte Resorption zu erklären sein. Es erscheint jedoch für die Entstehung des Gallensteinleidens nicht bedeutungslos, wenn sich bei beiden verschiedenen Typen von Stauungsgallenblasen als erste Steinausfällungen Bilirubin-Kalk-Konkremente finden.

Die Befunde an diesen 3 Fällen entsprechen im übrigen durchaus dem gewöhnlichen Typ der Stauungsgallenblase, auch am Choledochus und am Sphincter läßt sich ähnliches feststellen wie bei den beiden ersten Fällen. Besonders der weite, dunkelgrüne Choledochus mit dem scharfen Übergang in den muskeltragenden Sphincterteil des Choledochus kommt bei einem der Fälle gut heraus. 2 Fälle weichen jedoch insofern von den übrigen ab, als die Gallenblasen hier nur klein, etwa $5^1/_2$ cm lang sind. Trotzdem glauben wir, diese Fälle auf Grund des mikroskopischen Befundes hier einreihen zu können, zumal sich keine Zeichen sekundärer Schrumpfung finden. Es dürfte sich um primär kleine Gallenblasen handeln. Außerdem weisen dunkelgrüne Galle und dunkelgrüne Pigmentierung auf gute Funktion und auf nur durch Stauung verständliche verstärkte Resorption hin.

Karl W., 62 Jahre. Gestorben am Magenkrebs.

Gallenblase groß, überragt die Leberkuppe, aufgeschnitten 7:10 cm. Serosa glatt, keine Verwachsungen, Wand etwas ödematös, Schleimhaut dunkelgrün, in der Gallenblase dunkelgrüne Galle, mehrere hirsekorngroße dunkle Steine, die innen Bilirubin-Kalk-Kern zeigen, außen eine glatte Bilirubin-Kalk-Schale (vgl. Abb. 5). Mikroskopisch sind Zotten plump, ebenso wie die Mucosa und die übrigen Schichten rundzellig durchsetzt, Gefäße gefüllt, die Muskulatur ist kräftig, besteht aus breiten, gut entwickelten Bündeln; Elastica gering entwickelt. Im Cysticus stärkere entzündliche Veränderung in der Wand, Muskulatur im oberen Teile nicht vorhanden. Makroskopisch ist der Cysticus 5 cm lang, 1 cm breit, gewunden, Klappen gut entwickelt. Choledochus 5 cm lang, 2,3 cm breit, Wand etwas dicker, mikroskopisch darin einzelne Rundzellenherde. Schleimhaut mittelgrün. Sphincter 1 cm lang, gut entwickelt, am Ende des Choledochus Anhäufung vorwiegend von Ringmuskelbündeln. Elastische Fasern im Choledochus stark rarefiziert, besonders die oberen.

Frau Chr., 68 Jahre. Gestorben an Apoplexie, Arteriosklerose, und Frau F., 67 Jahre. Gestorben an Arteriosklerose.

Gallenblasen, bei beiden Fällen mittelgroß, nicht verwachsen, Serosa o. B., Größe (aufgeschnitten) etwa $3^1/_2$:$5^1/_2$ cm, im Inneren tiefdunkle Galle, Schleimhaut dunkelgrün pigmentiert, mikroskopisch ist bei Chr. die Wand weitgehend postmortal verändert, Zotten ziemlich selten, meist kolbig, einzelne Luschkasche Gänge, Muskulatur kräftig. Bei F. ebenfalls kolbige Zotten, Trennung der Schichten nicht mehr vollkommen erhalten, Muskulatur kräftig, zum Teil 3 Schichten, zum Teil 2 Schichten kräftiger Bündel. Elastica in beiden Fällen kaum vorhanden. Collum-Cysticus-Schnitt bei Chr. kaum Muskulatur (schlechte Lage), bei F. Schrägschnitt durch Cysticusanfang, in der Tiefe gute Muskulatur. Cysticus in beiden Fällen gewunden, bei Chr. 5 cm lang, o,8 cm breit, bei F. schmal, Klappenapparat bei beiden gut entwickelt, Choledochus 6 cm lang, bei Chr. 2,3, bei F. 1,9 cm breit, zart, Schleimhaut mittel- bis dunkelgrün, Schließmuskel bei Chr. 1,5 cm lang, hebt sich deutlich ab, kräftige Muskulatur, bei der man einen aus zahlreichen Ringmuskelbündeln bestehenden kräftigen oberen und weniger starken unteren Sphincter unterscheiden kann. Bei F. Schließmuskel $^1/_2$ cm lang, kräftig entwickelt. Elastica im Choledochus bei beiden normal vorhanden.

Bei Chr. finden sich einige kaum erbsengroße fascettierte Steine, die innen einen Bilirubinkern enthalten, umgeben von radiärer Cholesterinschicht, außen glatte Pigment-Kalk-Schale. Bei F. ein größerer Kombinationsstein, der innen aus zusammengeklebten Bilirubin-Kalk-Konkrementen, außen aus Cholesterin-Kalk-Schale besteht. Außerdem zahlreiche fascettierte Steine, die innen Bilirubin-Kalk-Kern zeigen, und mehrere kleinerbsengroße Konkremente, die vorwiegend aus Bilirubin-Kalk bestehen. An Leber und Pankreas bei allen 3 Fällen keine wesentlichen Veränderungen.

Schließlich gehört noch ein 6. Fall in diese Gruppe hinein, bei dem sich jedoch Abweichungen von den bisherigen finden.

Martha W., $14^1/_2$ Jahre, über Beschwerden von seiten der Gallenwege nichts bekannt. Kommt wegen typhöser Erkrankung, Milzvergrößerung, Roseolen. Im Blut und Stuhl Paratyphus B-Bacillen. Wegen Perforation am Appendix am 17. Tage der Erkrankung Operation; am nächsten Tage gestorben.

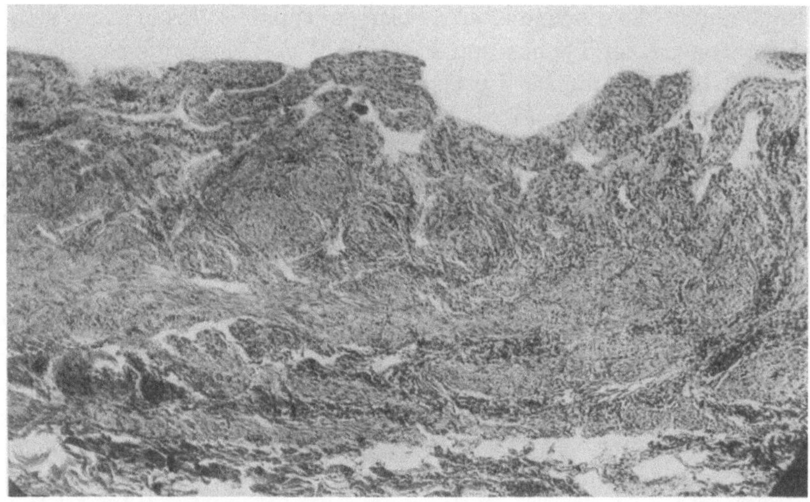

Abb. 12. Fall Martha W. Schnitt aus der Mitte der Gallenblase bei hypertonischer Stauungsgallenblase eines 14jährigen Mädchens mit Cholesterin-Solitärstein. Kräftige Ausbildung der Muskulatur, geringe Zellvermehrung. Vergrößerung 70fach (starke Vergr.).

Gallenblase mittelgroß, Fundus reicht bis etwa 1 cm unterhalb des Leberrandes, Serosa nicht verändert, Größe (aufgeschnitten) 3,0:6,5 cm. Schleimhaut mittelgrün. Inhalt: mittel- bis hellgrüne Galle, fast haselnußgroßer Cholesterin-Solitärstein, mikroskopisch ziemlich große kolbige Zotten, Rundzellenvermehrung in allen Schichten, gefüllte Gefäße, Muskulatur besteht aus mehreren Schichten, kräftiger Bündel, ist im ganzen auffallend kräftig ausgebildet (vgl. Abb. 12). Im Collum-Cysticus-Übergang findet sich eine mäßige Anreicherung der Muskulatur unter Vorherrschen von Ringmuskelbündeln in der Terminalfalte. Der Cysticus ist ziemlich gerade, 2 cm lang, 0,4 cm breit, Klappenapparat gut ausgebildet, reicht bis fast zur Einmündung in den Choledochus. Der Choledochus ist 6 cm lang, 0,8 cm weit, die Wand ist zart, mikroskopisch o. B., Elastica mittelstark ausgebildet; seine Schleimhaut ist hellgrün. Der Schließmuskel ist 1 cm lang, hebt sich deutlich ab; mikroskopisch findet sich Einmündung beider großen Gänge in eine gemeinsame Papille. Die Muskulatur reicht ziemlich weit nach oben und ist relativ gut ausgebildet unter Vorherrschen von Ringmuskelbündeln am Ende des eigentlichen Choledochus; außerdem Anhäufung von Muskulatur am Übergange der Papille in den Darm.

Die Einreihung dieses Falles ist nicht ganz so klar. Zwar finden sich an der Gallenblase die Kriterien der hypertonischen Stauungsgallenblase, doch fehlt der weite Choledochus, während der Sphincter Oddi wieder gut entwickelt ist. Wir glauben trotzdem, diesen Fall hier mit Recht einreihen zu können; die fehlende Erweiterung des Choledochus dürfte auf das jugendliche Alter und die hier noch größere Elastizität der Gewebe überhaupt zurückzuführen sein. Sehr schön zeigt dafür dieser Fall die kräftige Ausbildung der Gallenblasenmuskulatur. Auf zwei weitere Besonderheiten sei hingewiesen. Die Galle war nicht so konzentriert, wie man es bei einer Stauungsgallenblase im allgemeinen findet. Es dürfte dies eine Folge der typhösen Erkrankung sein; auf derartige, beim Typhus und Paratyphus vorkommende Funktionsstörungen der Gallenblase ist bereits in einer früheren Arbeit hingewiesen. Hervorgehoben sei, daß sich sowohl bei diesen Fällen wie bei den Fällen mit sicher vermehrter Resorption, knollige Auftreibung der Zotten, Rundzellenvermehrung in der Gallenblasenwand und starke Füllung der Gefäße finden; d. h. ähnliche Veränderungen, wie sie auch von *Friedrich* bei seinen Fällen von konzentrationsschwachen Gallenblasen beobachtet sind. Dies deutet darauf hin, daß diese Veränderungen als histologischer Ausdruck einer Funktionsstörung anzusehen sind.

Weiter findet sich in dem letzten Fall ein Cholesterin-Solitär-Stein, wie er von *Aschoff* und *Bacmeister* in ihren Fällen beschrieben ist. Ebenso wie diese Autoren, möchten wir die Stauung für Entstehung dieses Steines als bedeutungsvoll ansehen. Unwahrscheinlich ist jedoch, daß die Steinbildung in diesem Fall mit dem Paratyphus zusammenhängt (*Emmerich* und *Wagner*, s. auch bei *Posselt*). Gegen einen derartigen Zusammenhang spricht die jetzt herabgesetzte Konzentration der Blasengalle und die Größe des Steines, die kaum in etwa 20 Tagen entstanden sein kann.

Bei sämtlichen Fällen finden sich die bereits für die Stauungsgallenblase als typisch beschriebenen Veränderungen in mehr oder weniger ausgesprochenem Maße an der Gallenblase. Eine wesentliche Ursache für die Stauung am Blasenhals und Cysticus findet sich nicht, statt dessen weisen ein weiter dunkelgrüner Choledochus mit gut ausgebildeter Elastica, der am Ende von einem kräftigen Sphincter Oddi abgeschlossen wird, auf tieferen und hier lokalisierten Sitz der Stauung. Weiter ist die gesamte Muskulatur dieser Fälle kräftiger entwickelt, und man darf wohl auf eine an sich bereits kräftige Anlage derselben schließen, so daß man diesen Typ von Gallenblasen und Gallenwegen dem im 1. Teil beschriebenen, der zu den bindegewebs- und muskelschwachen Typen (*Payr* u. a.) zu rechnen ist, als muskelkräftigen Typ gegenüberstellen kann. Es ist so leicht einzusehen, daß Entleerungshindernisse hier zu anderen Veränderungen führen werden als dort.

Die Ausbildung der eigentlichen Stauungsgallenblase aus der Anlage ist wohl wie folgt vorzustellen: aus irgendeiner pathologisch-anatomisch nicht feststellbaren Ursache — möglicherweise hat z. B. die Lues cerebrospinalis bei Fall 2 eine derartige Rolle gespielt — kommt es, entsprechend den experimentellen Untersuchungen bei Vagusreizung zu einer abnorm vermehrten Tätigkeit der Muskulatur der gesamten extrahepatischen Gallenwege: der Gallenblase und der Schließmuskel am Collum-Cysticus-Übergang und an der Papille. Gleichzeitig hiermit findet in der Gallenblase, vielleicht auch in den Gallengängen, eine vermehrte Resorption, in der Leber eine vermehrte Sekretion von Galle statt. Infolge des Verschlusses der Sphinctermuskulatur kommt es hierbei zu einer erschwerten Austreibung der Galle in das Duodenum und Stauung derselben in den Gallenwegen und der Gallenblase. Am Choledochus tritt infolgedessen eine Erweiterung des Lumen ein, als deren histologisches Substrat die in einigen Fällen festgestellte Streckung der Elastica an dieser Stelle anzusehen ist. An der Gallenblase führt die vermehrte Muskeltätigkeit, ebenso wie am Sphincter Oddi, zu einer Hypertrophie der Muscularis; die verstärkte Resorptionstätigkeit, als deren anatomisches Zeichen zum Teil die Lipoidinfiltration der Wand anzusehen ist, begünstigt durch die verzögerte Entleerung zu einer vermehrten Eindickung der Blasengalle, als deren anatomischen Ausdruck die verstärkte Pigmentierung der Gallenblasenwand gelten kann. Ähnliche Verhältnisse liegen vor, wenn es primär zu einem Spasmus am Sphincter Oddi kommt, wie es in manchen Fällen, z. B. bei Schwangerschaft, möglich ist. Auch hier kommt es zu einer erschwerten Entleerung, Dehnung des Choledochus, vermehrter Muskeltätigkeit und vermehrter Resorption der Gallenblase mit den entsprechenden anatomischen Veränderungen. Als letztes schließlich kommt es bei beiden Entstehungsmöglichkeiten der hypertonischen Stauungsgallenblase zu einer Ausfällung von Bilirubin als erstem Steinkern.

So zeigen bereits diese Fälle, daß nicht nur ein Teil der extrahepatischen Gallenwege, sondern das ganze System auf eine Störung reagiert und als Einheit zu betrachten ist.

3. *Sekundäre Veränderungen an Gallenblasen und Gallenwegen.*

I. *Veränderungen an der Gallenblase.*

Während bei den bisher beschriebenen Fällen sekundäre Veränderungen an den Gallenwegen verhältnismäßig zurücktraten, so daß es möglich war, einen einheitlichen Typ herauszuschälen, ist diese Zuordnung hier nicht mehr mit Sicherheit zu machen. Wahrscheinlich ist allerdings, daß auch diese Fälle wieder in die beiden Gruppen der hypotonischen und hypertonischen Gallenblase oder den primär muskel- und bindegewebsschwachen bzw. muskel- und bindegewebsstarken Typ einzuteilen sind. Doch überwiegen hier sekundäre Veränderungen, als deren wichtigste auslösende Ursache Steine und Entzündung zu gelten haben. Allerdings interessieren uns bei den hier zur Frage stehenden Untersuchungen weniger die einfachen primären Veränderungen als die sekundären, welche dem Bestreben des Körpers entsprungen sind, die gesetzten Schäden und entstandenen abnormen Verhältnisse wieder auszugleichen. Naturgemäß sind diese Veränderungen am deutlichsten in der Muskulatur zu sehen. Wieder lassen sich hier 2 verschiedene Typen unterscheiden, je nachdem, wo die Veränderungen sich hauptsächlich abspielen: einmal ist es die Gallenblase, das andere Mal sind es Veränderungen am Sphincter Oddi und mit diesen am Choledochus. Das 3. Muskelsystem, der Sphincter am Collum-Cysticus-Übergang, tritt dagegen, wie bei den reinen Fällen, in seiner Bedeutung zurück.

Die einfach hypertrophische Steingallenblase.

An der Gallenblasenmuskulatur ist die wesentlichste Veränderung, die wir hier sehen und auf sekundäre Veränderungen zurückführen können, die Hypertrophie der Muskulatur, wie auch *Edelmann* bei chirurgisch herausgenommenen Gallenblasen wesentlich mehr eine Hypertrophie als Atrophie der Muskulatur fand. Es entstehen so ähnliche Bilder wie bei den hypertonischen Stauungsgallenblasen im 2. Abschnitt. Doch beschränken sich die Veränderungen auf die Gallenblase, allenfalls noch das Collum, während die tieferen Teile anscheinend nicht daran teilnehmen. Hierhin gehören die folgenden 4 Fälle.

Marie Kö., 16 Jahre. Gestorben an Lungentuberkulose, eitriger Bronchitis, Herzinsuffizienz.

Gallenblase groß, schlank, birnförmig, überragt mit der Kuppe den Leberrand, aufgeschnitten 5:10 cm groß. Serosa etwas verdickt, geringe Verwachsungen. Enthält dunkelgrüne Galle, 2 stachelbeergroße Kombinationssteine. Schleimhaut mittel- bis dunkelgrün, zeigt einige warzige Stellen; mikroskopisch Zotten meist miteinander verwachsen, die Muskulatur gut entwickelt, zeigt mehrere Lagen übereinander; Bindegewebe, auch zwischen den Muskelbündeln, etwas vermehrt; Elastica spärlich. Im Collum stärkere Anhäufung der Muskulatur mit vermehrten Ringmuskelbündeln. Falten hier flach gedrückt. Cysticus 6 cm lang, 1 cm breit, Klappen gut ausgebildet, reichen 3 cm hinunter, Farbe der Schleimhaut mittelgrün. Choledochus mittellang, 1,4 cm breit, Wand zart, Schleimhaut mittelgrün, Sphincter Oddi, auch mikroskopisch, mäßig kräftig ausgebildet. Choledochus und Pankreasgang münden in gemeinschaftliche Papille. Leber, Pankreas keine wesentlichen Veränderungen.

Drei weitere Fälle geben einen in sich ziemlich ähnlichen Befund.

Wilhelm Sa., 35 Jahre, gestorben an Miliartuberkulose.

Wilhelm Schw., 63 Jahre, gestorben an Herzinsuffizienz, Lungenemphysem.

Max We., 62 Jahre, gestorben an Tabes. Mesaortitis luica, Pneumonie.

Erkrankung der Gallenwege in der Anamnese nicht angegeben. In sämtlichen Gallenblasen Steine, und zwar eine Menge etwa erbsengroßer fascettierter Steine, deren äußere Schale aus Bilirubin-Kalk besteht; bei We. 2 Generationen, außerdem ein kirschgroßer Kombinationsstein. Gallenblasen mittelgroß bis groß, Serosa etwas verdickt, geringe Verwachsungen, aufgeschnitten etwa 5:8,5—10 cm, enthalten dunkle Galle. Schleimhaut teils fein-, teils grobwarzig, bei Sa. fast glatt. Mikroskopisch zeigen alle eine geringe Entzündung. Muskulatur überall gut ent-

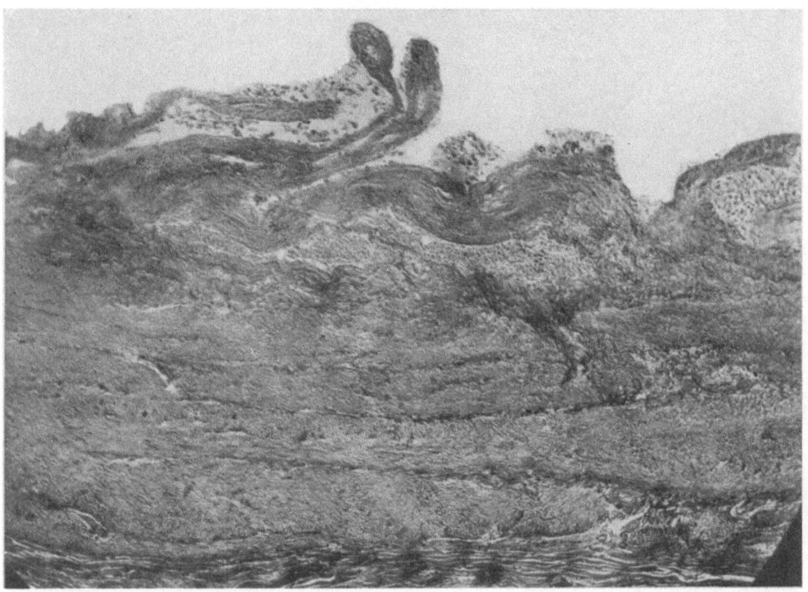

Abb. 13. Fall Wey. Mäßige Hypertrophie der Gallenblasenmuskulatur bei zwei Generationen fascettierter Steine mit Kombinationsstein. Schnitt aus der Mitte der Gallenblase. Vergrößerung 39fach (mittl. Vergr.).

wickelt, zeigt mehrere Reihen kräftiger Bündel. Am geringsten ist diese Entwicklung bei Sa., am stärksten bei We. ausgeprägt, bei dem die Muskulatur sehr kräftig und fast die ganze Wand durchsetzt (Abb. 13). Elastica bei allen Fällen mäßig entwickelt. Bei 2 Fällen gute Anreicherung der Muskulatur am Collum-Cysticus-Übergang, in der Terminalfalte Anhäufung von Ringmuskelbündeln, Muskulatur zieht weiter in den oberen Cysticus (Abb. 14). Beim letzten Falle stärkeres Muskelband zum oberen Teile des stark gewundenen Cysticus. Cysticus 2—4 cm lang, 0,5—1 cm breit, Klappenapparat gut, reicht ziemlich weit hinunter, Farbe der Schleimhaut mittel- bis dunkelgrün. Choledochus mittellang, 0,8—1,5 cm breit, Wand zart, Schleimhaut mittel- bis dunkelgrün; mikroskopisch o. B. Elastica normal, bei We. etwas gestreckt. Muskulatur am Ende mittelstark, nur bei Schw. gut ausgebildet; am Ende des Choledochus hier irisartige Anordnung von 2 kräftigen Schrägmuskelbündeln. Leber: bei Schw. und We. geringe Fettcirrhose, Pankreas bei allen Fällen o. B.

Bei allen Fällen findet sich deutlich eine Hypertrophie der Muskulatur, die sich in Zunahme des Umfanges der einzelnen Bündel, bei We. bereits in einer Zunahme der Dicke der ganzen Muskelschicht äußert, so daß diese den überwiegenden Teil der Wand darstellt. Die allmähliche Entwicklung dieser Veränderung zeigen besonders die 3 letzten, ziemlich gleichartigen Fälle. Bei Sa., bei dem dem Lebensalter nach der Prozeß wahrscheinlich erst wesentlich kürzere Zeit als bei den anderen besteht, ist die sekundäre Veränderung der Muskulatur noch nicht so

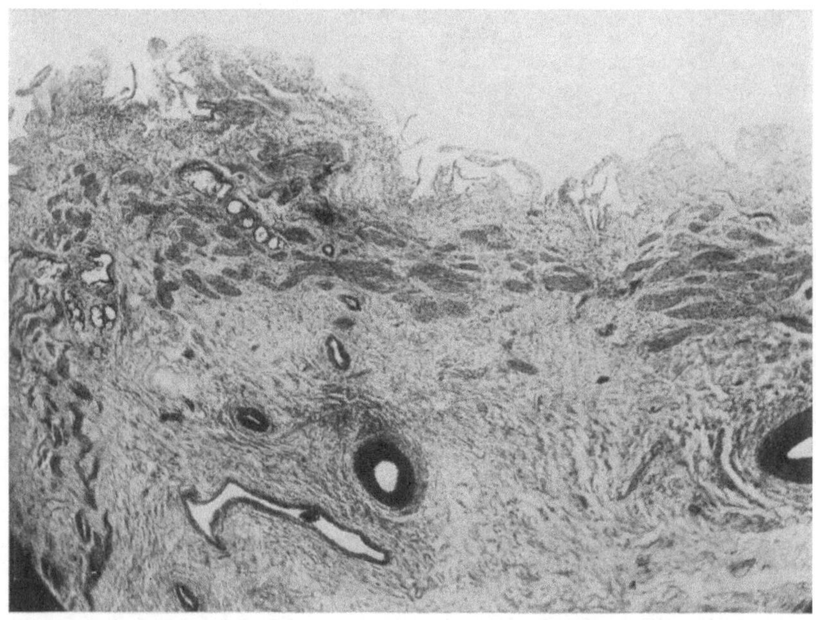

Abb. 14. Fall Sa. Muskulatur am Collum-Cysticus-Übergang bei etwas hypertrophischer Gallenblasenmuskulatur (rechts im Schnitt). Anhäufung von Ringmuskelbündeln am Grunde der Terminalfalte, Weiterziehen der Muskulatur in den oberen Cysticus (am linken Rande des Schnittes.) Vergrößerung 39fach (mittl. Vergr.).

stark ausgebildet (s. Abb. 14), während bei We., einem viel älteren Fall, bei dem Größe des Kombinationssteines und die beiden Generationen von Steinen ebenfalls für eine längere Dauer des Prozesses sprechen, die Hypertrophie weitaus am stärksten ausgebildet ist (Abb. 13). Der Einfluß der Krankheitsdauer ist somit anatomisch festzustellen. Eine Täuschung bei diesen Befunden durch Zusammenschieben der Muskulatur liegt wohl kaum vor, da eine stärkere Schrumpfung nirgends festzustellen ist.

Die Ursache der Hypertrophie sind in diesem Fall Steine, die einesteils durch den Fremdkörperreiz zu stärkeren Kontraktionen der Gallenblase Anlaß gegeben haben können, andererseits — und zwar besonders bei We. — auch ein Entleerungshindernis gebildet haben können. Hier könnte auch eine Bedeutung des Sphincters am Collum-Cysticus-Übergang liegen, in dem dieser teils durch vermehrte Kontraktion infolge Fremdkörperreiz die Entleerung hindert, teils infolgedessen einen besonderen Widerstand der Ausstoßung des Steins entgegensetzt. Die gute Ausbildung des Sphincters bei Sa. (s. Abb. 14) könnte auf einen derartigen Mechanismus hinweisen.

Die Balkengallenblase bei Collumstein.
(Schematische Skizze 3.)

Noch weit ausgesprochener sind die Veränderungen an der Gallenblasenmuskulatur bei der nächsten Gruppe, bei denen ein Stein mehr oder weniger fest im Collum eingeklemmt war. Hier finden wir bereits makroskopisch auf der Schleimhaut mehr oder weniger stark ausgeprägte trabekelähnliche, stricknadelförmige Verdickungen, die sich zum Teil überkreuzen, zum Teil in Bündeln und Büscheln zusammenliegen, so daß eine riffelige Zeichnung entsteht. Das Bild erinnert an die Balkenblase mit ihrer Hypertrophie der Muskulatur, wie wir sie bei Entleerungshindernissen, z. B. Prostatahypertrophie, kennen. Entsprechend diesem Befund glaubten wir auch bei den Gallenblasen diese Veränderung als Zeichen einer starken Hypertrophie der Muskulatur ansehen zu können. Mikroskopisch wird diese Ansicht bestätigt. Fast die ganze Gallenblasenwand dieser Fälle besteht aus Muskulatur, zum mindesten aber der weitaus größte Teil. Auch die Balken erwiesen sich als aus Muskulatur bestehend. Es sind schmale Muskelbündel, die an sich dichter unter der Oberfläche gelegen, hypertrophiert sind, während die angrenzenden, aus Bindegewebe bestehenden Teile, eingesunken sind. Es ist dies nur durch Dehnung zu erklären, die als zweites Moment sekundärer Entwicklung diesen Gallenblasen das Gepräge gibt. Durch sie sind die Größe der Gallenblase, die dünne Wand derselben, die schmale Mucosa und die erweiterten Luschkaschen Gänge erklärt. Auch bei Bemessung der Stärke der Muskulatur ist dies Dehnungsmoment zu berücksichtigen, da die Muskulatur ebenfalls auseinandergezogen ist. Die Dickenzunahme derselben ist also in Wirklichkeit weit stärker, als sie sich auf den ersten Blick zu erkennen gibt. Auch die geringe Ausbildung der elastischen Fasern kann eine Folge der Dehnung sein, andererseits kann dieses auch Folge entzündlicher Veränderungen sein.

In diese Gruppe der Balkengallenblasen gehören 3 Fälle, von denen der erste den besten Befund gibt.

August Schn., 70 Jahre, gestorben infolge Peritonitis.

Gallenblase sehr groß, Serosa etwas verdickt, einzelne Verwachsungen, mißt aufgeschnitten 7:12 cm. Die Wand ist etwas sulzig, die Schleimhaut hellgrün, etwas riffelig, und zeigt einzelne trabekelförmige Verdickungen; am Fundus ist die Wand etwas dünner. Mikroskopisch: schmale Wand, Zotten spärlich, Schleimhaut und Zotten von hohem, zylindrischem Schleimepithel bedeckt. Mucosa schmal, hier und in den anderen Schichten geringe Rundzelleninfiltration. Muskulatur sehr stark, ist die stärkste Schicht der Wand, stellenweise besteht die ganze Wand aus Muskulatur; stellenweise im Schnitt Trabekel, die ebenfalls aus Muskulatur bestehen. Elastica zart, gut entwickelt, zum Teil auch in den Muskelbündeln (Abb. 15 und 16). Am Collum Zunahme der Muskulatur, besonders in Initialfalte, dann wird Muskulatur schwächer, zum Teil mit Bindegewebe versetzt. Terminalfalte lang und ausgedehnt, segelförmig, enthält mäßig viel gedehnte Muskulatur. Cysticus blaß, grün, 6,5 cm lang, oben 1,5, unten 1,0 cm breit. Klappen stark entwickelt, reichen weit hinunter, zwischen ihnen finden sich bröcklige Bilirubinsteinchen. Choledochus 5 cm lang, 1,4 cm breit, Wand zart, Schleimhaut hellgrün, mikroskopisch o. B., Sphincter normal entwickelt. In der Gallenblase im Collum spitz zulaufender Kombinations-Verschluß-Stein, dahinter große Mengen mit Bilirubin-Kalk überzogener fascettierter Stein. — Leber: Cirrhotische Fettleber, Pankreas o. B.

Zwei weitere Fälle, und zwar Frau Tr., 64 Jahre, gestorben am Schlaganfall, Hermann Vo., 67 Jahre, gestorben an Herzinsuffizienz, Pneumonie, ergeben einen ähnlichen Befund.

Auch hier große Gallenblase mit ähnlichem makroskopischen und mikroskopischen Verhalten, nur sind die Veränderungen infolge stärkerer entzündlicher Veränderungen und teilweisem Ersatz einzelner Muskelfasern durch Bindegewebe nicht mehr so klar zu kennen wie bei Schn. Besonders stark sind diese Veränderungen bei Vo., bei dem sich ein Empyem der Gallenblase mit eitrig-phlegmonöser Entzündung der Wand und wohl hierdurch bedingter Zerstörung elastischer Fasern findet. Bei Tr. findet sich dagegen ebenso wie bei Schn. noch hellgrüne Galle in der Blase, und die Schleimhaut ist hellgrün imbibiert. Beide Fälle enthalten einen Kombinationsstein im Collum, dahinter eine große Menge fascettierter, mit Bilirubin-Kalk überzogener, etwa erbsengroßer Steine. Die äußeren Gallenwege von Vo. entsprechen denen bei Schn., während bei Tr. der Choledochus 1,8 cm breit ist und der Sphincter Oddi vorwiegend in seiner Längsausdehnung, im ganzen 8 mm lang, etwas stärker entwickelt ist. An Leber und Pankreas findet sich bei Vo. stärkere Bindegewebsvermehrung, an der Leber auch stärkere Fetteinlagerung, in der Glissonschen Scheide vermehrte Rundzelleninfiltrationen, während bei Tr. beide Organe keine wesentlichen Veränderungen zeigen.

Außer den bereits oben geschilderten Veränderungen ergibt sich mikroskopisch noch ein besonderer Befund am Collum. Der Sphincter am Collum-Cysticus-Übergang ist nur mäßig stark, besonders im Verhältnis zu der übrigen Muskulatur. Vorher findet sich sogar eine längere, fast muskelfreie Stelle. Wahrscheinlich ist dies eine Folge des Druckes des hier liegenden und mehr oder weniger fest eingekeilten Steines. Um so stärker ist jedoch bei diesen Gallenblasen die Collummuskulatur oberhalb dieser Stelle entwickelt, unter besonderem Vorherrschen ringförmig angeordneter Bündel. Daß diese auch im Korpus der Gallenblase stärker als sonst vertreten sind, sei noch einmal betont.

Als Ursache der Hypertrophie kommt, ebenfalls wie bei den ersten Fällen, ein Stein in Frage, der infolge Einklemmung ein Entleerungshindernis gibt. Die Einklemmung kann jedoch nicht vollständig sein

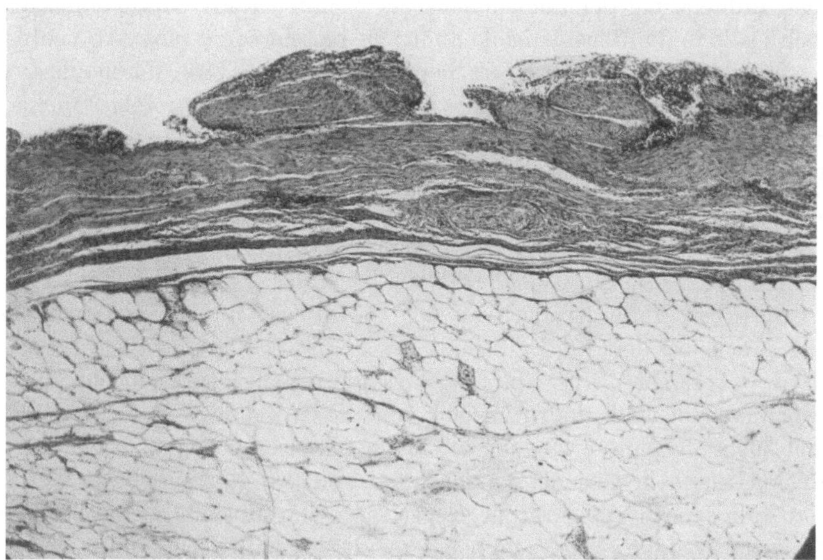

Abb. 15. Fall Schn. Hypertrophie der Gallenblasenmuskulatur bei nicht eingeklemmtem Collumstein (Ventilverschluß). Muskulatur nimmt fast die ganze Wand ein, deutliche Trabekelbildung. Vergrößerung 39fach (mittl. Vergr.).

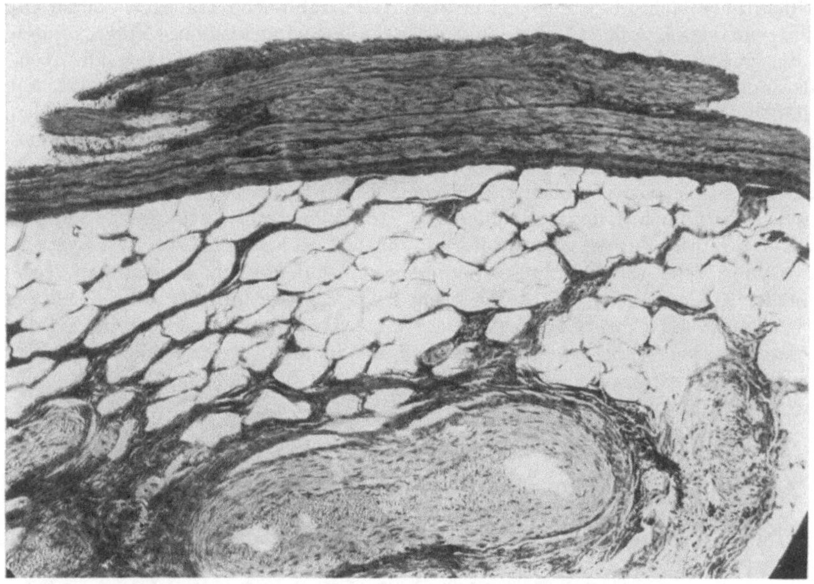

Abb. 16. Fall Schn. Derselbe Fall wie bei Abb. 15, bei starker Vergrößerung (70fach).

oder findet nur vorübergehend statt; die grünliche Galle und die grünliche Imbibierung der Schleimhaut bei 2 Fällen weist darauf hin, daß noch Galle in die Blase hineinkommt. Es besteht somit eine Art Ventilverschluß, wie ihn *Courvoisier* beschrieben hat. Daß durch diesen Mechanismus eine allmähliche Dehnung der Blase infolge immer stärkerer Füllung eintritt, ist verständlich; verstärkt wird diese außerdem durch die Exsudation der Gallenblasenschleimhaut.

Die Balkengallenblase bei Collumstein mit Hydrops.
(Schematische Skizze 3.)

Dieselben Veränderungen an der Gallenblase finden sich auch an den Fällen, bei dem die Einkeilung des Steines vollkommen ist und ein Hydrops besteht. Nur sind die Veränderungen hier vielleicht noch imponierender und eindrucksvoller, da die Wand hier makroskopisch weit mehr gedehnt erscheint und makroskopisch scheinbar nicht viel Muskulatur mehr enthält. So zeigt die stellenweise papierdünne Wand von Fall 8 noch eine kräftige hypertrophische Muskulatur. Auch die Muskelentwicklung am Collum ist bei diesen Fällen eher noch imponierender, während ebenfalls wie bei den vorigen Fällen der eigentliche Schließmuskel hier eher geringer ausgeprägt ist, bzw. infolge Druckatrophie verschwunden ist. Den besten Befund gibt der bereits angezogene Fall 8.

Gallenblase sehr groß, aufgeschnitten 9:5 cm. Wand dünn, ausgezogen; Schleimhaut grau, einzelne Schichten nicht zu erkennen. Keine Verwachsungen. An der Innenfläche, besonders im unteren Teile, zahlreiche Trabekel. Collum gedehnt, ein kirschgroßer Cholesterin-Solitär ist hier eingeklemmt. Mikroskopisch ist die Mucosa schmal, zeigt kaum Zotten, enthält zahlreiche Infiltrate, die ebenfalls in den übrigen Schichten liegen. Die Muskulatur nimmt den weitaus größten Teil der Wand ein, besteht aus dicken, in verschiedenen Schichten liegenden Bündeln, bei denen auffällig viel ringförmig angeordnete Bündel zu finden sind. Die Trabekel erweisen sich als vorwiegend aus Muskulatur bestehend; ihre Entstehung wohl ebenso wie oben zu erklären. Elastica relativ gut ausgebildet, elastische Fasern auch in den Muskelbündeln. Im Collum sehr starke Anhäufung der Muskulatur unter Vorherrschen ringförmig angeordneter Bündel (Abb. 17). Cysticus im oberen Teile schwanenhalsförmig gebogen, aufgeweitet, im unteren Teile schmäler (0,5 cm breit), im ganzen 5 cm lang. Choledochus 6 cm lang, 1,2 cm breit, Farbe mittelgrün, mikroskopisch keine Besonderheiten, Sphincter Oddi mittelstark ausgedehnt, besteht vorwiegend aus Schrägbündeln. — Stauungsleber, um die Gallengänge vermehrtes Bindegewebe mit Rundzellen. Pankreas stark verfettet, sonst o. B.

Zwei ähnliche Fälle sind folgende:

Auguste Me., 47 Jahre, gestorben an Apoplexie, Lues.

Wilhelm Kne., 77 Jahre, gestorben an Herzinsuffizienz.

Die Gallenblasen bieten makroskopisch und mikroskopisch ähnliche Veränderungen (vgl. Abb. 18, Schnitt aus der Gallenblase von Me.). Nur zeigt Me. sehr schön wieder das hohe Zylinderepithel. Auch im Collum finden sich hier ähnliche

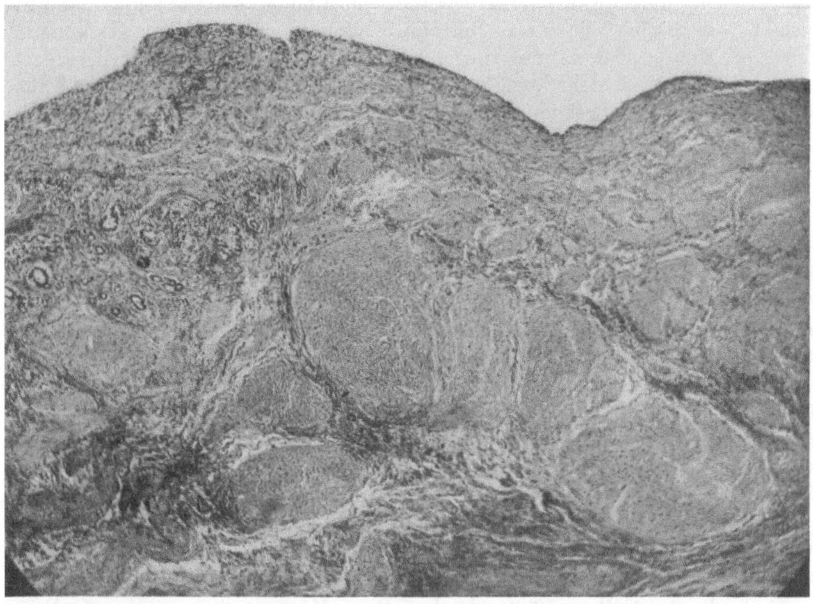

Abb. 17. Fall VIII. Hypertrophie der Muskulatur, insbesondere der Ringmuskelbündel im Collum eines Falles mit eingeklemmtem Collumstein und Hydrops der Gallenblase; der Stein liegt unterhalb (im Schnitt nach links) der Ringmuskelbündel. Vergrößerung 39fach (mittl. Vergr.).

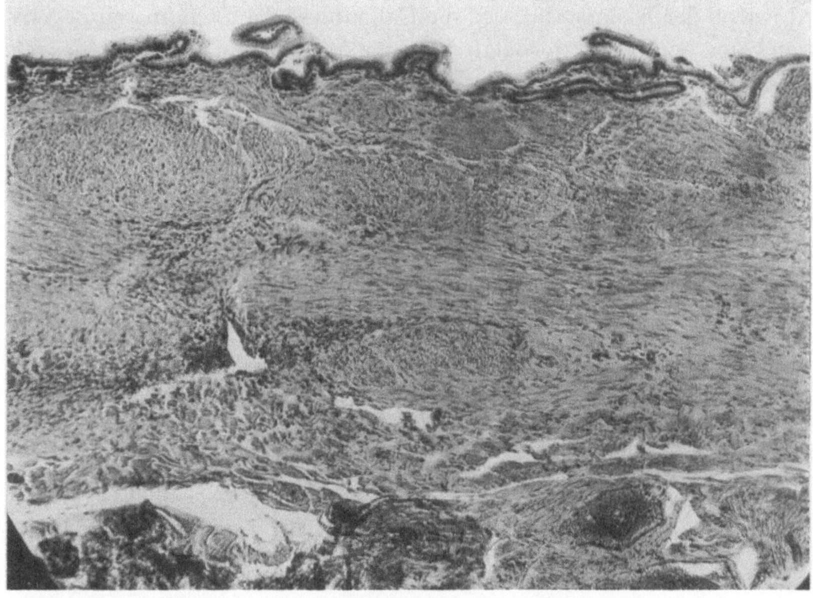

Abb. 18. Fall Me. Hypertrophie der Gallenblasenmuskulatur bei einem Fall von Hydrops mit eingeklemmtem Collumstein; auffallend die zahlreichen Ringmuskelbündel bei einem Schnitt aus der Gallenblasenmitte. Vergrößerung 70fach (starke Vergr.).

Veränderungen. In den Gallenblasen selbst ebenfalls hydropischer Inhalt, bei Me. etwa stachelbeergroßer Kombinationsstein im Collum eingeklemmt, dahinter 2 erbsengroße Steine, die innen Bilirubin-Kalk und außen dicken Kalkmantel zeigen; bei Kne. großer walzenförmiger Kombinationsstein. Die übrigen äußeren Gallenwege bieten ebenfalls keine wesentliche Abweichung von dem bei Fall 8 ausführlich geschilderten Befunde. Leber, Pankreas ohne wesentliche Veränderungen.

Ein letzter Fall schließlich, als größte unter unserem Material beobachtete Gallenblase, zeigt, bis zu welchem Grade diese Veränderungen gehen können.

Ferdinand Bä., 46 Jahre, gestorben an Urämie.

Gallenblase enorm groß, aufgeschnitten 11:16 cm. Serosa etwas verdickt, einige Verwachsungen. Wand im ganzen stellenweise etwas dicker, innen grauweiß, zeigt ebenfalls stellenweise Trabekelbildung, Inhalt hydropische Flüssigkeit, im Collum eingeklemmt taubeneigroßer Kombinationsstein. Mikroskopisch: mäßig breite Mucosa mit wenig kolbigen Zotten, von Rundzellen und Leukocyten durchsetzt, ebenso die übrigen Schichten. Muskulatur stellenweise noch sehr stark und den übrigen Fällen entsprechend, stellenweise weitgehend von Bindegewebe durchsetzt. Bindegewebe vermehrt, Fibrosa verdickt. Elastische Fasern in Mucosa und Muscularis meist zerstört, in Fibrosa stellenweise stärker entwickelt. Im Collum fast keine Muskulatur, die Wand besteht fast rein aus infiltriertem Bindegewebe; Elastica meist zerstört. Cysticus gewunden, 4 cm lang, 0,5 cm breit, Klappen gut ausgebildet, reichen fast völlig hinunter. Choledochus $4^1/_2$ cm lang, 1,1 cm breit, etwas verdickt, Schleimhaut hellgrün, mikroskopisch o. B., Sphincter Oddi mäßig ausgebildet. Leber und Pankreas zeigen keine wesentlichen Veränderungen.

Auch dieser Fall zeigt noch dieselben Veränderungen der Gallenblasenmuskulatur wie die vorhergehenden, doch tritt neu die anscheinend infolge stärkerer Entzündung entstandene Zerstörung der Muskulatur ein. Auch die Elastica ist hier geringer; die Ursache dürfte auch hier, wie der Fall Vo. zeigt, stärkere Entzündung sein. Hierdurch wird jedoch der Widerstand, den die Gallenblase der Dehnung entgegensetzen kann, herabgesetzt, so daß die große Ausdehnung derselben hierauf zurückzuführen ist.

Die hypotrophische Steingallenblase.

Noch deutlicher tritt diese auch von *Edelmann* und *Lütkens* hervorgehobene Bedeutung von Muskulatur und Elastica als Widerstand gegen weitere Dehnung in einem weiteren Fall hervor, bei dem beide Gewebe ebenfalls durch Entzündung zerstört sind.

Fall Weg., 75 Jahre, gestorben an Pneumonie.

Gallenblase groß, überragt die Leber, Serosa etwas verdickt, keine Verwachsungen, mißt aufgeschnitten 8:10 cm. Schleimhaut dunkelgrün, samtartig, zeigt einzelne hellere Flecken. In der Gallenblase dunkelgrüne Galle, nicht eingeklemmter, etwa kirschgroßer Kombinationsstein. Mikroskopisch Zotten weit auseinander, meist kolbig, ebenso wie Mucosa und übrige Schichten infiltriert. Muskulatur schwach, fehlt stellenweise ganz, dagegen an anderen Stellen etwas besser ausgebildet. Fibrosa etwas verbreitert, kaum elastische Fasern (Abb. 19). Collum: Sphincter auf dem Schnitt nicht sicher zu beurteilen. Cysticus 5 cm lang, gewunden, 1 cm breit, Klappen gut entwickelt, Cysticus und Choledochus mittelgrün, Choledochus 9 cm lang, 0,8 cm breit, Wand zart, mikroskopisch o. B. Sphincter Oddi mäßig stark entwickelt.

Dieser letzte Fall unterscheidet sich von den übrigen durch die Ausbildung der Gallenblasenmuskulatur und die auffallend starke Konzentration der Blasengalle. Während bei den ersten 7 Fällen aus dem ganzen Bilde auf einen Wechsel zwischen Dehnung und Kontraktion der Muskulatur geschlossen werden kann, außerdem die Exsudation der Schleimhaut für die Menge des Inhaltes eine Rolle spielt, während die Resorption kaum in Betracht kommt, ist es hier gerade umgekehrt. Hier dürfte die Füllung im wesentlichen passiv durch Einstrom von

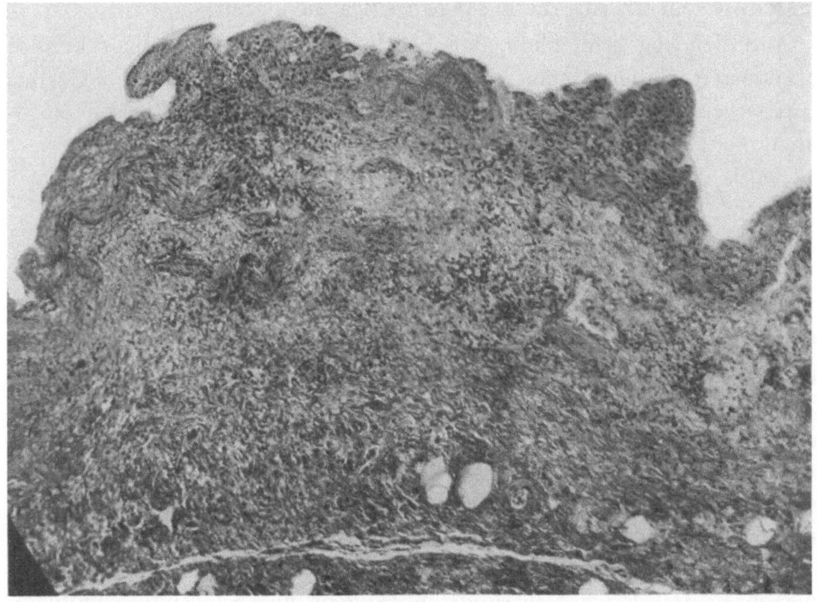

Abb. 19. Fall We. Schnitt durch Gallenblasenwand bei sekundärem Schwund der Gallenblasenmuskulatur infolge Entzündung; nur einzelne Muskelbündel sind zu erkennen. Vergrößerung 70fach (starke Vergr.).

Lebergalle zustande kommen. Die Regulierung zu starker Füllung scheint allein durch Resorption möglich, und infolge schwacher Muskelentwicklung kommt es nicht zu einer Einklemmung des Steines. Am besten wäre diese Gallenblase als *sekundär hypotonische Stauungsgallenblase* zu bezeichnen, der die anderen als *sekundär hypertonische Stauungsgallenblasen* gegenüberstehen würden. Zu den letzteren wären auch die Fälle mit Hydrops zu rechnen.

Ob bei dem letzten Typ die Exsudation der Schleimhaut immer entzündlich zu erklären ist, ist fraglich. Entzündliche Veränderungen sind bei einem Teil unserer Fälle (z. B. Schn., s. Abb. 15 und 16) nur relativ gering vorhanden. Andererseits haben wir derartige leichte Veränderungen als histologischen Ausdruck einer Funktionsänderung der Gallenblasenschleimhaut kennengelernt (*Friedrich*, *Westphal*, *Mann* und *Soika*). Das Vorhandensein einer solchen ist aus der Veränderung der Muskulatur zu schließen, da diese auf Steigerung der Muskeltätigkeit beruht und anzunehmen ist, daß dieser gleichgeordnet die Schleimhaut stärker funktioniert. Damit ist fraglich, ob die entzündliche Theorie des Hydrops, die von *Aschoff* und seinen Schülern aufgestellt ist, für alle Fälle zu Recht besteht. Wir erinnern an Einwände gegen diese Theorie von *Berg* und *Sprengel*. Leider ist jedoch unser Material nicht ausreichend, um diese Frage restlos zu klären.

Auffallend ist schließlich, daß bei der ganzen Gruppe der sekundär veränderten Gallenblasen, bis auf einen Fall (Tr.), der Choledochus nicht erweitert ist. Auf die dafür möglichen Gründe wird später eingegangen.

II. Veränderungen am Sphincter Oddi und Choledochus.

Normaler Bau des Sphincter Oddi und Choledochus.

Bevor die hier gefundenen sekundären Veränderungen beschrieben werden, soll erst auf das Bild des Sphincter Oddi eingegangen werden, wie es sich uns im allgemeinen dargestellt hat. Ebenfalls sollen einige kurze Bemerkungen über den Choledochus gemacht werden.

Die erste Beschreibung des Muskels am Ende des Choledochus stammt von *Oddi*, der ihn als einen aus glatten Muskelfasern gebildeten Ring beschrieb, der unabhängig von der Muskulatur des Zwölffingerdarmes ist, den Gallengang etwa von seinem Eintritt in den Zwölffingerdarm an bis zu seiner Mündung umgibt und sich hier in einem Geflecht von Muskelfasern auflöst. Die Muskelfasern selbst fand *Oddi* teils schräg, teils längs, teils ringförmig angeordnet. Nachuntersuchungen von *Helly*, *Bromann*, *Hendrickson* u. a. haben diesen Befund im wesentlichen bestätigt. *Helly* beschrieb ausführlich den Zusammenhang des Muskels mit der Darmmuskulatur, außerdem fand er den großen Ausführungsgang des Pankreas in dieses Muskelgebiet eingezogen.

Die Länge des Sphincter Oddi wird von *Helly* mit 1—2 cm, von *Matsuno* mit 0,5—1 cm angegeben. Über verschieden starke Ausbildung des Schließmuskels finden sich, wenn man nicht dieses aus den bereits gegebenen Zahlen schließen will, nur wenig Angaben. Am wichtigsten sind hier Untersuchungen von *Rost*, der an Hunden teils kräftigen, teils gering ausgebildeten Schließmuskel fand. Andererseits lehnt *Matsuno* verschieden starke Ausbildung des Sphincters, insbesondere solche sekundärer Art, ausdrücklich ab.

Die Funktion des Schließmuskels suchte *Oddi* im wesentlichen in einem Abschluß des Gallengangs gegen das Duodenum. Diese Auffassung wird auch heute noch von den meisten Untersuchern geteilt (*Rost*, *Klee* und *Klüpfel*, *Reach*, *Frank C. Mann*, *Haberland* u. a.). Die meisten Autoren weisen dabei auf die wahrscheinlich auch funktionell wichtige Verknüpfung des Sphincters mit der Muskulatur des Zwölffingerdarms hin, ohne daß man jedoch hieraus auf bestimmte Funktionen schließen könnte (*Frank C. Mann*). Einen Fortschritt brachten die eingehenden experimentellen Untersuchungen *Westphals;* er konnte am Sphincter zwei Teile unterscheiden: einen Antrumteil, der anscheinend vom Vagus innerviert wird und außer dem Abschluß des großen Gallenganges einen mehr oder weniger starken Anteil an der Herausbeförderung der Galle in das Duodenum hat, einen weiter außen, am Übergang der Papille in das Duodenum liegenden Schließmuskel, der anscheinend vom Sympathicus innerviert wird und dem im wesentlichen nur die Funktion eines Abschlusses zukommt. Nach einer späteren Arbeit schließt dieser Teil nicht nur den großen Gallengang, sondern mit der Mündung der gemeinsamen Papille auch den Ductus Wirsungianus gegen den Zwölffingerdarm ab. Diese hier kurz skizzierte Unterteilung des Sphincter Oddi wird jedoch nicht allgemein anerkannt und besonders von amerikanischen Autoren bestritten (*Frank C. Mann*), aber durch zahlreiche Versuche von *Sakurai* weitgehend bestätigt.

Unsere Befunde sind im Gegensatz zu den Untersuchungen der anderen Autoren nur an Längsschnitten durch die Choledochusmündung erhoben. Doch erwiesen sich gerade die Längsschnitte als wesentlich günstiger, um einen Überblick über Stärke und Ausbildung des Oddischen Sphincters zu gewinnen. Die Länge dieses Muskels schwankt bei unseren Fällen sehr. Sie liegt zwischen 0,5 und 2,5 cm; als normalen Durchschnitt möchten wir etwa 0,8 cm annehmen. Auch die Stärke des Muskels erwies sich als sehr verschieden. Dies tritt deutlich bei einem Vergleich der Abbildungen des Sphincters bei den hypotonischen, den hypertonischen Stauungsgallenblasen und schließlich den im folgenden beschriebenen hypertrophischen Schließmuskeln des Falles Kla. und Her. hervor (s. Abb. 20 und 24). Ein normaler Durchschnitt kann hier noch schwerer gegeben werden; am ehesten kann man den Sphincter in Abb. 21 als solchen bezeichnen. Ein weitaus gleichmäßigeres Bild bot jedoch die allgemeine Anordnung des Muskels.

Man kann hier deutlich mehrere Abschnitte unterscheiden. Wenn man an der Leberseite des Schließmuskels anfängt, kommt zuerst ein oberer Teil, der vorwiegend aus Längs- und Schrägmuskelbündeln besteht. Es sind gegeneinander abgeschlossene Bündel, die teils in einer, teils in mehreren Lagen angeordnet sind. Dazwischen eingelagert finden sich mehr oder weniger zahlreiche und verschieden gut ausgebildete, tubulöse Drüsen. Am Ende des eigentlichen Choledochus findet sich eine stärkere Anhäufung von Muskelbündeln, von denen meist ein

Teil ringförmig angeordnet ist. Nach Anordnung und Stärke dieser Muskelbündel ist diesem Teil wahrscheinlich eine mehr verschließende Funktion zuzusprechen. Man kann hier zwei Arten unterscheiden: einmal, und zwar in der geringeren Anzahl der Fälle, liegt eine Anhäufung von Muskelbündeln in der Tiefe vor (Abb. 20); in der größeren Zahl der Fälle besteht dieser Teil aus 2 oder 3 schräg- oder auch ringförmig angeordneten Muskelbündeln, die nach Art einer Irisblende in das Lumen des Gallenganges hineinragen (Abb. 21).

Weiter nach dem Duodenum zu folgt eine an Stärke meist gering ausgebildete Strecke ziemlich schmaler Schrägmuskelbündel. Oft findet

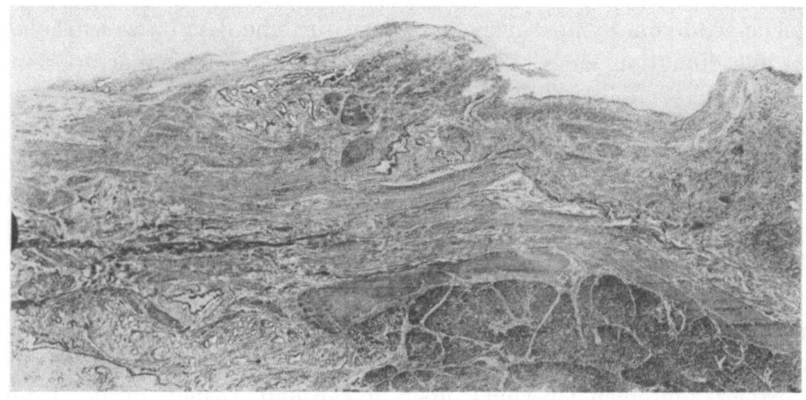

Abb. 20. Fall Kla. Übersichtsbild des Sphincter Oddi: Schnittrichtung links zur Leber, rechts Duodenum. Zusammenhang des oberen Teiles mit der Muscularis des Duodenum und des untersten Teiles mit der Muscularis mucosae des Duodenum zu erkennen. Schließmuskel des Choledochus zeigt den Typ von Anhäufung in der Tiefe. Vergrößerung 12fach (schwache Vergr.).

sich hier eine Verbindung mit der Muskulatur des Ductus Wirsungianus; häufig fehlt dieser Muskelstreifen, und es findet sich an dieser Stelle die Einmündung des Pankreasganges in die gemeinsame Papille. Noch weiter distal, und zwar am Übergang in den Zwölffingerdarm, findet sich wieder eine stärkere Muskelanhäufung, zwischen deren Bündeln zahlreiche kleine Drüsen liegen. Diese Muskelbündel sind wieder meist ringförmig angeordnet, sind jedes für sich nur klein, stellen jedoch als Gesamtheit einen nicht unerheblichen Schließmuskel dar. Ein gutes Bild hiervon gibt Fall Hei., Abb. 28, während die Gesamtausbildung am besten auf der Abb. 20 zu erkennen ist.

Die beschriebene Muskulatur ist relativ unabhängig von der Muskulatur des Duodenum, wie es von *Oddi*, *Helly* u. a. beschrieben ist; doch findet sich ein deutlicher Zusammenhang des oberen Teiles des Sphincters mit der Muscularis des Duodenum, während der zuletzt beschriebene Teil einen Zusammenhang mit der Muscularis mucosae des Duodenum zeigt, Beziehungen, wie sie ebenfalls von den Voruntersuchern beschrieben sind. Dieser Zusammenhang erscheint nicht unwichtig. Wir glauben, daß man hieraus eine unterschiedliche Funktion und Nervenversorgung des Sphincters annehmen kann, wie sie aus *Westphals* und *Sakurais* experimentellen Untersuchungen zu schließen ist. Der mit der Muscularis des Duodenum zusammenhängende Teil dürfte dabei dem Antrumteil entsprechen, der letzte, am weitesten distal liegende Teil dem „Pylorulus". Weiter glauben wir, aus diesem Zusammenhang eine gewisse Abhängigkeit zwischen Tonus und Peristaltik des Duodenum und Tätigkeit des Sphincter Oddi schließen zu können, wie es von *Burget, Frank C. Mann* u. a. angenommen wird. Auch *Westphals* experimentelle Untersuchungen weisen auf einen derartigen funktionellen Zusammenhang hin.

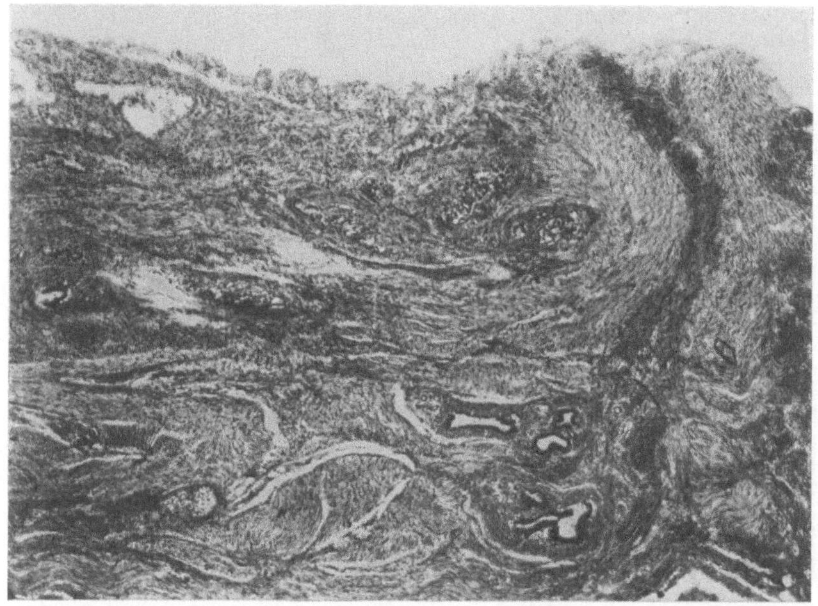

Abb. 21. Fall Ste. Hypotonische Stauungsgallenblase. Schließmuskel des Choledochus mit irisartiger Anordnung; etwa normale Ausbildung. Vergrößerung 39fach (mittl. Vergr.).

Am großen Gallengang selbst konnten wir in vielen Fällen, bei denen die postmortalen Veränderungen nicht zu weit fortgeschritten waren, deutlich 3 Schichten unterscheiden: die Mucosa und eine darunterliegende Schicht aus Bindegewebsfasern, die aber wiederum aus zwei Schichten besteht, wie es bereits früher von *Henle, Holstein* u. a. beschrieben ist (s. bei *v. Znaniecki*). Die dem Lumen näherliegende Schicht besteht aus feineren Bindegewebsfasern mit einem stark ineinander verflochtenen Netz relativ zarter elastischer Fasern, während die äußere Schicht aus gröberem Bindegewebe besteht, auch sind deren elastische Fasern größer, jedoch spärlicher und weniger miteinander verflochten. Die elastischen Fasern beider Schichten reichen am distalen Ende an das Gebiet des Schließmuskels heran, in demselben finden sie sich jedoch nur spärlich.

Sekundäre Veränderungen am Sphincter Oddi äußern sich ebenso wie in der Gallenblase vorwiegend in einer Hypertrophie. Entsprechend den oben gekennzeichneten drei Abschnitten läßt sich wieder eine Hypertrophie dieser drei Teile unterscheiden.

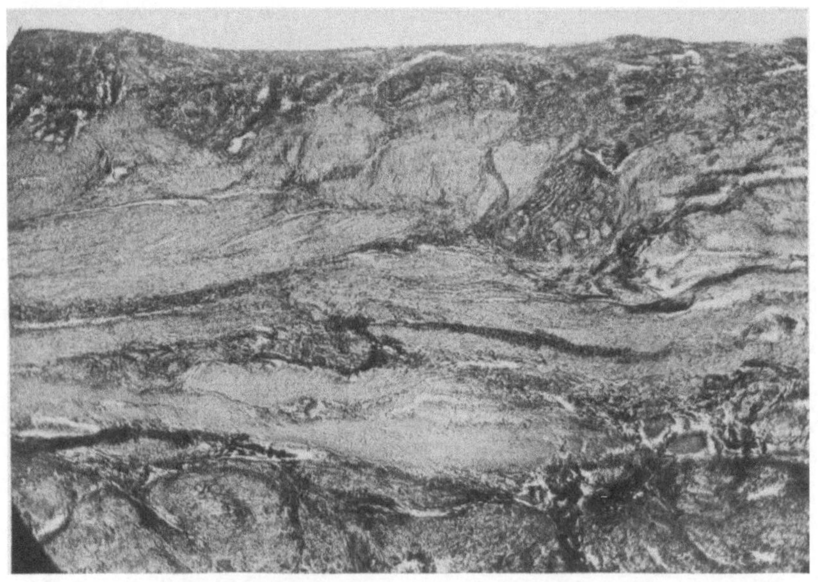

Abb. 22. Fall He. Hypertrophie des am Choledochus hinaufziehenden Teiles des Sphincter Oddi. Vergrößerung 39fach (mittl. Vergr.).

Hypertrophie des oberen Sphincterteiles.

Stärkere Entwicklungen des am Choledochus weiter hinaufreichenden Teils allein scheint relativ selten zu sein. Hierher gehören als erstes 2 Fälle, bei denen diese Entwicklung zwar deutlich, im ganzen aber doch recht mäßig ausgebildet ist. Sie mögen deswegen als Übergang gelten. Immerhin ist die Stärkeentwicklung des oberen Teiles vermehrt, so daß man im ganzen von einer leichten Hypertrophie sprechen kann.

Frau He., 74 Jahre, gestorben an Arteriosklerose.

Hof., 55 Jahre, gestorben an Blutung bei Lebercirrhose.

Gallenblase bei He. aufgeschnitten 3,0:5,0 cm, zeigt mäßige chronische Entzündung, hellgrüne Verfärbung der Schleimhaut, enthält mehrere erbsengroße, fascettierte Steine mit Bilirubinüberzug. — Gallenblase bei Hof. aufgeschnitten 5:5 cm, ist bindegewebig, geschrumpft, im Collum eingekeilter Kombinationsstein, dahinter mehrere fascettierte Steine mit Bilirubin-Kalk-Überzug. Muskulatur am Collum-Cysticus-Übergang bei beiden etwa normal. Cysticus bei beiden o. B.

Choledochus bei He. mittellang, 1,5 cm breit, mikroskopisch o. B., Schleimhaut mittelgrün verfärbt. Choledochus bei Hof. ebenfalls mittellang, 1,4 cm breit, mikroskopisch o. B., elastische Fasern gestreckt, Schleimhaut mittelgrün.

Sphincter bei He. sehr lang (im Schnitt durchtrennt). Ist gut ausgebildet, besteht aus kräftigen, meist schräg angeordneten Muskelbündeln; an Mündung keine größere Anhäufung (vgl. Abb. 22). Sphincter bei Hof. etwa 1 cm lang, entspricht dem oberen, nur nicht ganz so stark.

An der Leber findet sich bei He. eine leichte Bindegewebsvermehrung; bei Hof. besteht eine ausgesprochene Lebercirrhose mit Gallengangswucherung, ebenfalls hier Bindegewebe im Pankreas vermehrt.

Ein dritter Fall zeigt eine noch ausgesprochenere Längsentwicklung des Sphincters, der hier im ganzen $2^1/_2$ cm lang ist, ohne jedoch sehr kräftig zu sein. Außerdem ist die Zahl der Muskelbündel relativ spärlich; auch der Schließmuskel selbst ist nicht übermäßig stark entwickelt. Trotzdem ist der Choledochus sehr weit (3,5 cm). Er enthält jedoch sehr zahlreiche fascettierte Steine, die denen in der Gallenblase entsprechen, und es ist wahrscheinlich, daß die Weite hierdurch mitbedingt ist.

Minna Scha., 72 Jahre, gestorben an Lungenembolie nach Cholecystostomie. In der letzten Zeit haben anamnestisch Gallenblasenbeschwerden bestanden.

Gallenblase aufgeschnitten $5:7^1/_2$ cm, stark verwachsen, ist chronisch entzündet; Muskulatur ebenso wie Muskulatur am Collum-Cysticus-Übergang gut entwickelt. Aus der Gallenblase sind zahlreiche fascettierte Steine mit Bilirubin-Kalk-Überzug entfernt. Cysticus stark gewunden, 3 cm lang, $^1/_2$ cm breit, Falten gut ausgebildet, in den Nischen derselben Steinchen. Schleimhaut des Cysticus mittelgrün. Choledochus 8 cm lang, $3^1/_2$ cm breit, enthält eine Menge fascettierter Steine. Wand verdickt, mikroskopisch in der Wand Rundzellenvermehrung, einzelne Infiltrate, Elastica gut ausgebildet; an einzelnen Stellen (Infiltrate, Druckstellen der Steine) fehlen die Fasern. Der Sphincter ist $2^1/_2$ cm lang, zeigt mäßig viel, meist auch mäßig ausgebildete Muskelbündel, die in einer Schicht hintereinanderliegen. An der Mündung nur geringe Anhäufung. Choledochus und Pankreasgang münden in gemeinsame Papille.

Hypertrophie des mittleren Teiles des Sphincter Oddi (eigentlicher Schließmuskel des Choledochus). (Schematische Skizze 4 u. 5.)

Bei den anderen Fällen besteht teilweise ebenfalls eine erhebliche Längsentwicklung des Sphincter Oddi; doch herrscht hier die Entwicklung des eigentlichen Schließmuskels des Choledochus bei weitem vor. In einigen Fällen ist die Muskulatur dieser Stelle so stark, daß fast die ganze Wand dieses Abschnittes des Choledochus aus Muskulatur besteht (s. Kla., Her. und Kra. der I. Gruppe, Abb. 20, 24 und 25), in der sich einige zusammengedrückte Drüsen finden.

Da die Zahl der hierhergehörenden Fälle sehr groß ist und gut in einzelne Gruppen getrennt werden kann, erscheint es am besten, jeweils zusammengehörende Fälle gemeinsam zu beschreiben, um unnötige Einzelheiten zu vermeiden.

Der erste hierhergehörende Fall, bei dem diese Entwicklung noch sehr gering ausgesprochen ist, ist der Fall Sie. Man darf diesen wohl als Übergang vom normalen Bild zu stärkeren Veränderungen bezeichnen. Der Choledochus ist hier kaum erweitert.

Sie., 69 Jahre, gestorben an Apoplexie.

Gallenblase aufgeschnitten 2:3,2 cm, chronisch entzündet, enthält helle Galle, 2 erbsengroße fascettierte Steine und 8 linsengroße fascettierte Steine. Muskulatur mäßig stark, zusammengeschoben, Muskulatur am Collum-Cysticus-Übergang mäßig stark. Cysticus 2 cm lang, 0,5 cm breit, Klappenapparat gut ausgebildet, Schleimhaut mittelgrün, Choledochus mittellang, 1,7 cm breit, Wand etwas verdickt, Schleimhaut mittelgrün, mikroskopisch ist die Wand o. B., stark postmortal verändert. Sphincter 0,8 cm lang, gut ausgebildet, zeigt Anhäufung kräftiger Bündel, gemeinsame Papille, äußerster Schließmuskel mäßig ausgebildet. Leber zeigt etwas vermehrtes Bindegewebe, einzelne Rundzellenvermehrung in der Glissonschen Scheide. Pankreas nicht verändert.

Als nächstes kommt eine Gruppe, bei der eine mehr oder weniger starke chronische Cholecystitis besteht, mit entsprechendem Funktionsausfall der Gallenblase. Die Veränderungen sind hier weitaus ausgesprochener. In allen Fällen ist der eigentliche Schließmuskel des Choledochus kräftig ausgebildet, besonders bei den bereits erwähnten Fällen Kla., Kra. und Her. findet sich eine mächtige Ausbildung desselben, die ganz zweifellos als Hypertrophie zu bezeichnen ist. Auch die Erweiterung des Choledochus ist hier weit stärker ausgebildet und beträgt im Durchschnitt 2,4 cm. Anscheinend besteht ein Zusammenhang zwischen den Veränderungen, und zwar scheinen Ausfall der Gallenblase und sekundäre Veränderungen am Choledochus und Sphincter Oddi parallel zu gehen (schematische Skizze 4).

Es handelt sich um 6 Fälle, vorwiegend Frauen, deren Alter zwischen 50 und 80 Jahren schwankt. In der Vorgeschichte sind einigemal Beschwerden von seiten der Gallenwege angegeben. Bei einem Falle (Kla.) ist die steinhaltige, entzündete Gallenblase operativ entfernt; der Tod erfolgte hier kurz nach der Operation.

Größe der Gallenblasen etwa 5—$7^1/_2$ cm. Serosa verdickt, meist stark verwachsen, Gallenblasenwand verdickt, Schleimhaut meist glatt, zum Teil narbig, zeigt der Farbe nach Übergänge von mittelgrünem bis zu gelblichweißem Aussehen. Mikroskopisch findet sich chronische Entzündung. Zotten mehr oder weniger zerstört. Muscularis mittelstark, meist durch Bindegewebe ersetzt. In einem Falle (Her.), bei dem nach der *Aschoff*schen Nomenklatur ein sekundär entzündlicher Hydrops besteht, makroskopisch wieder Ausbildung von Trabekeln, besonders im Collum mit hier außerordentlich starker Entwicklung der Muskulatur, ähnlich den bereits beschriebenen Fällen mit eingeklemmtem Collumstein (vgl. Abb. 23). In sämtlichen Fällen in der Gallenblase eine größere Zahl meist erbsengroßer fascettierter Steine, einmal (Her.) ein Kombinationsverschlußstein. Fibrosa sämtlicher Fälle verdickt, Elastica hier gut ausgebildet, in den übrigen Schichten nur mäßig oder gering.

Cysticus meist gewunden, 2—4 cm lang, 0,5—1 cm breit. Gut ausgebildete Klappen in 3 Fällen. Muskulatur am Collum-Cysticus-Übergang meist gut ausgebildet.

Choledochus 5—9 cm lang, 2,2—2,5 cm breit, nur in einem Fall, bei dem sich zahlreiche Steine im Choledochus finden, ist er 3,2 cm breit. Größte Breite gewöhnlich kurz nach dem Zusammentreffen von Hepaticus und Cysticus. Farbe der Schleimhaut wechselnd, ungefähr läßt sich ein Zusammenhang aufstellen, daß die Imbibierung der Schleimhaut um so dunkler ist, je mehr die Gallenblase funktionell ausgefallen war. Steine, und zwar dieselben wie in der Gallenblase, finden sich in 2 Fällen, einer davon Kra. Die Wand ist meist etwas verdickt, einzeln riffelig; mikroskopisch sind entzündliche Veränderungen kaum vorhanden; in einem Fall einzelne Muskelfasern, Elastica kräftig ausgebildet, Fasern meist gestreckt, in den Fällen mit Steinen im Choledochus fehlen an den Druckstellen die elastischen Fasern. — Hepaticus in 2 Fällen untersucht, bietet ein ähnliches Bild wie der Choledochus, doch ist die Wand meist besser erhalten.

Sphincter in allen Fällen deutlich sichtbar, 1,2—2 cm lang. Mikroskopisch hier etwas vermehrte Zellinfiltration. Muskulatur gut ausgebildet, besonders der eigentliche Sphincterteil am Choledochus, der aus kräftigen dicken Muskelbündeln besteht, die entweder irisartig oder als Anhäufung von Ringmuskelbündeln angeordnet. Beste Befunde bei Kla., Kra. und Her. (vgl. Abb. 20, 24 und 25), bei

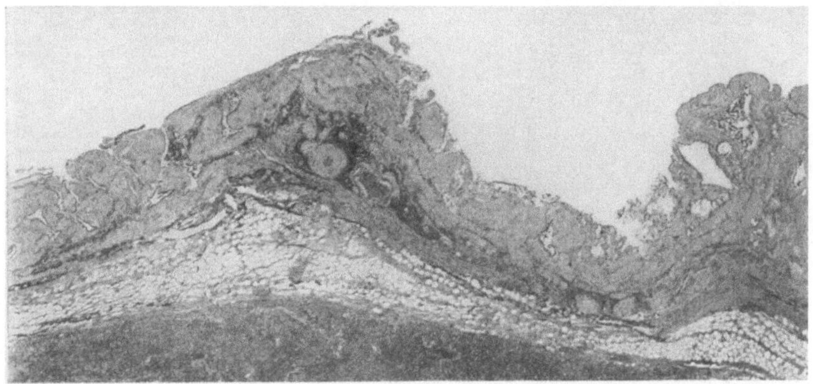

Abb. 23. Fall Her. Schnitt durch das Collum bei sekundär entzündlichem Hydrops mit enormer Hypertrophie der Muskulatur. Vergrößerung 12fach (schwache Vergr.).

denen fast die ganze Wand hier aus Muskulatur besteht. Anscheinend entspricht der am meisten ausgefallenen Gallenblase und dem dunkelsten Choledochus der stärkste Sphincter. In fast allen Fällen münden Choledochus und Wirsungianus in gemeinsame Papille.

An Leber und Pankreas, besonders am ersteren, fast durchweg geringe Erweiterung der kleinen Gänge, deren umgebendes Bindegewebe Rundzellenvermehrung zeigt.

In einem weiteren Fall ist die Gallenblase selbst als funktionsunfähig anzusehen, doch ist hier das Collum weit gedehnt und als Ersatz der Gallenblase anzusehen, der die Funktion derselben übernommen hat, ähnlich wie es *Rost* in einem Fall nach Entfernung der Gallenblase beobachten konnte. Praktisch ist daher auch dieser Fall noch zu der vorigen Gruppe zu rechnen. Doch zeigt gerade dieser Befund, der nur durch Dehnung infolge Widerstandes in den abführenden Gallenwegen zu erklären ist, die Stärke eben dieses Widerstandes. Auch aus dem jähen Abfall der Weite des Choledochus gerade am Beginn der Muskulatur läßt sich sehr schön der Widerstand des hypertrophischen und kontrahierten Muskelgebietes dieser Stelle ablesen.

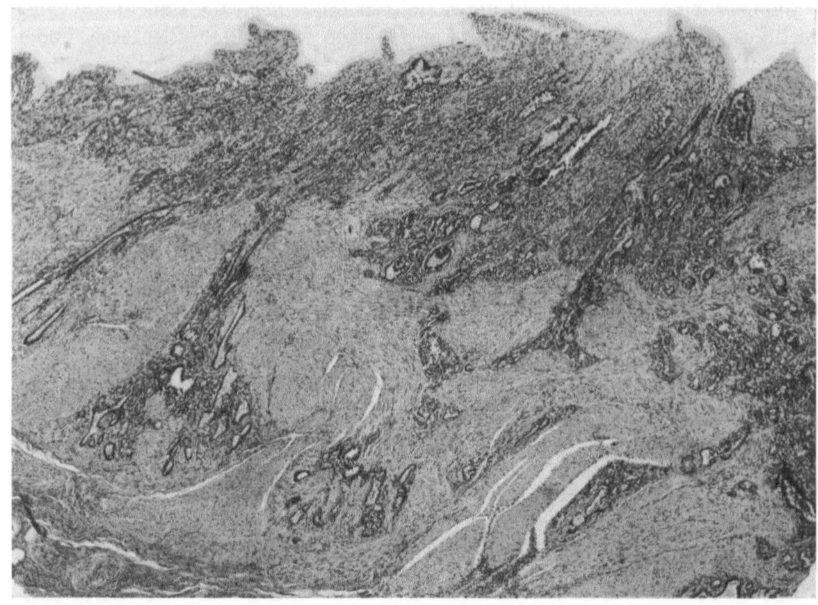

Abb. 24. Fall Her. Hypertrophie des Schließmuskels des Choledochus bei Erweiterung desselben, im Choledochus keine Steine. Vergrößerung 39fach (mittl. Vergr.).

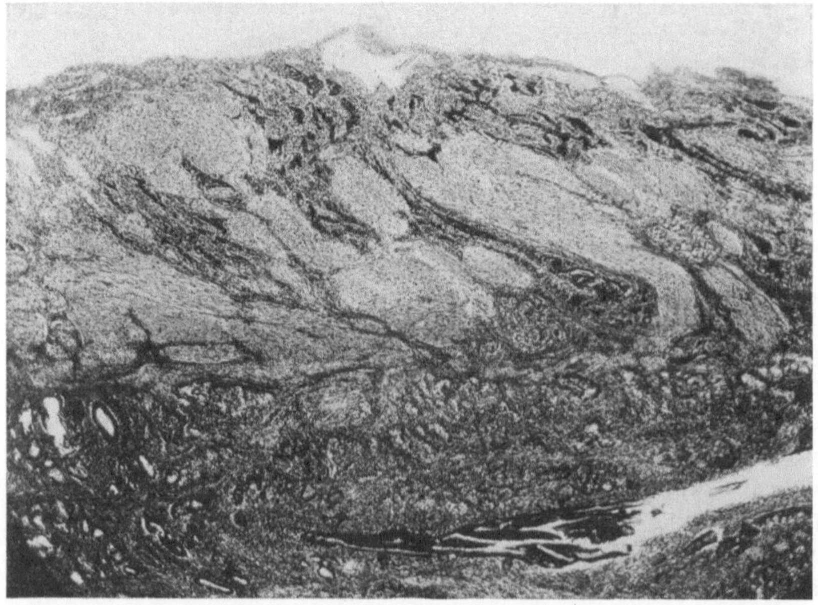

Abb. 25. Fall Kra. Hypertrophie des Schließmuskels am Choledochus bei Erweiterung desselben, im Choledochus Steine. Vergrößerung 39fach (mittl. Vergr.).

Fall 9. Gallenblase mißt aufgeschnitten 5,5:5 cm. Der obere bindegewebige Teil, der einen eingekeilten Kombinationsstein enthält, mißt 3,5:5 cm. Der untere Teil ist durch eine deutliche Falte, in deren Wand sich eine kräftige Muskulatur findet (vgl. Abb. 26), von dem oberen abgeschlossen. Die Wand ist hier etwas verdickt, die Schleimhaut mittelgrün imbibiert. Mikroskopisch Zotten verwachsen, meist kolbig, ebenso wie die etwas verbreiterte Mucosa infiltriert. Muskulatur gut ausgebildet mit starker Anhäufung am Collum-Cysticus-Übergang. Fibrosa verdickt, Elastica mittelgut, meist gedehnt. Cysticus 2,5 cm lang, 0,5 cm breit, gerade, Klappen gut ausgebildet, reichen fast ganz hinunter. Schleimhaut mittelgrün. Choledochus 8 cm lang, 2 cm breit, bis ganz an den Schließmuskel

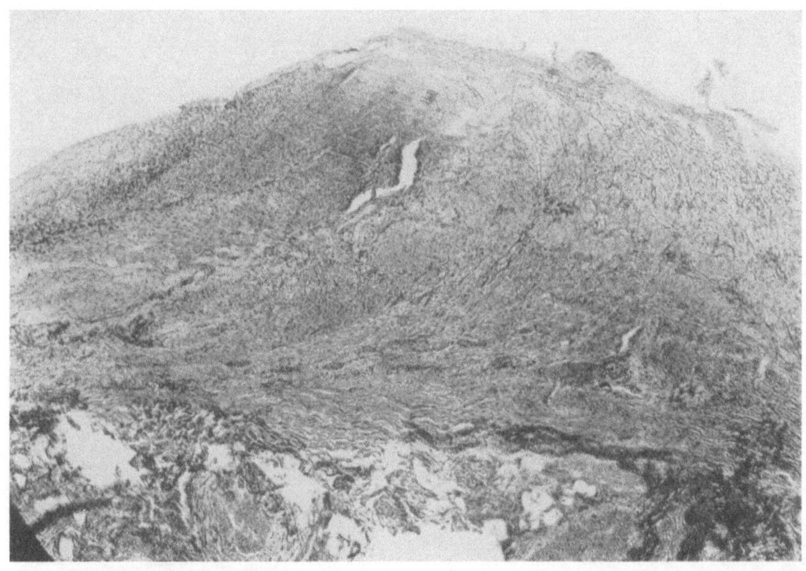

Abb. 26. Fall IX. Übergang zwischen Collum und Gallenblase bei bindegewebiger Obliteration der Gallenblase mit sekundärer Hypertrophie der Collummuskulatur, insbesondere der Ringemuskelbündel. Schnittrichtung: Links Gallenblase, rechts Collum. Vergrößerung 39fach (mittl. Vergr.).

heran. Hier Abnahme auf ein Drittel der Dicke. Schleimhaut mittelgrün, mikroskopisch Wand o. B., Elastica gestreckt.

Sphincter 0,7 cm lang, scharf abgesetzt, gut ausgebildet, vor allen Dingen gute Ausbildung des Schließmuskels am Choledochus.

In der Leber geringe Zellvermehrung in der Glissonschen Scheide, Pankreas keine Veränderungen.

Die nächste Gruppe zeigt dieselben Veränderungen am Choledochus und Sphincter Oddi wie bei diesen Fällen, doch ist die Gallenblase bei allen Fällen dieser Gruppe für die Funktion vollkommen ausgeschaltet. Der Choledochus scheint im Durchschnitt etwas weiter (2,5—3,0) als bei den bisherigen Fällen. Eine Zunahme der Hypertrophie am Sphincter Oddi gegenüber den bisherigen Fällen ist jedoch nicht sicher festzustellen (schematische Skizze 5).

Es sind 5 Fälle, teils Männer, teils Frauen im Alter von 60—70 Jahren. In 3 Fällen ist die Gallenblase etwa 4:6 cm groß, fest um facettierte Steine geschrumpft, mit der Umgebung stark verwachsen. Mikroskopisch besteht die Wand aus derbem Bindegewebe. In 2 Fällen ist die Gallenblase ebenso verändert, nur kleiner, als Inhalt ein Kombinationsstein. Muskulatur am Collum-Cysticus-Übergang gut ausgebildet.

Cysticus 1—4 cm lang, 1—1,5 cm breit. Klappenapparat gut, aber gedehnt, Schleimhaut im unteren Teile mittel- oder hellgrün.

Choledochus 7—8 cm lang, bei den ersten 3 Fällen etwa 2,5 cm, bei den letzten beiden Fällen 3 und 3,4 cm breit. Wand etwas verdickt. Schleimhaut hellgrün bis mittelgrün, in den 3 ersten Fällen finden sich fascettierte Steine im Choledochus. Mikroskopisch besteht die Wand aus derbem Bindegewebe mit keinen oder entzündlichen Veränderungen. In einem Falle (Bau.), der zu den ersten dreien gehört, in der Mucosa des Ganges direkt am Lumen zahlreiche kleine Drüsen, die eine Art Drüsenschicht bilden; manchmal hat man den Eindruck, als ob es

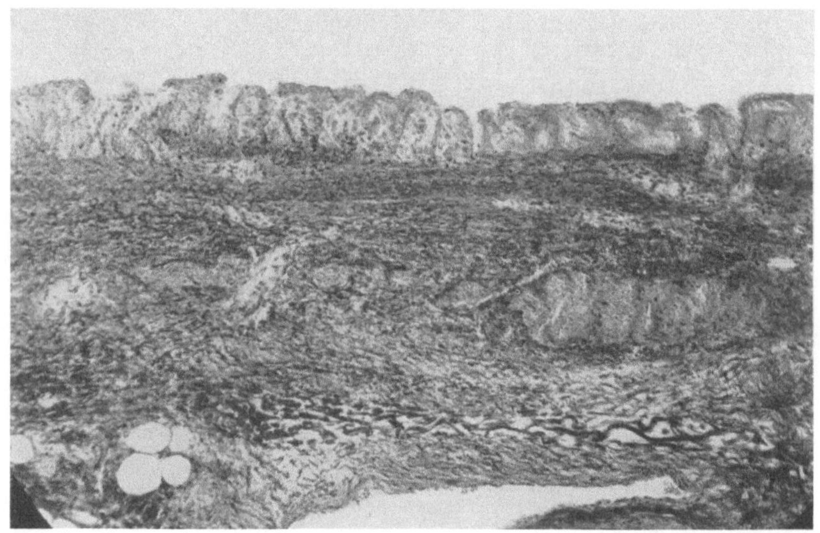

Abb. 27. Fall Bau. Umbau der Choledochusschleimhaut bei Erweiterung desselben zu einer Art „Drüsenschicht". Vergrößerung 70fach (starke Vergr.).

sich um kleine Zöttchen handele, ähnlich denen der Gallenblase (Abb. 27). Es ist dies der dunkelste Choledochus der 5 Fälle. Elastica kräftig, Fasern gestreckt, teilweise etwas auseinandergezogen.

Sphincter in sämtlichen Fällen gut ausgebildet, ähnlich der vorigen Gruppe. Sehr kräftig wieder der obere Schließmuskel, der hier meist irisblendenartig angeordnet ist. Anscheinend auch hier die Beziehung, daß dem dunkelsten Choledochus der stärkste Schließmuskel entspricht. Auch hier meist gemeinsame Mündung beider Gänge.

Die Veränderungen an den parenchymatösen Organen entsprechen denen der vorigen Gruppe.

Hypertrophie des untersten Teiles des Sphincter Oddi (Schließmuskel der Papille).

Ein einziger Fall schließlich weist eine Hypertrophie des vordersten Teiles des Schließmuskels am Übergang der Papille in das Duodenum auf, während die übrigen Teile des Sphincter Oddi hier weniger hypertrophisch sind. Außerdem finden sich hier am Choledochus Zerstörungen der Elastica, die weder postmortal, noch durch die geringe entzündliche Veränderung zu erklären sind. Es erinnert dies an die von *Westphal* beschriebenen Veränderungen der Elastica des großen Gallenganges bei Versuchstieren, denen Trypsin in die Gallenwege gespritzt war, ein Vorkommen, das hier zweifellos auf Grund der anatomischen Verhältnisse möglich ist.

Luise Hei., 68 Jahre, gestorben an Ovarialcarcinom, Pneumonie.

Gallenblase obliteriert, Choledochus 7 cm lang, 2,8 cm breit, Wand etwas verdickt, Schleimhaut bräunlich-grün, mikroskopisch breite Mucosa, geringe Infil-

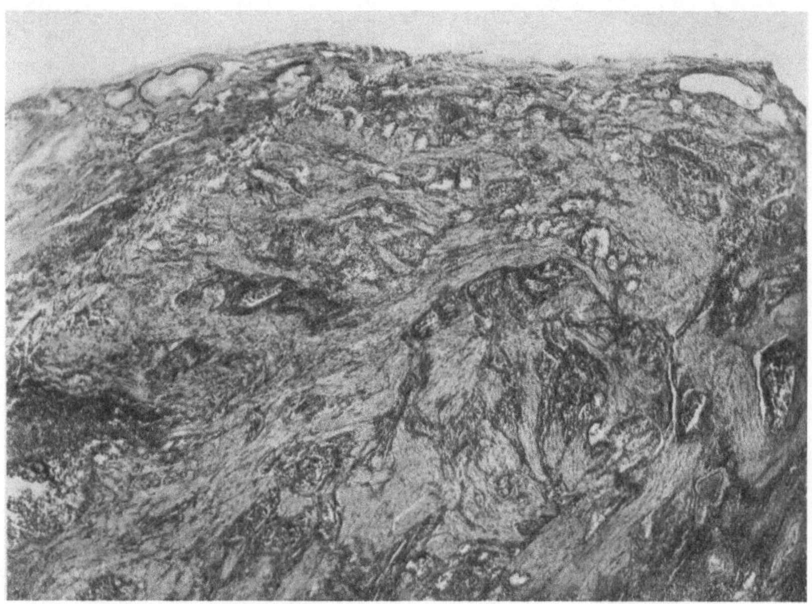

Abb. 28. Fall Hei. Hypertrophische Entwicklung des vordersten Teiles des Sphincter Oddi am Ende der Papille. Vergrößerung 39fach (mittl. Vergr.).

tration der Schichten, ein kleiner Infiltrationsherd. Elastica kräftig, an einzelnen Stellen fehlt sie fast völlig, zeigt hier nur einzelne Fäserchen, ebenso sind die hier angrenzenden Stellen rarefiziert (vgl. etwa die Abb. 15, S. 98 bei *Westphal*, Pankreasfermentschäden an den Gallenwegen).

Sphincter etwa 1,5 cm lang, Wand etwas infiltriert, Muskulatur des eigentlichen Choledochus gut entwickelt mit gutem Schließmuskel. Muskulatur der Papillenwand gut entwickelt. Sphincter am Ende der Papille sehr kräftig, besteht aus einer Unmenge auch dickerer, meist ringförmig angeordneter Muskelbündel, die zum Teil in die Muscularis mucosae des Duodenum übergehen (vgl. Abb. 28). Gemeinsame Mündung von Choledochus und Wirsungianus, oberhalb dieses Muskels.

Sphincterhypertrophie und Papillenstein.
(Schematische Skizze 6.)

Als letzte Gruppe folgen schließlich 3 Fälle mit einem außerordentlich weiten Choledochus. Doch kommt hier ein neues Moment hinzu.

Während bei den übrigen Fällen als die Weite des Choledochus erklärender Widerstand ein hypertrophierter Sphincter Oddi zu finden war, kommt hier ein weiteres Hindernis hinzu, ein in der Papille oder vor der Papille eingeklemmter Stein. Die außerordentliche Erweiterung der großen Gallengänge ($4^1/_2$—$5^1/_2$ cm) dürfte somit auf das Zusammenwirken beider Faktoren zurückzuführen sein. Es sind dies ähnliche Verhältnisse, wie bei dem im Collum eingeklemmten Stein in der Gallenblase. Ähnlich wie bei diesen Fällen eine Muskelhypertrophie der Gallenblase zu finden war, so ist auch hier in einem Fall (Hab.) in der Choledochuswand deutlich Muskulatur zu sehen, die als hypertrophische Entwicklung der sonst schwachen Choledochusmuskulatur infolge des Widerstandes am Ende desselben aufzufassen ist. Weiter findet sich hier wieder die Beziehung, daß der am weitesten ausgefallenen Gallenblase die dunkelste Verfärbung der Schleimhaut des Choledochus und der stärkste Sphincter Oddi entspricht (Fall Ro.). Es ist dies der dunkelste Choledochus unseres Materials überhaupt. Ebenso wie bereits in einem früher erwähnten Fall (Bau.) finden sich an der Schleimhaut dieses Choledochus, wie auch bei Hab., kleine Zöttchen. Man darf dies als Versuch ansehen, den Ausfall der Gallenblase zu ersetzen; ein weiterer Hinweis, daß die Gesamtheit der extrahepatischen Gallenwege als Einheit aufzufassen ist.

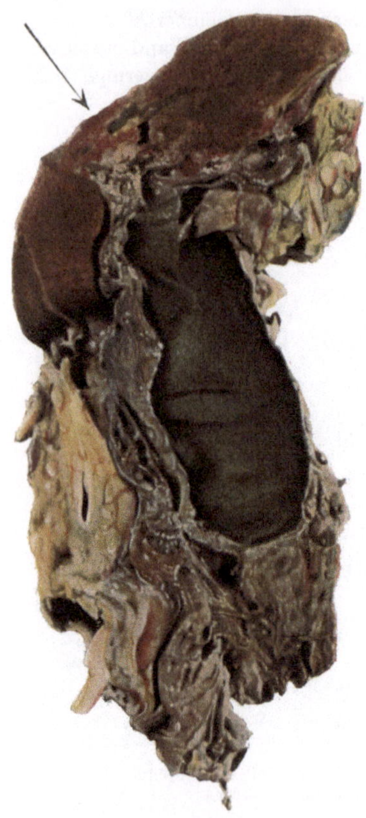

Abb. 29. Fall Ro. Erweiterter Choledochus mit dunkelgrüner Schleimhaut als Ausdruck starker vicariierender Resorptions- und Konzentrationsfähigkeit desselben bei obliterierter Gallenblase und Papillenstein. Der Pfeil zeigt die Stelle der Gallenblase. Schleimhaut des Choledochus zum Teil umgebaut. Vergrößerung etwa $^2/_5$ natürl. Größe.

Es handelt sich um 3 Fälle im Alter von etwa 60 bis über 70 Jahre. Bei 2 Fällen findet sich eine chronisch entzündete Gallenblase, deren eine etwas geschrumpft ist (Hab.), während beim 3. Falle (Ro.) die Gallenblase vollkommen obliteriert ist. Der übrige Befund an Gallenblase und Collum bietet nichts Besonderes und sei daher hier übergangen.

Choledochus etwa 7 cm lang und 4,5—5,5 cm breit. In 2 Fällen ist die Wand verdickt, zeigt zahlreiche Verwachsungen; ist grauweiß. Beim 3. Falle (Ro.) ist die Wand dünner, fast dunkelgrün (Abb. 29). Im Choledochus in allen Fallen etwa kirschgroße und von dicker Bilirubin-Kalk-Schicht überzogene Steine, von denen einer vor der Papille eingeklemmt, so daß die Wand des Choledochus wallartig in das Duodenum vorgetrieben wird. Mikroskopisch besteht die Choledochuswand aus derbem Bindegewebe mit einzelnen kleinen Infiltraten, außerdem bei einem Falle (Hab.) größere Muskelbündel, Elastica gut, Fasern auffallend gestreckt, zum Teil auseinandergezogen. An der Mucosa der Fälle Hab. und Ro. finden sich kleine Zöttchen und Drüsen.

Sphincter bei 2 Fällen sehr gut entwickelt, besonders der eigentliche Schließmuskel des Choledochus, doch ist Muskulatur infolge des Druckes durch den hineingetriebenen Stein weit auseinandergezogen (Abb. 30). In einem Falle Scho. ist die Muskulatur mäßig, anscheinend infolge Druckatrophie durch den Papillenstein.

Gallengänge in der Leber samtlicher Fälle erweitert, Wand derselben verdickt, infiltriert; bei Hab. besteht eine geringe biliäre Cirrhose, in einem größeren Gange finden sich hier 2 Bilirubinsteinchen. Pankreas zeigt in einem Falle vermehrtes Bindegewebe.

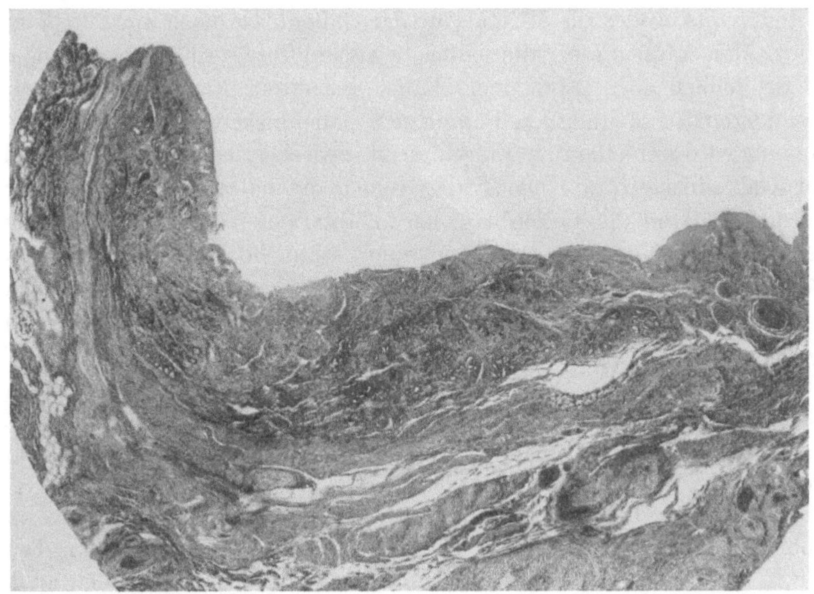

Abb. 30. Fall Ro. Übersicht über die Mundung bei Papillenstein. Sphincter Oddi gut ausgebildet, die wallartige Vorbuchtung der Mündung tritt deutlich hervor. Vergrößerung 29fach.

Die Gallenblasen sämtlicher Fälle wiesen schwere entzündliche Veränderungen auf; außerdem waren sie mehr oder weniger geschrumpft. Ein Urteil über etwaige sekundäre Entwicklungen der Muskulatur war daher nicht möglich. Besser waren die Verhältnisse am Collum-Cysticus-Übergang zu beurteilen. Die Muskulatur war hier durchweg gut, zum Teil hypertrophisch, ausgebildet.

Bei zahlreichen Fällen, insbesondere bei denen mit stark erweitertem Choledochus, waren die Hepatici und die intrahepatischen Gallenwege ebenfalls zum Teil bis in die kleinsten Verzweigungen erweitert. Im die Gänge begleitenden Bindegewebe fanden sich häufig Rundzellenanhäufungen.

4. Nicht einordbare Fälle und Besonderheiten (sog. Faltengallenblase).

Einige wenige Fälle ließen sich weder bei den reinen Typen noch bei den Fällen mit sekundären Fällen einordnen. Es handelt sich einmal um einen Fall, bei dem die Gallenblase um zahlreiche facettierte Steine geschrumpft ist und mikroskopisch aus derbem Bindegewebe besteht. Hier ist jedoch der Choledochus kaum erweitert (1,8 cm), auch ist der Sphincter Oddi hier nur schwach entwickelt. Bis auf diese Abweichung entspricht der Fall sonst den im vorigen Abschnitt in der zweiten größeren Gruppe geschilderten Fällen.

Bei den beiden übrigen Fällen handelt es sich einmal um einen Fall, bei dem sich 2 Kombinationssteine in einer mäßig entzündeten Gallenblase fanden und um einen anderen, bei dem eine mäßige chronische Entzündung der Gallenblase bei facettierten Steinen bestand. Besonderheiten zeigte weder die Muskulatur der Gallenblase noch am Sphincter Oddi. Man kann diese Fälle vielleicht als indifferente Fälle bezeichnen.

Schließlich noch 2 besondere Fälle. Bei diesen finden sich in einer besonderen Aussackung am Fundus der Gallenblase Steine. Diese Aussackung ist durch eine tiefe Einschnürung zwischen dem 3. und 4. Viertel der Gallenblase vom Korpus abgetrennt, die halbringförmig auf der Vorderwand um die Gallenblase herumläuft, ohne daß eine Knickung der Längsachse besteht. Es sind somit ähnliche Fälle, wie sie von *Bartel* und vor kurzer Zeit von *Barsony* beschrieben sind und von diesem als „Faltengallenblasen“ bezeichnet sind. Ähnliche Fälle sind noch von *Friedrich* und *Pflaumer* und amerikanischen Autoren beobachtet worden (s. bei *Barsony*). Als Ursache wird von *Barsony*, wie von den beiden letzteren Untersuchern, eine Entwicklungsanomalie angenommen.

Ähnlich gelagert dürften auch Fälle von *Ehrhardt* und *Rohde* sein. Doch fassen diese Untersucher die Aussackung am Fundus als Divertikel auf. Beide betonen die Möglichkeit von Gallenstauungen in diesem Gebiet, die leicht zu Steinbildungen führen können. So sind in einem Teil der in der Literatur beschriebenen Fälle und bei unseren beiden auch Steine an dieser Stelle gefunden. Weiter bezeichnet *Rohde* diese Divertikel als Ursache schlechter und unvollständiger Gallenblasenentleerung, ohne jedoch dafür eine nähere Begründung zu geben. Entsprechend unserer Fragestellung lag es daher nahe, besonders die Muskulatur dieser Fälle, die bisher keine große Beachtung gefunden hat, näher zu untersuchen.

Bei unseren beiden Fällen handelt es sich um Frauen im Alter von 64 und 70 Jahren. Angaben über Gallenblasenkoliken sind nicht bekannt. Todesursache einmal Pankreascarcinom, das andere Mal Lungenembolie, außerdem bestand in einem der Fälle eine Tabes dorsalis.

Gallenblase beider Fälle groß, schlank, birnenförmig, Fundus überragt die Leberkuppe. An der Grenze zwischen 3. und 4. Viertel eine auf der Vorderwand halb ringförmig herumlaufende Einschnürung, die die Aussackung abtrennt. Im Innern derselben einmal ein Kombinationsstein, das andere Mal zahlreiche erbsengroße, verschieden geformte Steine, die innen einen Bilirubin-Kalk-Kern enthalten. Wand der Aussackung einmal bindegewebig, das andere Mal verdickt, graugrünweiß. Schleimhaut der Gallenblase mittel- bis dunkelgrün, samtartig, Wand derselben makroskopisch etwas verdickt. Mikroskopisch Mucosa der Gallenblase schmal, Zotten meist plump, Muscularis schwach, besteht größtenteils aus zwei dünnen parallelen Streifen, an anderen Stellen Einzelbündel, doch sind auch diese nur mäßig stark. Bindegewebe etwas vermehrt, Fibrosa etwas verdickt. Elastica gering. Die Aussackung hat mikroskopisch in dem Fall mit Kombinationsstein ein derbes schwieliges Bindegewebe, das andere Mal entspricht die Wand mikroskopisch der Gallenblasenwand, zeigt jedoch etwas stärkere entzündliche Veränderungen; außerdem ist die Muskulatur erheblich schwächer (Abb. 31). Sphincter am Collum-Cysticus-Übergang kräftig, als Anhäufung von Ring- und Schrägmuskelbündeln in der Terminfalte.

Choledochus und Cysticus ohne wesentliche Veränderungen. Choledochus schmal, Sphincter makroskopisch und mikroskopisch gering ausgebildet.

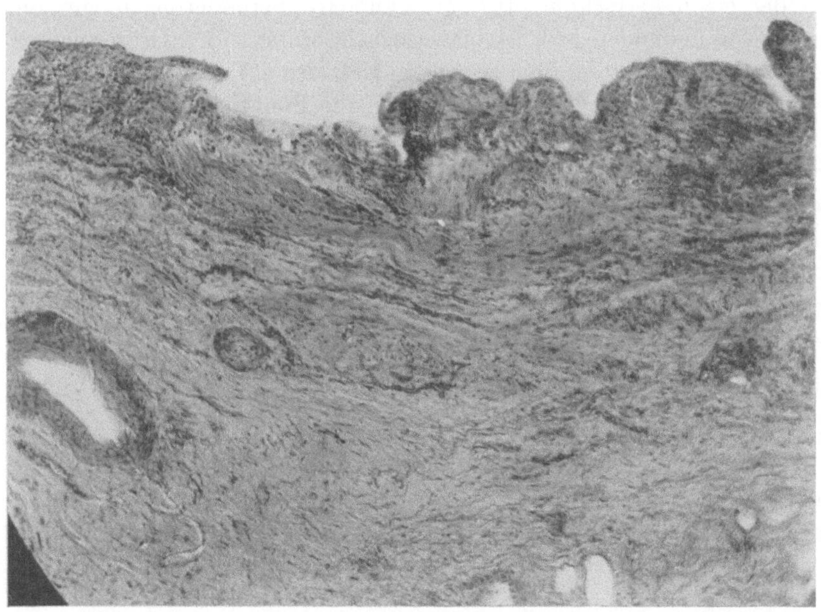

Abb. 31. Fall Ti. Schnitt durch die Aussackung einer „Faltengallenblase"; geringe Entwicklung der Muskulatur. Vergrößerung 70fach (starke Vergr.).

Bei beiden Gallenblasen findet sich also nur gering entwickelte, lang ausgezogene Muskulatur mit ebenfalls mäßig entwickelter Elastica. Es erinnert das ganze Bild an die im ersten Abschnitt beschriebenen Verhältnisse bei den hypotonischen Stauungsgallenblasen; die dort angestellten Überlegungen besitzen auch hier Gültigkeit. Die schlechte Entleerung und dadurch bedingte Stauung des Inhalts läßt sich zwanglos durch die schlechte Ausbildung der Muskulatur erklären, wobei für die Aussackung noch besonders ungünstige Verhältnisse vorliegen. Die von *Rohde* angenommene schlechte Entleerung findet somit eine gute anatomische Grundlage.

Als Ursache dieser Gallenblasenanomalie wird, wie bereits erwähnt, von den meisten Autoren eine Entwicklungsstörung angenommen. Bei den beschriebenen Fällen ist dies durchaus möglich. Andere Ursachen, Verwachsungen, Stränge oder eine Pericholecystitis fanden sich nicht, dahingestellt sei jedoch, ob die Anomalie nicht doch sekundär infolge mangelhafter Entwicklung der Gallenblasenwand entstanden ist, ähnlich einem Varixknoten an den Venen. Die nachgewiesene leichte Entzündung dürfte jedoch eine die Anlage verstärkende Rolle gespielt haben, ähnlich wie bei der sekundär hypotonischen Stauungsgallenblase.

5. *Ergebnis der anatomischen Untersuchungen.*

Aus dem untersuchten Material ließen sich 2 große Gruppen trennen. Bei der einen herrschten offenbar sekundäre Veränderungen vor, die durch Entzündungen bzw. Stein verursacht waren. Bei der geringeren Zahl von Fällen traten diese zurück, so daß sich 2 Typen herausschälen ließen, bei denen die Veränderungen auf die Funktion der contractilen Elemente der Gallenwege zurückzuführen waren. Der erste Typ wurde charakterisiert durch: eine große schlaffe Gallenblase mit dunkelgrün verfärbter Schleimhaut und dünner gedehnter Muskulatur. Der Sphincter am Collum-Cysticus-Übergang war im allgemeinen normal stark ausgebildet, in einigen Fällen vielleicht geringer. Cysticus und Choledochus waren schmal, der Klappenapparat gut ausgebildet. Die Schleimhaut der Gallenwege war dunkelgrün verfärbt. Der Sphincter Oddi war gering, in einigen Fällen vielleicht normal ausgebildet.

Der zweite Typ wurde charakterisiert durch: eine große Gallenblase mit dunkelgrüner Schleimhaut und guter, oft etwas hypertrophischer Muskulatur. Einmal fand sich darunter eine Gallenblase mit vermehrter Lipoidresorption (Stippchengallenblase von *Aschoff*). Der Sphincter am Collum-Cysticus-Übergang war meist gut, seltener relativ schwach ausgebildet. Der Cysticus war öfter etwas verbreitert. Der Choledochus war bis auf einen Fall stets verbreitert. Die Schleimhaut der Gallenwege war durchweg tiefer grün. Der Sphincter Oddi war in allen Fällen gut, ja zum Teil etwas hypertrophisch.

Der wesentliche Unterschied dieser beiden Typen ist demnach die verschiedene Ausbildung der Muskulatur. Unterschiede in der Ausbildung der Elastica spielten entgegen den Erwartungen keine so große Rolle. Sieht man von den bei diesen Fällen bereits vorhandenen und durch die Anlage zu erklärenden sekundären Veränderungen ab, so liegt es nahe, den *primär muskelschwachen Typ* dem *primär muskelstarken Typ* gegenüberzustellen.

Diese Einteilung, die mehr der von *Tandler* und *Payr* geäußerten Bedeutung der Muskulatur als konstitutionell-pathogenetischem Moment Rechnung trägt, erscheint nach dem Befund besser als die Einteilung von *Lütkens,* der auf Grund der Anschauungen *Biers* und seiner Schüler außer dem Normaltyp die bindegewebsschwache und bindegewebsstarke Gallenblase beschreibt. Die Benennung der Konstitutionstypen nach der Ausbildung der Muskulatur erscheint außerdem

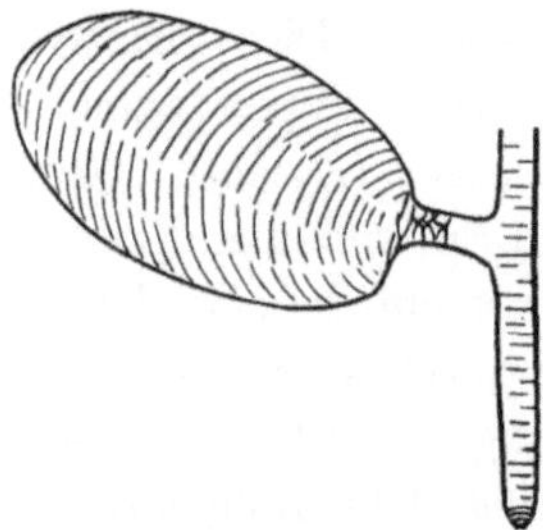

Skizze 1. Hypotonische Stauungs-Gallenblase. Gallenblase groß, schlaff, dunkelgrün; Collum ausgedehnt. Choledochus schmal, mittel- bis hellgrün, einzeln auch dunkelgrün; Sphincter schwach bis mäßig entwickelt.

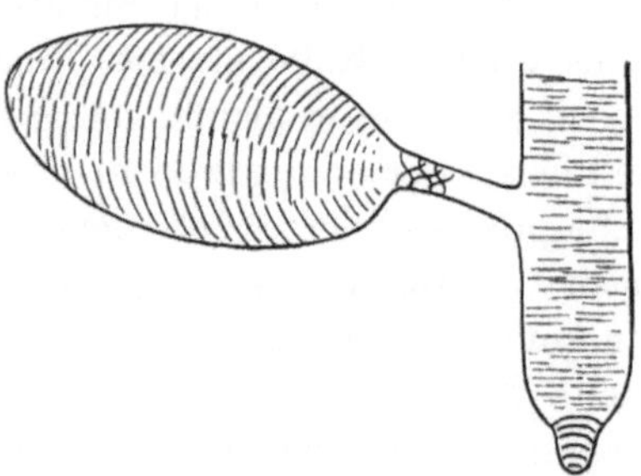

Skizze 2. Hypertonische Stauungs-Gallenblase. Gallenblase groß, mit guter Muskulatur, dunkelgrün, zum Teil Stippchenzeichnung; Choledochus erweitert, mittel- bis dunkelgrün; Sphincter deutlich abgesetzt, gut oder kräftig entwickelt.

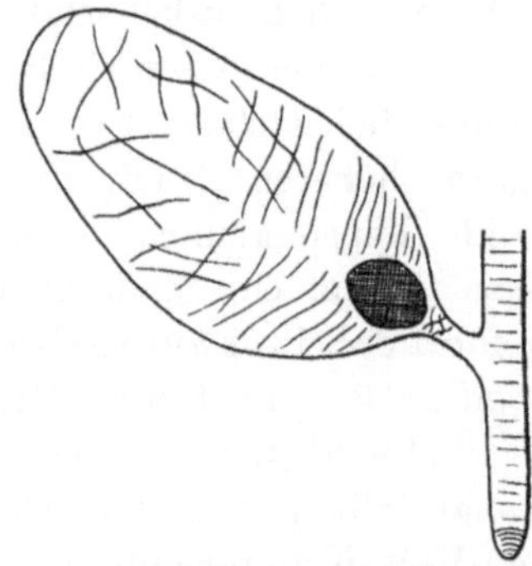

Skizze 3. Balkengallenblase mit Collumstein. Große, gedehnte Gallenblase mit hypertrophischer Entwicklung der Muskulatur, Entstehung von Trabekeln in der Gallenblase, Hervortreten der Ringmuskelbündel, starke Entwicklung der Collummuskulatur. Choledochus und Sphincter meist normal.

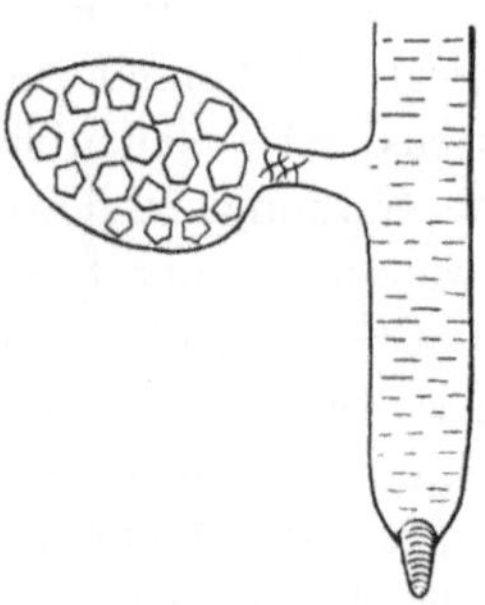

Skizze 4. Cholelithiasis mit teilweisem Ausfall der Blasenfunktion; Choledochus erweitert, mittelgrün; Sphincter deutlich abgesetzt, mäßig bis stark hypertrophisch.

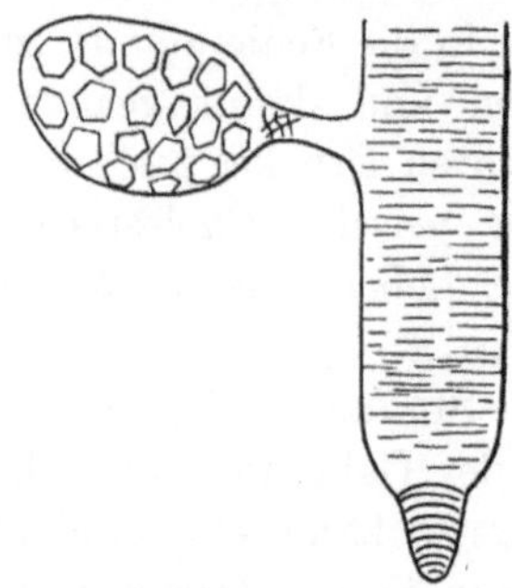

Skizze 5. Cholelithiasis mit totalem Ausfall der Gallenblasenfunktion; Choledochus stark erweitert, mittel- bis dunkelgrün; Sphincter deutlich abgesetzt, stark hypertrophisch.

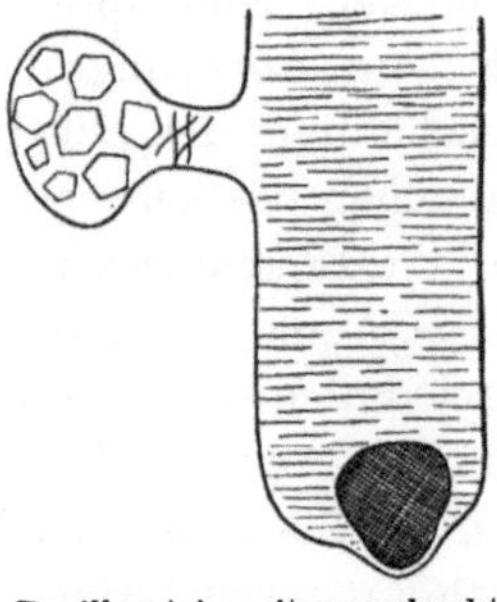

Skizze 6. Papillenstein mit vorgebuchtetem kräftigem oder hypertrophischem Sphincter; Choledochus sehr stark erweitert, je nach Ausfall der Gallenblase hell- bis dunkelgrün. (Skizze gibt einen Fall mit Ausfall der Gallenblasenfunktion wieder).

Skizze 1—6. Schematische Skizzen der verschiedenen Hauptformen der pathologischen Entwicklung der extrahepatischen Gallenwege.

angebrachter, da diese bei Funktionsstörungen der Gallenwege eine weitaus größere Rolle als das Bindegewebe spielt. Diese Einteilung erscheint auch besser als die von *Berg* beschriebenen Typen, zumal sich diese nur schwer oder gar nicht wiederfinden lassen (*Aschoff*, *Lütkens*).

Entsprechend der verschiedenen Anlage und Entwicklung der Muskulatur sind die Funktionsstörungen beider Typen verschieden. Bei der ersten Form kommt es infolge schlechter Entleerung durch die nur gering entwickelte Muskulatur allmählich zu einer Stauung in der Gallenblase. Ob ein Spasmus des Sphincters am Collum-Cysticus-Übergang dabei eine Rolle spielt, wie *Lütkens* es bei einigen Fällen von Gallenblasenstauung glaubt, ist nicht sicher zu sagen. Vielleicht kommen beide Momente in Frage. Hindernisse in den ausführenden Gallenwegen spielen hier keine Rolle.

Anders bei dem zweiten Typ. Der kräftige Schließmuskel setzt der Entleerung erhöhten Widerstand entgegen, insbesondere wenn ein Spasmus vorliegt. Es kommt zur Erweiterung des Choledochus, etwas auch des Cysticus. Die Gallenblase arbeitet gegen höheren Druck, und es tritt eine Stauung in derselben ein. Beide Typen können demnach zur Entwicklung einer Stauungsgallenblase führen, ein Stadium, das bei unseren Fällen vorliegt. Der erste Typ führt dabei zur *hypotonischen*, der zweite zur *hypertonischen Stauungsgallenblase*. In beiden Fällen verweilt die Galle länger in der Gallenblase und wird stärker eingedickt. Es besteht also die Möglichkeit von Bilirubinausfällungen. Entsprechend finden sich bei beiden Formen Bilirubin-Kalk-Konkremente in den Gallenblasen, bzw. solche Kerne in den hier vorhandenen Steinen. Doch besteht ein Unterschied. Lipoidresorption in vermehrtem Maße findet sich nur bei einer hypertonischen Stauungsgallenblase; ebenso findet sich nur hier ein Cholesterin-Solitär-Stein. Die Ursache ist anatomisch nicht zu ersehen. Möglich wäre außer vermehrter Resorption eine stärkere mechanische Hineinpressung der Lipoide in die Schleimhaut, möglich auch eine Änderung der Leberfunktion und damit geänderter Lipoidausscheidung der Leber infolge verstärkten Druckes auch in den intrahepatischen Gallenwegen, zumal gerade bei den Cholesterinausfällungen die Lipoidausscheidung durch die Leber eine große Rolle spielt (*Aschoff* und seine Schüler, *Westphal* u. a.).

Wahrscheinlich spielen zur Ausbildung der Stauungsgallenblase noch andere Momente eine Rolle, die den Tonus der Gallenwegsmuskulatur verstärken oder herabsetzen können. Als erstes käme eine Änderung der Funktion des vegetativen Nervensystems in Frage. Derartige Möglichkeiten lagen bei einem Teil der Fälle vor. Andererseits scheint besonders bei Ausbildung der hypotonischen Gallenblase das Alter eine Rolle zu spielen infolge Herabsetzung des Muskeltonus. Auch *Büdingen* weist auf die Bedeutung des Alters hin. Daß die beschriebenen Fälle nicht als einfache Altersatrophie aufzufassen sind, sei nochmals betont.

Sekundäre Entwicklungen der Muskulatur der Gallenwege infolge Veränderungen der Gallenwege durch Steine oder Entzündungen fanden sich hauptsächlich an der Gallenblase oder am Sphincter Oddi. Das letzte der 3 Muskelsysteme, der Collum-Cysticus-Sphincter, zeigte keine wesentlichen sekundären Veränderungen. Auch bei Entstehung der Stauungsgallenblasen spielte er anscheinend kaum mehr als eine begünstigende Rolle. Eine größere Bedeutung scheint ihm daher kaum zuzukommen, wie es auch *F. C. Mann* betont, vielleicht mit Ausnahme einer Erschwerung der Steinaustreibung aus der Gallenblase.

An der Muskulatur der Gallenblase fand sich als wesentlichste sekundäre Veränderung eine Hypertrophie. In geringerem Maße war sie an einigen Fällen nachzuweisen, die in der Gallenblase zahlreiche fascettierte Steine aufwiesen und einmal bei 2 größeren Kombinationssteinen in der Gallenblase. Anscheinend war die Ausbildung der Hypertrophie außer anderem vom Alter des Prozesses abhängig.

Weit stärker trat diese Hypertrophie bei den Fällen mit Collumstein auf und bei den Fällen von ausgesprochenem Hydrops. Sie nahm hier oft außerordentliche Grade an; es sei nur an die Trabekelbildung und die Hypertrophie im Collum erinnert. Diese Entwicklung ist anscheinend weniger bekannt. *Aschoff* und *Bacmeister* sprechen beim Hydrops von einem Dünnerwerden sämtlicher Schichten. Bei einem Fall *Sprengels* erhob der untersuchende Pathologe — *W. Schultze* — den Befund einer leichten Hypertrophie; *Sprengel* bemerkt dazu: „Nach dem makroskopischen Aussehen schwer verständlich.“

Die Ursache dieser Hypertrophie ist zweifellos die Anwesenheit von Steinen in der Gallenblase. Während bei den ersten Fällen ein Verschluß des Cysticus nicht vorgelegen hat und man außer der Erschwerung der Funktion durch die Anzahl der Steine einen durch diese verursachten Kontraktionsreiz annehmen muß, ähnlich wie es am Darm beim Ileus durch Fremdkörper bekannt ist, kommt für die letzten Fälle die Behinderung der Entleerung durch den Collumstein in Frage. Daß hierbei nicht notwendig eine Einklemmung vorliegen muß, der Zutritt von Galle nicht unterbrochen sein muß, zeigt die grüne Verfärbung der Gallenblasenschleimhaut eines Teiles der Fälle. Auf den Mechanismus im einzelnen ist dabei bereits eingegangen; es sei auf diesen Abschnitt verwiesen.

Noch eine kurze Bemerkung über die Muskulatur des Collum, die bei diesen Fällen eine außerordentliche Hypertrophie, besonders von Ringmuskelbündeln, zeigte. Dies dürfte auf eine verschließende Funktion nicht nur des sog. Sphincter am Übergang zum Cysticus, sondern des gesamten Collumgebietes schließen lassen. Weiter könnte man in diesen Fällen sich die Einklemmung des Steines mit durch Festhalten durch die Collummuskulatur entstanden denken, außer dem Hineinpressen durch die Kontraktion der Muskulatur des Korpus und Fundus. Schließlich käme neben den dort angegebenen Ursachen der Muskelhypertrophie dieser Fälle noch eine weitere in Frage. Die Muskulatur dieser Gallenblasen steht zweifellos unter dem Einfluß starker Spannung. Es ist nicht ausgeschlossen, daß auch diese zur Entwicklung der Hypertrophie beigetragen hat. Es sei auf die Untersuchungen *Bohnenkamps* über die Ursache der Hypertrophie des Herzmuskels verwiesen.

Sekundäre, zur Atrophie der Gallenblasenmuskulatur führende Veränderungen fanden sich nur in einem Fall; die Ursache war eine Entzündung. Auf die Funktion mußte sich dies in ähnlicher, nur verstärkter Weise auswirken wie bei der hypotonischen Stauungsgallenblase. Der Befund ergab die Richtigkeit dieser Anschauung. Die fehlende Einklemmung des Steins ist wohl ebenfalls auf die Schwäche der Muskulatur als Austreibungsmotor mit zurückzuführen.

Am Sphincter Oddi war die hauptsächlichste, ja einzige sekundäre Veränderung die Hypertrophie. Entsprechend den 3 Abschnitten dieses Muskels waren 3 verschiedene Formen zu unterscheiden. Hypertrophische Entwicklung des obersten, am Choledochus verlaufenden, und des äußersten, die Papille abschließenden Teiles waren relativ selten allein oder in vorherrschendem Maße zu beobachten. Weitaus am häufigsten war die Hypertrophie des mittleren Teiles, des eigentlichen Schließmuskels des Choledochus. Man darf daraus schließen, daß die weitaus wichtigste Funktion des Sphincter Oddi der Verschluß des Choledochus ist.

Die Ursache der Hypertrophie ist nicht schwer zu erklären. Zweifellos besteht ein Zusammenhang mit den Veränderungen der Gallenblase, die bei allen Fällen mehr oder weniger in ihrer Funktion gestört bzw. ausgefallen war. Darauf weist ferner die Beobachtung, daß sich bei der Gruppe schwerveränderter Gallenblasen eine Beziehung aufstellen ließ zwischen dem Grade des Funktionsausfalles derselben und der Entwicklung des Sphincters. Auch am Tier konnte *Westphal* Ähnliches beobachten. Daß Ausnahmen bestehen, zeigt der im 4. Abschnitt erwähnte Fall. Nicht ersichtlich ist jedoch, wie sich dieser Vorgang im einzelnen vollzieht. Am ehesten wären länger anhaltende Kontraktionen des Sphincters, vielleicht synchron mit Koliken der Gallenblase, anzunehmen, ähnlich wie die Erweiterung des Choledochus nach Entfernung der Gallenblase auf derartige Spasmen zurückgeführt wird (*Rost*, *Westphal*, *Lieck*, *Treplin*, *Judd* und *Mann*).

Eine Erweiterung des Choledochus fand sich dementsprechend bei allen diesen Fällen. Die Beziehungen derselben zur Sphincterhypertrophie erscheinen hier klar. So ließ sich durchweg feststellen, daß die Erweiterung des Choledochus ungefähr der Stärke der Entwicklung des Sphincters parallel gehen. Besonders schön zeigt diesen Zusammenhang das jähe Aufhören der Choledochuserweiterung am Sphincter bei Fall 9. Auch die Dehnung des noch funktionsfähigen Collumteiles der Gallenblase dieses Falles ist nicht anders zu erklären, zumal sich ein anderer Widerstand nicht finden ließ. In gleicher Weise wird bekanntlich die im Tierexperiment und bei manchen operierten Fällen gefundene Erweiterung des Cysticusstumpfes zu einer „Pseudo-Gallenblase“ auf einen vermehrten Sphincterwiderstand zurückgeführt (*Specht*).

Andere Ursachen der Choledochuserweiterung fanden sich erheblich weniger. Steine, die in der älteren Literatur die größte Rolle spielen, fanden sich in verhältnismäßig wenig Fällen. Auch ist nicht gerade wahrscheinlich, daß diese immer die Ursache sein müßten; so beschreiben *Specht* und *Seulberger* eine Anzahl Fälle mit steinlosen, erweiterten großen Gallengängen. Die Erklärung *Brentanos*, daß diese inzwischen abgegangen seien, dürfte kaum immer zutreffen. Ob aber auch bei der Anwesenheit von Steinen diese allein die Ursache der Erweiterung sein müssen, ist nicht einmal sicher. Nur in einem Fall (Scha., S. 93) erreichten sie eine solche Anzahl, daß das mechanische Moment der größeren Füllung eine Rolle spielen könnte. Die größere Bedeutung der Steine scheint vielmehr in der Anregung einer Dauerkontraktion des Sphincter Oddi zu liegen, wie dies *Westphal* nachweisen konnte. Die Choledochuserweiterung dieser Fälle wäre dann durch die Wechselwirkung zwischen Steinen und Muskulatur zu erklären. So zeigt der Fall Kra., bei dem sich Steine im Choledochus fanden, eine starke Hypertrophie des Sphincter Oddi (Abb. 25) und einen auffallend weiten Choledochus (über 3 cm).

Anders beim Papillenstein. Hier spielt das mechanische Moment der Entleerungsbehinderung durch den Stein die größte Rolle, ebenso wie bei dem Collumstein. Entsprechend kommt es hier zu außerordentlichen Erweiterungen des Choledochus und anscheinend ebenso wie in der Gallenblase zur Muskelhypertrophie oberhalb des Verschlusses.

Als weitere Ursache der Choledochuserweiterung gilt in der Literatur die Entzündung infolge hierdurch bedingter Zerstörung der elastischen Fasern, die ein wesentliches Stützmoment der Wand nach *Lütkens* und *Edelmann* darstellen. Unter dem durchgesehenen Material erweiterter Gallengänge fand sich jedoch eine Cholangitis nur in wenigen Fällen. Ihre Rolle für Entstehung des weiten Choledochus dürfte damit nicht sehr hoch einzuschätzen sein.

Schließlich hat *Westphal* für die Erweiterung des Choledochus das Hineingelangen von Trypsin in denselben verantwortlich gemacht. Derartige Verhältnisse könnten bei dem Fall Hei. (S. 99) vorliegen. Hier fanden sich Schädigungen der Elastica am Choledochus, die weder postmortal noch entzündlich bedingt zu sein schienen. Für den Übertritt von Pankreassaft in den Choledochus lagen hier zudem günstige Bedingungen vor, da die Hypertrophie des Sphincter Oddi den vordersten, die gemeinsame Papille abschließenden Teil betraf, während der übrige Muskel relativ schwächer erschien. Ob dieser Faktor auch bei den anderen Fällen eine Rolle spielt, läßt sich nicht sicher sagen. Gewiß münden in den Fällen mit erweitertem Choledochus auffallend oft die beiden großen Ausführungsgänge zusammen, so daß auch hier ein vorübergehender Übertritt des Inhaltes von einem zum anderen möglich wäre. Doch ließ die postmortale Veränderung der Elastica derartige Schlüsse nicht mit Sicherheit zu.

Auffallend ist das Fehlen oder die nur geringe Ausbildung der Choledochuserweiterung bei den Fällen mit Hypertrophie des obersten Teiles des Choledochus — der Fall Scha. fällt wegen der zahlreichen Steine für eine sichere Beurteilung dieser Verhältnisse aus. Diesem Teil des Sphincter Oddi ist von *Westphal* eine Bedeutung für die Austreibung der Galle in den Darm zugesprochen, was jedoch von *F. C. Mann* bestritten wird. Sollte dieser Befund nicht doch für die erstere Anschauung sprechen, indem die Hypertrophie dieses Teiles zu vermehrter Gallenaustreibung führt und so eine Stauung nicht eintreten kann?

Die Bedeutung des weiten Choledochus wird allgemein darin gesehen, daß dieser einen Ersatz für die fehlende Gallenblasenfunktion darstellt. Dies wird anatomisch in der zum Teil dunkelgrünen Verfärbung der Choledochusschleimhaut dieser Fälle deutlich. Sie ist auf vermehrte Resorption zurückzuführen, eine Funktion, die auch normalen Gallengängen zukommt (*Brugsch* und *Horsters*). Wieweit diese Anpassungen gehen, zeigen die Zusammenhänge zwischen Gallenblasenausfall, Choledochusweite und -pigmentierung und Stärke des Sphincter Oddi, die anscheinend in einer relativ festen Beziehung zueinander stehen. Noch deutlicher zeigt dies jedoch der Umbau der Choledochusschleimhaut nach Art der Gallenblase, der sich in einigen Fällen fand. Die ganzen extrahepatischen Gallenwege erscheinen somit als funktionelle Einheit, bei der Veränderung eines Teils stets Veränderungen anderer Teile nach sich zieht.

Wie steht es aber hier mit den großen Gallenblasen mit Collumstein? Bei diesen liegt ebenfalls ein weitgehender bzw. völliger Funktionsausfall der Gallenblase vor, ohne daß sich eine Erweiterung des Choledochus mit vikariierendem Eintreten findet. Liegen hier doch nur Veränderungen eines Teiles der extrahepatischen Gallenwege vor, ohne daß die anderen Teile mitbetroffen sind? Der Schlüssel zu dem gegenteiligen Verhalten dieser Fälle liegt in den verschiedenen Veränderungen der Gallenblase. Bei den Fällen mit erweitertem Choledochus und hypertrophischem Sphincter finden sich stets mehr oder weniger ausgesprochene Schrumpfungen der Gallenblase, während bei den letzteren diese gefüllt, ja überdehnt ist. Aus den Untersuchungen von *Demel* und *Brummelkamp* geht jedoch hervor, daß bei gefüllten, besonders bei unter erhöhtem Druck stehenden Gallenblasen der Sphincter Oddi stets geöffnet ist. Dies trifft für die Fälle mit Collumstein zu. Es kommt infolgedessen kaum zu stärkerer Sphincterkontraktion und damit auch nicht zur Hypertrophie mit folgender Erweiterung des Choledochus. Die Bedeutung dieses Verhaltens geht jedoch weiter. Es zeigt sich darin eine gewisse Zweckmäßigkeit, die eine weitere Erschwerung der Funktion der Gallenwege verhindert, die entsprechend dem oben Gesagten durch Choledochusstauung bei diesen Fällen eintreten würde. Auch hier zeigt sich demnach wieder die Gesamtheit der extrahepatischen Gallenwege als funktionelle und nosologische Einheit. Der *Begriff einer isolierten Cholecystopathie ist demnach nicht mehr aufrechtzuerhalten, es besteht stets eine Cholangiopathie.*

Über die Veränderungen an den parenchymatösen Organen kann nicht viel gesagt werden. Hierzu reichte auch das Untersuchungsmaterial nicht immer aus. An der Leber fand sich besonders bei den Fällen mit erweitertem Choledochus Vermehrung des Bindegewebes um die hier meist erweiterten kleinen Gallengänge, mit vermehrter Rundzelleninfiltration. Bei den anderen Fällen waren diese Veränderungen gering bzw. fehlten sie. In mehreren Fällen fand sich eine Lebercirrhose; wieweit diese mit den Veränderungen der Gallenwege zusammenhängt, sei dahingestellt. Am Pankreas konnten nur selten Veränderungen, meist in Form von Bindegewebsvermehrung, gefunden werden. Ob dies mit den übrigen Veränderungen zusammenhängt oder eine Altersveränderung darstellt, konnte nicht immer entschieden werden.

Literaturverzeichnis.

[1] *Aschoff*, Über Orthologie und Pathologie der extrahepatischen Gallenwege. Dtsch. Ges. f. Path. **1923** — Arch. klin. Chir. **126** (1923) — Vorträge über Pathologie. Jena 1924. — [2] *Aschoff*, Vortrag auf der Tagung Deutscher Naturforscher und Ärzte, Düsseldorf 1926. Dtsch. med. Wschr. **1926**, Nr 42 u. 43. — [3] *Aschoff* u. *Bacmeister*, Die Cholelithiasis. Jena 1909. — [4] *Aufrecht*, Der Ursprung der Gallensteine. Dtsch. Arch. klin. Med. **128**, 242 (1919). — [5] *Barsony*, Die Faltengallenblase. Arch. Verdgskrkh. **45** (1929). — [6] *Bartel*, Über eine Formanomalie der Gallenblase. Wien. klin. Wschr. **1918**, Nr 22. — [7] *Berg*, Studien über die Funktion der Gallenwege unter normalen und gewissen abnormen Verhältnissen. Acta chir. scand. (Stockh.) Suppl. **2**, 22 (1922). — [8] *Berg*, Studien über die Funktion der Gallenblase unter normalen und gewissen abnormen Zuständen. I u. II. Nord. med. Ark. (schwed.) **50**, Afd. I, H. 3, Nr 9; H. 5, Nr 20. — [9] *Berg*, Einleitungsvortrag zum Thema Gallensteinleiden. Verh. dtsch. Ges. Chir. 1923 — Arch. klin. Chir. **126** (1923). — [10] *Berg*, Ein letztes Wort zur Frage der Funktion der Gallenwege. Acta chir. scand. (Stockh.) **60** (1926). — [11] *Bohnenkamp*, Die Lehre von der Herzhypertrophie. Klin. Wschr. **1929**, Nr 10. — [12] *Boysen*, Über die Struktur und die Pathogenese der Gallensteine. Berlin 1909. — [13] *Brentano*, Bericht über 280 Gallensteinoperationen. Arch. klin. Chir. **127** (1923). — [14] *Bromann*, Über die Bedeutung einer kombinierten Muskel- und Klappenvorrichtung im Ductus hepatopancreaticus. Verh. anat. Ges. **1913**. — [15] *Brugsch* u. *Horsters*, Cholagoga usw. Arch. f. exper. Path. **118** (1926). — [16] *Burget*, Die Regulation des Gallenflusses. Amer. J. Physiol. **81** (1927). — [17] *Charcot*, zit. bei *Lütkens*. — [18] *Caylor* u. *Bollmann*, Der Bilirubingehalt der Gallenblase bei Gallenblasenerkrankungen. Arch. pathol. and labor. med. **3** (1927). — [19] *Courvoisier*, zit. bei *Sprengel*. — [20] *Demel* u. *Brummelkamp*, Ein Beitrag zur Funktion der Gallenblase. Mitt. Grenzgeb. Med. u. Chir. **37** (1924). — [21] *Edelmann*, Bakteriologie und Anatomie operativ entfernter Steinblasen. Beitr. klin. Chir. **142**, (1928). — [22] *Eden*, zit. bei *Lütkens*. — [23] *Ehrhardt*, Beiträge zur pathologischen Anatomie und Klinik des Gallensteinleidens. Arch. klin. Chir. **83** (1907). — [24] *Emmerich* u. *Wagner*, Über experimentelle typhöse Cholecystitis mit Chole-

lithiasis. Zbl. Path. **27** (1916). — [25] *Friedrich,* Die konzentrationsschwache Gallenblase. Dtsch. Z. Chir. **198** (1926). — [26] *Friedrich* u. *Pflaumer,* Über die Ursache röntgenologisch nachgewiesener Gallenblasenschnürfurchen. Fortschr. Röntgenstr. **37** (1928). — [27] *Helly,* Die Schließmuskulatur an den Mündungen der Gallen- und Pankreasgänge. Arch. mikrosk. Anat. **54** (1899). — [28] *Hoffmann,* Stauungsgallenblase und Schwangerschaft. Klin. Wschr. **1925,** Nr 42. — [29] *Hendrickson,* Über die Muskulatur des duodenalen Teiles des gemeinsamen Gallenganges und der Schließmuskel. Anat. Anz. **17** (1900). — [30] *Judd* u. *Mann,* Die Wirkungen der Entfernung der Gallenblase. Surg. etc. **24** (1917). — [31] *Klee* u. *Klüpfel,* Experimenteller Beitrag zur Funktion der Gallenblase. Mitt. Grenzgeb. Med. u. Chir. **27** (1914). — [32] *König,* Beobachtungen über intermittierende Gallenstauung. Münch. med. Wschr. **1929,** 2. Tl. — [33] *Kretz* u. *Helly,* Die Störungen der Leber- und Pankreassekretion. In Krehl-Marchand: Handb. d. allg. Path. **2,** 2, 462. Leipzig 1913. — [34] *Lichtwitz,* Prinzipien der Konkrementbildung, Handb. Physiolog. *Bethe-Bergmann.* IV. (1929). — [35] *Lieck,* Mißerfolge nach Gallenoperationen. Arch. klin. Chir. **128** (1924). — [36] *Lütkens,* Aufbau und Funktion der extrahepatischen Gallenwege. Leipzig 1926. — [37] *Mann, Frank C.,* Funktion der Gallenblase. Physiologic. Rev. **4** (1924). — [38] *Matsuno,* Über die Muskulatur des Ductus choledochus. Virchows Arch. **247** (1923). — [39] *Naunyn,* Cholelithiasis. Leipzig 1892. Über reine Cholangitis. Mittlg. Grenzgeb. Med. u. Chir. **29** (1917) — Die Gallensteine, ihre Entstehung und ihr Bau; ebenda **33** (1921); **36** (1922). — [40] *Nordmann,* Steinfreie Gallenblasenentzündung und ihre Komplikationen. Arch. klin. Chir. **127** (1924). — [41] *Oehlecker,* Ist der Begriff der Stauungsgallenblase berechtigt? Arch. klin. Chir. **128** (1924). — [42] *Pallin,* Über die Lage der Hepato-Cysticus-Konfluenz und den Verlauf der extrahepatischen Gallenwege. Beitr. klin. Chir. **121** (1921). — [43] *Payr,* Eingeweidesenkung und Konstitution. Zbl. Chir. **1921,** Nr 4. — [44] *Posselt,* Leber-Gallenwege und Infektionskrankheiten. Lubarsch-Ostertag, Erg. d. Path. **19,** 1. Tl. — [45] *Reach,* Der Schließmuskel des Ductus choledochus. Arch. f. exper. Path. **86** (1920). — [46] *Rietz,* Entwicklung der extrahepatischen Gallenwege. Nord. med. Ark. (schwed.) **50,** Afd. 1 (1917). — [47] *Rohde,* Zur Pathologie und Chirurgie der Steinkrankheit und entzündlichen Prozesse der Gallenwege. Arch. klin. Chir. **119** (1912). — [48] *Rost,* Die funktionelle Bedeutung der Gallenblase. Mitt. Grenzgeb. Med. u. Chir. **23** (1913). — [49] *Rovsing,* Beiträge zur Pathogenese der Gallensteinkrankheit. Acta chir. scand. (Stockh.) **56** (1923). — [50] *Ruge,* Beitrag zur chirurgischen Anatomie der großen Gallenwege. Arch. klin. Chir. **87** (1908). — [51] *Sakurai,* Proc. imp. Acad. Tokyo **2,** Nr 4. — [52] *Seulberger,* Nachuntersuchung der an der Göttinger Klinik operierten Gallensteinkranken. Dtsch. Z. Chir. **190** (1925). — [53] *Schmieden* u. *Rohde,* Die Stauungsgallenblase mit besonderer Berücksichtigung der Ätiologie der Gallenstauungen. Arch. klin. Chir. **118** (1921). — [54] *Specht,* Beitrag zur Frage der Neubildung der Gallenblase nach Cystektomie. Beitr. klin. Chir. **123** (1921). — [55] *Sprengel,* Die Gallensteinkrankheit im Lichte der Anfalloperation. Arch. klin. Chir. **107** (1916). — [56] *Stracker,* Die Plica longitudinalis beim Menschen und Tieren. Sitzgsber. math.-naturwiss. Kl. d. ksl. Akad. Wiss. **108,** Abt. III. Wien 1909. — [57] *Tandler,* zit. nach *Westphal* u. *Payr.* — [58] *Treplin,* Ätiologie und Therapie der Pseudorezidive nach Gallensteinoperationen. Beitr. klin. Chir. **126** (1922). — [59] *Westphal,* Muskelfunktion, Nervensystem und Pathologie der Gallenwege. Z. klin. Med. **96** (1923). — [60] *Westphal,* Die durch Dyskinese der Ausführungsgänge bedingten Pankreasschädigungen an den Gallengängen und der Leber. Z. klin. Med. **109** (1928). — [61] *Westphal, Soika* u. *Mann,* Die herabgesetzte Konzentrationsfähigkeit der Gallenblase beim Typhus und anderen Infektionskrankheiten. Dtsch. med. Wschr. **1929,** Nr 21. — [62] *Zander,* Für und Wider der chirurgischen Behandlung des Gallenleidens. Leipzig 1930. — [63] *v. Znaniecki,* Beitrag zur Kenntnis der Wandungen der großen Gallengänge. Inaug.-Diss. Greifswald 1895.

V. Experimentelle Erzeugung von Bilirubinkonkrementen durch Stauung.

Von **K. Westphal** und **F. Gleichmann.**

I. Teil: *Kurz dauernde Versuche.*

Die bisherigen Versuche, auf experimentellen Wegen die Entstehung der Gallensteine zu klären, sind im wesentlichen in 2 Richtungen unternommen worden. Der eine Gedanke war der, durch künstlich gesetzte *Infektion* und gleichzeitige *Stauung* der Gallenwege Steine zu erzeugen, der zweite, über eine *Stoffwechselstörung* durch z. B. sekundäre Anreicherung der Blasengalle an Cholesterin dementsprechende Steine zu erzielen.

R. Mignot brachte Hunden und Meerschweinchen einen schwach virulenten Infekt der Blasengalle bei und brachte außerdem teilweise sterile Fremdkörper in die Gallenblase. Er erzeugte so kleine Konkremente. Die Konkremente sollen fast ausschließlich aus Cholesterin bestanden haben. *Miyake* und *Italia* gewannen durch Verengerung des Ductus cysticus bei Kaninchen -und Hundegallenblasen Konkremente bei gleichzeitiger Injektion geringst virulenter Keime. *Aoyama* und *Iwanaga* fanden nach Cholesterinfütterung beim Kaninchen und Meerschweinchen bei gleichzeitiger Gallenstauung ohne Entzündung kleinste Konkremente; diese bestanden vorwiegend aus Cholesterin. *Dewcy* fand nach Cholesterininjektionen beim Kaninchen in der Gallenblase kleine, aus Epithelzellen bestehende, mit Bilirubin-Kalk und Cholesterin vermischte Konkremente.

Sehr interessant ist die Arbeit von *Fujimaki*, ihm gelang es bei Ratten mit vitamin-A-freier Ernährung Gallenwegskonkremente zu erzeugen, außerdem Nierenbecken- und Blasensteine, allerdings ohne daß sich uns bisher klare Wege von diesen Experimenten zur Klinik eröffnen.

Auch unter aseptischen Bedingungen ist es gelungen, ohne besondere Stoffwechselstörungen Konkremente zu erzielen. Durch aseptische

Schleimhautnekrosen und vorübergehende Gallenstauung gelang dies *Haberland*. *Iwanaga* sah ähnlich nach mechanischer und thermischer Reizung der Gallenblasenschleimhaut pigmentkalkähnliche Gebilde in der sterilen Gallenblase. Schließlich haben *Rous, Peyton, Mc. Master* und *Drury* ausschließlich durch Ableiten der Galle durch sterile Glas- und Kautschukröhren die Ausfällung konkrementartiger Steinchen erzielt. In allen diesen Versuchen lagen geschädigte Schleimhautpartikel oder Gummi und Glas als fremde Oberflächen der Ausfällung mit zugrunde. Es bestanden demnach wenig physiologische Bedingungen. Auch bei den erfolgreichen Versuchen von *Miyake* mit Entzündung und Stauung war in allen Fällen eine starke Schrumpfung und Entzündung der Gallenblase vorhanden, Zustände, wie wir sie mehr als Folgen, aber seltener im Beginn der Gallensteinkrankheit beim Menschen zu sehen gewohnt sind. Die Zusammenfassung von *Lichtwitz* gibt eine gute Übersicht über die bisher vorliegenden Experimente.

Die eigenen Versuche gingen von anderen Gesichtspunkten aus. Sie wollten prüfen, ob entsprechend den im physiologischen, klinischen und pathologisch-anatomischen Teil dieser Arbeit gegebenen Vorstellungen es möglich ist, durch *einfache aseptische Stauung* in der Gallenblase Bilirubinkonkremente, jene ersten Stadien der Steinbildung, zu erzeugen. Diese Stauung sollte im allgemeinen nicht an durch totale tiefe Choledochusunterbindung cholämisch gemachten Tieren stattfinden, damit möglichst den Verhältnissen am nicht kranken Menschen gleiche geschaffen würden mit einer Stauungsgallenblase, etwa wie sie während der Schwangerschaft vorzukommen pflegt.

Da bekannt ist, daß die Gallenblase Eindickungsarbeit leistet, andererseits ebenfalls bekannt ist, daß die Galle ein fein abgestimmtes kolloides System der mannigfachsten unter sich variablen Bestandteile ist, glaubten wir, die Störungen, die zu ersten Ausfällungen führen, aus diesem Fragenkreis heraus angehen zu müssen. Wir stellten dabei bewußt, wie gesagt, eine erste Störung dieses Systems durch Entzündung in den Hintergrund. Als eine vor allem auch den menschlich pathologischen Verhältnissen näherliegende Möglichkeit, dieses System zu belasten, eventuell zu zerschlagen, beobachteten wir die *Gallenstauung*. Ihr wollen wir unsere vorwiegende Aufmerksamkeit widmen. Daneben suchten wir auf die Veränderung bereits der Lebergalle durch Cholesterinfütterung bei einigen Tieren Einfluß zu gewinnen. Die Frage der Infektion streiften wir nur. Im 3. Teil wandten wir uns der Resorptionsarbeit der Gallenblase bei verschiedenen, besonders Innervationsveränderungen zu.

Wir betrachten jetzt zunächst die Ergebnisse unserer mit verschiedensten Modifikationen durchgeführten Stauungsversuche bei Hunden und werfen zuerst rasch einen Blick auf die Technik.

Durchweg wurden sie am Hunde ausgeführt. Dabei ist die Organgröße der Gallenblase, die Übersichtlichkeit und die besonderen anatomischen Verhältnisse nebst der dem Menschen ähnlichen Stoffwechsellage ausschlaggebend gewesen. Der Hund hat mehrere Leberlappen und demzufolge 4—7 Ducti hepatici, die in dem Choledochus an den verschiedensten Stellen einzeln oder vereinigt münden. Die Gallengangsunterbindungen am Cysticus und Choledochus wurden immer unter peinlichster Schonung der Arteria und Vena cystica sowie der übrigen Gefäße in Choledochusnähe, ferner unter völliger Schonung der Nervenfasern, — von besonderen Versuchen mit Nervendurchschneidung hier abgesehen — die zum Leberhilus und zur Gallenblase ziehen, vorgenommen. Zur einfachen Verständigung bezeichnen wir die Cysticusunterbindung ohne irgendwelchen Zufluß zur Gallenblase mit Gesamtabfluß der Lebergalle zum Duodenum mit Typ 1. Die Unterbindung des Choledochus, wobei Lebergalle sowohl zur Gallenblase wie auch unterhalb der Unterbindungsstelle, die sich etwa in Choledochusmitte befindet, direkt aus den Ductis hepaticis zum Darme fließen kann mit Typ 2. Gelegentlich ist die Choledochusunterbindung auch mit Choledochus-Teil-Unterbindung in den Protokollen verzeichnet, und schließlich die Choledochusunterbindung dicht oberhalb des Duodenums mit Typ 3; dabei wird die gesamte Lebergalle gestaut und keinerlei Gallenabfluß zum Duodenum kann stattfinden. Die Unterbindungen wurden meist mit durch kurzen Aufenthalt in heißem Wasser zum Quellen gebrachten Catgut ausgeführt. Der besondere Vorzug dieser Unterbindungsart besteht in der selbsttätigen Lockerung und späteren Resorption der Unterbindungsschlinge, so daß bereits nach etwa 8—12 Tagen wieder ein Gallenfluß durch die unterbundene Stelle stattfindet. So wurde eine den pathologisch-physiologischen Verhältnissen ähnliche vorübergehende Stauung erzielt. Mitunter wurde auch Seide verwandt, wobei die Durchgängigkeit anfänglich auf Wochen total aufgehoben wurde und auch häufig noch nach Monaten völlige Abflußbehinderung bestand. In den meisten Fällen wurde zu Beginn des Versuches Galle unter sterilen Bedingungen aus der Gallenblase mittels Spritze entnommen, derart, daß die dünne Nadel vom Leberbett her durch einen Leberlappen eingeführt wurde, um Nachblutung sowie Abfluß von Galle aus der Gallenblase in die Bauchhöhle zu vermeiden. Die Hunde wurden in den akuten Versuchen mit Chloraloseinjektion 0,1 g pro Kilo narkotisiert. In allen anderen Versuchen mit Äthernarkose nach vorheriger Morphiumgabe. Die chemischen Bestimmungen erstreckten sich vorwiegend auf Bilirubin, Chloride, Trockenrückstand, Asche, Cholesterin, ferner wurde gelegentlich auch Gesamtstickstoff, Reststickstoff, häufig Schleim, sowie vereinzelt Calcium, Gefrierpunkt, p_H, Gallensäuren und durch Kochen zu fällende Eiweißstoffe bestimmt. Die genauere Methodik dieser Bestimmungen wird später in dem der Konzentrationsarbeit der Gallenblase gewidmeten Teil angeführt.

Im ganzen wurden zu den Tagesversuchen sowie zu den Versuchen mit chronischer Stauung über Wochen und Monate 50 Hunde verbraucht, von denen etwa 40 Versuche einwandfrei verliefen.

Betrachten wir zunächst die *kurz dauernden 1—11tägigen Versuche*, die an 16 Hunden ausgeführt wurden! Was geschieht durch die *Gallenstauung* bei diesen Tieren?

Es sind dies Hund 14, 6a, 13, 12, 7, 43, 4, 11, 3, 42, 44, 5, 40, 64 und Hund 77.

Die jeweiligen besonderen Versuchsbedingungen hinsichtlich Unterbindungsart, Nervdurchschneidungen und anderes mehr bleiben jetzt unberücksichtigt. Wir finden dabei in 13 Fällen (Hund 13, 12, 5, 7,

3, 4, 11, 42, 44, 43, 45, 77 und 64) *makroskopisch wahrnehmbare Ausfällungen verschiedenster Art.* Eklatant zeigt schon nach 2 mal 24 Stunden ausgesprochene Veränderungen in der gestauten Galle Hund 13. Er weist bereits zahlreiche, feinste, bis fast stecknadelkopfgroße, schwarzbraune, scharf umgrenzte Konkrementchen auf. Wir fügen zur anschaulicheren Betrachtung einige typische Protokolle ein.

Hund 13. Operationstechnik: Unterbindungstyp 2. Versuchsdauer 2 mal 24 Stunden, makroskopisch völlig klare tiefbraune Galle; mikroskopisch vereinzelt zarte, feinste, fast farblose, zum Teil gelblich getönte feinstgekörnte Flöckchen bei Versuchsbeginn. Bakteriologischer Befund bei Operation aerob: Gram-positive Kokken, auf Blut Staphylococcus albus (Verunreinigung), anaerob: steril. Die chemischen Bestimmungen lauteten: Bilirubin 280 mg%, Cholesterin 70 mg%, Chlor 0,19 g%, Trockenrückstand 18,4 g%, Asche 1,69 g%, Rest-N 0,35 g%.

Nach 2 mal 24 Stunden wurde der im übrigen sich frisch befindende Hund durch Kopfschuß getötet. Die Galle ist tiefst braun, enthält zahlreiche, feinste, bis *fast stecknadelkopfgroße*, schwarzbraune, scharf umgrenzte Konkremente von tonartiger Konsistenz. Mikroskopisch sieht man feine amorphe, körnchenartige, braune Aggregationen von fast Konkrementdichte (Lichtdurchfall nicht möglich). Ferner sieht man zahlreich vielgestaltige grünliche, sich zum Teil überlagernde Tropfen, die mitunter in ihrer Mitte feine Körnelung aufweisen; im übrigen immer glatte scharfe Randbildung besitzen. Sie haben im polarisierten Lichte keine Doppelbrechung. (Bei Durchsicht der Objektträger-Präparate $^1/_2$ Jahr später sind zahlreiche doppelbrechende kleinste Büschel und radiär angeordnete Krystallnadeln zu sehen.) Bakteriologisch war bei Tötung die Galle sowohl aerob sowie anaerob *steril*, was den bei Versuchsbeginn gefundenen Staphylococcus albus erneut als Verunreinigung erscheinen läßt. Die chemischen Werte waren folgende: Bilirubin 280 mg%, Chlor 0,015 g%, Cholesterin 58 mg%, Trockenrückstand 22,34 g%, Asche 1,89 g%. Bei der späteren histologischen Durchsicht der Gallenblasenwand findet sich bei Sudanfärbung im ganzen etwas zellreichere Mucosa (Rundzellen und Bindegewebszellen). Außerdem sind streckenweise Histiocyten mit grünem Gallenfarbstoff imbibiert. Das Gallenblasenepithel selbst ist tiefrot verfärbt, alle Epithelzellen erscheinen stark angefüllt mit fein- und großtropfigen, die Fettfärbung gebenden Massen. Am großtropfigsten ist diese Fettfärbung in den zum Lumen der Gallenblase hin gelegenen, den Zellkernen vorgelagerten Zellteilen; feiner, vereinzelt auch so im Stützgewebe, findet sich die Fettfärbung unterhalb der Kerne. An der der Blasenlichtung zugewandten Seite der Epithelzellen sind manche Epithelien mit großen, die gesamte Zelle einnehmenden rotgefärbten Tropfen angefüllt. Solche Tropfen scheinen des öfteren wieder abgestoßen zu werden, denn sie liegen auch frei im Lumen mancher Schleimhautfalten.

Die gleichen makroskopisch bis etwa stecknadelkopfgroßen dunkelbraunen, scharf umschriebenen Ausfällungen zeigt auch Hund 5 nach 4 mal 24 Stunden (Abb. 32):

Operationstechnik: Unterbindungstyp 2. Versuchsdauer 4 mal 24 Stunden. Galle bei Operation tiefst braun bis schwarz, klar; makroskopisch und mikroskopisch o. B. Bakteriologisch steril. Die chemischen Bestimmungen lauten: Bilirubin 336 mg%, Cholesterin Spuren, Chlor 0,011 g%, Trockenrückstand 15,67 g%, Gefrierpunktserniedrigung — 0,42°.

Nach 4 mal 24 Stunden Tötung des völlig munteren Hundes durch Kopfschuß. Die Galle ist klar, braunschwarz, wesentlich zähflüssiger. Zahlreiche, bis im Höchstfall stecknadelkopfgroße, dunkelbraune, scharf umschriebene Konkrementchen. Mikroskopisch sind relativ scharf begrenzte, bräunlich-schwarze amorphe, zum Teil aus scholligen bis körnigen Elementen zusammengesinterte Konkrementbildungen wahrnehmbar, ferner vereinzelt rötliche Krystalle, zum Teil mit kugelig tropfenartiger grüner Endauftreibung. Reichlicher sind die vielgestaltigen grünlichen bis bräunlich-grünlichen Tropfenbildungen zu erkennen. Die rötlichen Krystalle leuchten im polarisierten Licht rot und grün auf. Bei Durchsicht der Objektträgerpräparate $^1/_2$ Jahr später, wo sie zum Teil eingetrocknet sind, zum Teil noch durchaus frischen Eindruck machen, sind die grünlichen Endauftreibungen der rötlichen Krystalle verschwunden, dagegen finden sich unverändert die rötlichen Krystalle allein, sowie die vielgestaltigen Tropfen gesondert

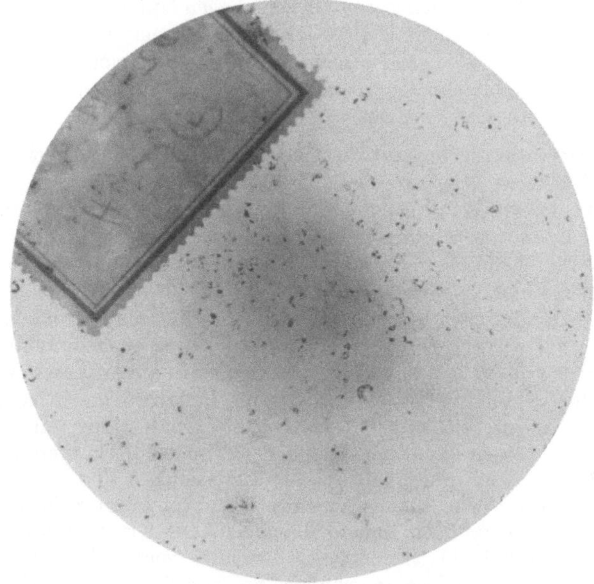

Abb. 32. Herdenförmig feinste Niederschläge, gering verkleinert. Hundegalle (Hund 5) nach 4 mal 24 stündiger Unterbindung.

vor. Bakteriologischer Befund bei Tötung: aerob Enterokokken, anaerob steril. Bilirubin 268 mg%, Cholesterin 39 mg%, Chlor 0,105 g%, Trockenrückstand 15,79 g%, Asche 1,41 g%, Rest-N 192 mg%.

Noch ausgesprochener sind die makroskopischen Ausfällungen nach 8 mal 24 Stunden Gallenstauung bei Hund 3 und Hund 4.

Hund 3. Operationstechnik: Unterbindungstyp 2. Ferner Durchtrennung der vom Pylorus und Duodenum zum Leberhilus ziehenden Vagusfasern. Versuchsdauer 8 mal 24 Stunden. Die Galle ist bei der Operation tiefschwarz, klar, enthält einige Epithelien, vereinzelt feinste „Schleimflöckchen". Sie ist bakteriologisch steril. Die chemischen Bestimmungen lauten: Bilirubin 412 mg%, Trockenrückstand 24,79 g%.

Nach 8 mal 24 Stunden Tötung des Hundes, der munter war und bereits wieder fraß, durch Kopfschuß. Die Galle ist tiefschwarz-grün, zähschleimig, sirupartig, zieht Fäden bis 15 cm Länge; sie enthält zahlreiche stecknadelkopf-, hirsekorn- bis erbsgroße, scharf umschriebene, tiefbraun-grünschwarze Klümpchen, deren Konsistenz ist bei den erbsgroßen schmierig-gallertig bis beginnend tonartig, bei den hirsekorngroßen tonartig bis wachsartig. Mikroskopisch entsprechen die hirsekorngroßen Konglomerate amorph gekörnten bräunlichen Massen mit nur vereinzelt grünlichen vielgestaltigen Tropfenbildungen, die nicht im Polarisationsmikroskop aufleuchten. Diese Tropfen liegen bisweilen am Rande, bisweilen mit den bräunlich gekörnten Massen vermischt, zum Teil auch im gesonderten Haufen bis 50—100 Tropfen. Ihre Größe schwankt zwischen Erythrocyten bis etwa 8- bis 10mal Leukocytengröße. Reichlich fädiger Schleim, vereinzelt rötliche Krystalle mit vereinzelt grünlich-tropfigen Endauftreibungen. Die rötlichen Krystalle leuchten im Polarisationsmikroskop teilweise rot, teilweise grün, teilweise überhaupt nicht auf. Bakteriologisch ist die Galle sowohl im aeroben wie im anaeroben Kulturverfahren *steril*. Die chemischen Bestimmungen lauten: Bilirubin 84 mg%, vorwiegend Biliverdinbeimengungen, Cholesterin 89 mg%, Chlor 0,22 g%, Trockenrückstand 6,36 ! g%. Asche nicht bestimmt. Histologisch geringe Zellvermehrung der Gallenblasenmucosa, starker Gehalt an sudangefärbten tropfigen Elementen in den Mucosaepithelien.

Hund 4. Operationstechnik: Unterbindungstyp 2. Durchschneidung sämtlicher aus der Nähe des Ganglion solare zur Arteria hepatica und zum Leberhilus ziehenden Nervenfasern (vorwiegend sympathisch). Versuchsdauer 8mal 24 Stunden. Galle bei Operation schwarz, klar. Mikroskopisch o. B. Bakteriologischer Befund steril. Die chemischen Bestimmungen lauten: Bilirubin 244 mg%, Cholesterin 84 mg%, Chlor 0,013 g%, Trockenrückstand 26,51 g%.

Tötung des Hundes nach 8mal 24 Stunden. Das Tier fraß bereits am 2. Tage nach der Operation wieder, machte aber vor der Tötung einen kränklichen Eindruck. Es fanden sich in der Nähe der Operationsstelle am Leberbett vereinzelte bis bohnengroße Drüsen, ferner etwas Exsudat innerhalb des Abdomens, die Infektion ging von den Stichkanälen der Bauchdecken aus. Die Galle ist braunschwarz-grün, fadenziehend, enthält zahlreiche kleinere hirsekorngroße bis über erbsengroße, schwarze, tonartige Klümpchen. Mikroskopisch sind reichlich bräunliche körnchenartige amorphe Aggregationen zu sehen, vereinzelt rötliche Krystalle, zum Teil mit grünlich-tropfigen Endauftreibungen. Die Krystalle lösen sich, wie bei Hund 3 und Hund 11 in Natronlauge. Reichlich vereinzelt und in Haufenbildungen grünliche, zum Teil braun-grünliche und zum Teil vielgestaltige Tropfen. Bakteriologischer Befund. Aerob: auf Platten Gram-positive Stäbchen; anaerob: steril. Chemische Bestimmungen: Bilirubin 780 ! mg%, Cholesterin 53 mg%, Chlor 0,038 g%, Trockenrückstand 22,43 g%.

Bis erbsengroß sind also schon in wenigen Tagen diese Ausfällungen, ja sogar bis gut bohnengroß sahen wir sie zweimal bei Hund 64 und 77 (Abb. 33). Die Ausfällungen schwanken in ihrem Charakter. *In 10 Fällen handelt es sich um braun-schwarze bis braun-grün-schwarze streng abgegrenzte konkrementartige Bildungen,* deren Konsistenz zwischen zäh gallertig und zwischen feucht tonartig bis wachsartig schwankt. Sie sind jedoch nicht so weich, daß man sie nicht als Einheit bequem mit der Pinzette fassen kann, um sie z. B. von der Gallenblasenschleimhaut zum Objektträger zu befördern. In 4 Fällen sind die Konkremente bis stecknadelkopfgroß (Hund 5, Hund 13, Hund 45 und 12). In einem Fall erreichen sie bis Hirsekorngröße (Hund 11). Und in 3 Fällen erreichen sie bis Erbsgröße (Hund 4, 3, 43). Und in 2 Fällen sind sie sogar bis ungefähr bohnengroß (Hund 64 und Hund 77), wobei sie in den letzten 2 Fällen einen mehr gallertigen, weniger ausgesprochen tonartigen Charakter haben. Lediglich bei 4 Hunden (Hund 42, 44, 6a, 14) finden wir Ausfällungen, die nicht den schwarzbraunen bzw. schwarz-braun-grünen Charakter tragen und deutliche Konsistenz aufweisen, sondern als weißgelbliche bis gelblich-bräunliche Flöckchen erscheinen. Sie sind soeben gut mit dem Auge wahrzunehmen und sind in reichlicher Menge in der tief-braun-schwarzen bis schwarz-grünen Galle vorhanden. Sie halten sich in der Galle länger schwimmend und sedimentieren in Ruhe später, erst nach 20—30 Minuten und länger, während die oben beschriebenen

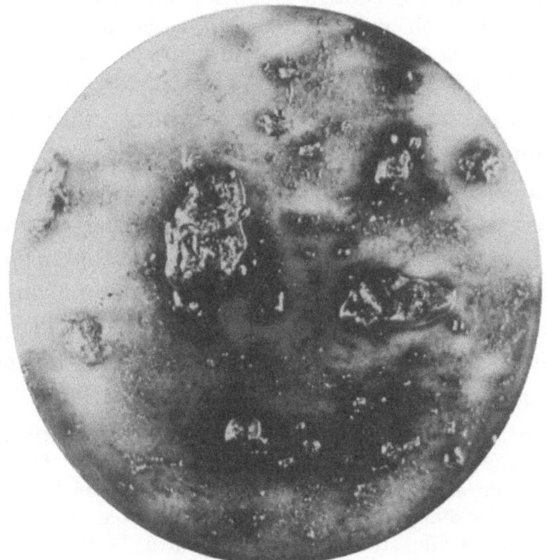

Abb. 33. Hund 64. Stecknadelkopf- bis bohnengroße weiche Konkremente nach 7mal 24 Stunden Gallenstauung.

Ausfällungen der 10 anderen Versuchshunde primär zu Boden liegen oder in wenigen Minuten sich nach Herausnahme in der Reagensglaskuppe absetzen. Auf die mikroskopische Beschreibung dieser Flöckchen, die mit den bloßen Augen sehr gut wahrzunehmen sind, gehen wir später noch kurz ein.

Der zeitliche Verlauf der Konkrementbildungen vollzieht sich so, daß wir bereits nach einmal 24 Stunden bei Hund 14 und Hund 6a allerfeinste, soeben wahrnehmbare gelbliche bis gelb-bräunliche Teilchen in der sonst klaren Galle beobachten. Bereits nach 2mal 24 Stunden (Hund 13) finden wir die bis stecknadelkopfgroßen schwarzbraunen Ausfällungen, die bereits deutlichen konkrementartigen Charakter tragen und scharf umgrenzt sind. Sie sind gallertig weich bis tonartig und reichlichst vorhanden. Das ähnliche ist nach 3mal 24 Stunden der Fall bei Hund 12, dessen Protokoll kurz folgt:

Hund 12. Operationstechnik: Unterbindungstyp 2. Versuchsdauer 3mal 24 Stunden. Makroskopisch Galle braunschwarz mit deutlich grünlichem Beiton; mikroskopisch sehr vereinzelt feinste, farblos feingekörnte Flöckchen. Bakteriologischer Befund steril; die chemischen Bestimmungen lauten bei der Operation: Bilirubin 176 mg%, Cholesterin 120 mg%, Chlor 0,012 g%, Trockenrückstand 21,96 g%, Asche 1,86 g%, Rest-N 313 mg%, Gefrierpunktserniedrigung — 0,53°.

Nach 3mal 24 Stunden wird der gesund erscheinende und bereits wieder fressende Hund durch Kopfschuß getötet, die Galle ist schwarzbraun mit grünlichem Beiton, zeigt vermehrte Zähflüssigkeit und enthält zahlreiche feinste, bis stecknadelkopfgroße schwarzbraune Konkrementchen. Mikroskopisch sind lockere, zum Teil bei Aufblendung noch durchsichtige, zum Teil bei Aufblendung tiefbraun-schwarze amorphe, körnchenartige Aggregationen sichtbar, an deren Rand vereinzelt grüne, zum Teil vielgestaltige Tropfenbildungen vorhanden sind. Bakteriologische Kultur ist aerob und anaerob *steril*. Die chemischen Werte sind: Bilirubin 215 mg%, Cholesterin 74 mg%, Chlor 0,038 g%, Trockenrückstand 20,36 g%, Asche 1,74 g%, Rest-N 0,367 g%, Gesamt-N 1,03! g%.

Bereits nach 6mal 24 Stunden erreichen die Ausfällungen in einem Fall bis Erbs- und Bohnengröße bei Hund 77. Sie sind hier, wie vorhin erwähnt, auffallend flüssigkeitsreich und mehr zäh gallertig als tonartig. Nach 7mal 24 Stunden Stauung sehen wir bei weiterer Stauung (Hund 64) die gleichen bis über erbsgroßen, fast bohnengroßen Ausfällungen. Während in anderen Fällen das Wachstum langsamer fortschreitet, so daß nach 6mal 24 Stunden erst stecknadelkopfgroße Gebilde vorhanden sind, wie das bei Hund 7 der Fall ist, dessen Protokoll wir hier folgen lassen.

Hund 7. Operationstechnik: Unterbindungstyp 2. Hund hatte 2—3 Tage vor der Operation gehungert. Versuchsdauer 6mal 24 Stunden. Galle ist makroskopisch klar, braunschwarz. Mikroskopisch lassen sich zahlreiche, feinst gekörnte gelbliche, fast noch flöckchenartig zu benennende Aggregationen wahrnehmen. Bakteriologisch ist die Galle steril. Die chemischen Werte lauten: Bilirubin 604 mg%, Cholesterin 78 mg%, Chlor 0,004 g%, Trockenrückstand 23,18 g%.

Nach 6mal 24 Stunden wird der seit mehreren Tagen wieder lebhaft fressende Hund durch Kopfschuß getötet. Dabei ist die Choledochus-Unterbindung soeben für eine dünne Sonde wieder durchgängig. Die Galle ist makroskopisch klar, enthält zahlreiche bis stecknadelkopfgroße, braunschwarze, tonartige Konkrementchen. Mikroskopisch sind vorwiegend amorph gekörnte, zum Teil feinschollige Aggregationen mit vereinzelt grünlichen, zum Teil vielgestaltigen Tropfen und sehr wenig rötlichen Krystallen wahrzunehmen. Bakteriologisch ist die Galle aerob und anaerob *steril*, die chemischen Werte lauten: Bilirubinbestimmung verunglückt, Cholesterin 59 mg%, Chlor 0,104 g%, Trockenrückstand 14,8 g%, Asche 1,34 g%. Gesamtstickstoff 0,78 g%. Bei Betrachtung der Objektträgerpräparate ungefähr 9 Monate nach der Obduktion sind die kleinen Konkrementchen in dem im übrigen etwas eingetrockneten Präparat noch gut erhalten und zeigen mittlerweile konzentrische Ringbildungen, die an Liesegangsche Ringbildungen erinnern.

In den 4 Versuchen (Hund 14, 6a, 42, 44) mit weiß-gelblichen, feinflockigen Ausfällungen sehen wir diese Flöckchen nach je einmal 24 Stunden Gallenstauung bei Hund 14 und 6a in Erscheinung treten. Bei Hund 44 nach 3mal 24 Stunden und bei Hund 42 nach 10mal

24 Stunden Stauung. Dabei ist natürlich der Tag der wirklichen Entstehung dieser Flöckchen unbestimmt. Überhaupt *keine sicheren makroskopischen Ausfällungen* finden sich überhaupt nur bei Hund 40 in der sirupartigen braun-grün-schwarzen Galle. Die besondere Art der *Unterbindungstechnik ganz tief unten am Choledochus* (Typ 3) mit Gesamtzufluß der gestauten Galle zur Gallenblase ist *hierfür wahrscheinlich maßgebend* gewesen. Die Stauung fand bei Hund 40 3mal 24 Stunden statt. Auf die verschiedenen Unterbindungsmodifikationen gehen wir kurz später ein.

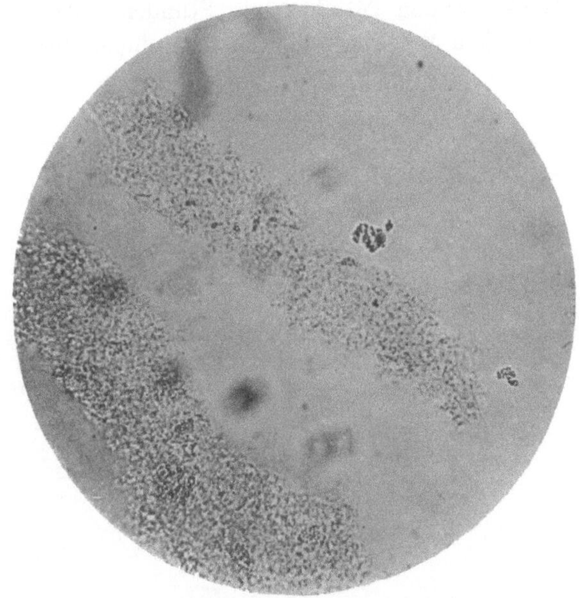

Abb. 34. Hund 12. „Schleimflöckchen" mit schwächerer und stärkerer Bilirubinimbibition nach 3mal 24 Stunden. (Erste feinsttropfige Bilirubinausfällungen?)

Die *mikroskopische Untersuchung unserer Befunde* wurde in einem wahllos aus der Galle entnommenen Tropfen oder meist an einem Sedimenttropfen vorgenommen. Wir betrachten zunächst einen Tropfen aus dem Sediment einer Hunde-Blasen-Galle, die wie üblich bei Versuchsbeginn durch Punktion aus der Gallenblase entnommen wurde. Wir finden dabei in etwa der *Hälfte* der Gallen mehr oder weniger zahlreich besonders zahlreich bei Hungerhunden *feinste Flöckchen, fast farblosen, leicht gelblich getönten und feinst gekörnten Charakters.* Wichtig scheint uns dabei aber folgendes zu sein, daß unsere Hunde vor den Operationen, um eine volle Gallenblase zu erzielen, durchweg ein- bis mehrmal 24 Stunden gehungert hatten. Die Gallenblasen waren fast durchweg sehr prall und groß und mit tiefdunkler Galle gefüllt. Diese Flöckchen sind bei Ocular 7 und Objektiv 8 kaum wahrzunehmen, dagegen bei Okular 7 und Objektiv 40 gut. Sie entsprechen durchweg etwa der Mikrophotographie von Hund 35 im Teil VI (Abb. 52) sowie annähernd den Flöckchen bei Hund 12 (Abb. 34). Sie sind von uns, wenn sie nicht stark gelblich oder bräunlich verfärbt waren, als „Schleimflöckchen" angesprochen und gehören praktisch wie die fast immer vorhandenen vereinzelten oder bisweilen noch im Verbande stehenden und mit Lipoidtropfen zum Teil bis aufs äußerste angefüllten Zylinderepithelien der Gallenblasenschleimhaut zum normalen Befund der Blasengalle der Hunde.

Hat eine Gallenstauung 24 oder mehr Stunden gedauert, so beobachtet man unter dem Mikroskop oft schon in einem einzigen Tropfen

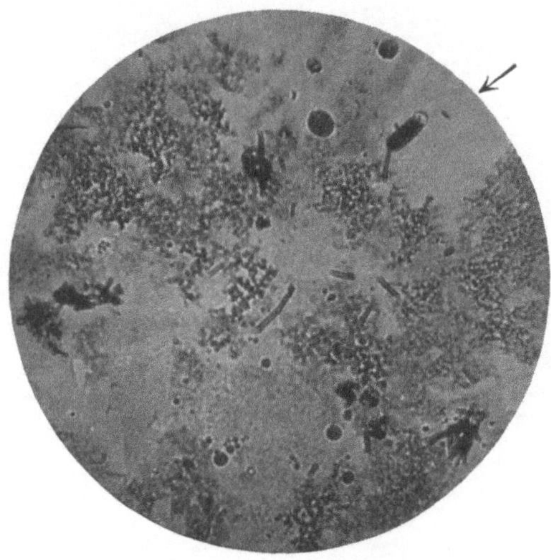

Abb. 35. Gemischtes Sediment von großtropfigen, körnig amorphen und krystallinischen Bilirubinausfällungen. Darunter ein sehr dicker, breiter Krystall mit pilzartigem, hellgrünem Hütchen. Mittelstarke Vergr. Ok. 7, Obj. 8.

die verschiedensten Dinge (Abb. 35 u. 36). Wir finden da neben dem eben erwähnten feinst gekörnten, fast farblosen Flöckchen und den Zylinderepithelien, die beide auch hier mehr oder weniger reichlich auftreten, zunächst:

1. *gelb-gold-braun bis braun-schwarz getönte, fein gekörnte amorphe Aggregationen.* Diese sind oft in lockerer Form (Abb. 37) vorhanden, bisweilen gehäuft und verdichtet (Abb. 38), wie beides bei Hund 12, 13, 5 und 3 zu sehen war. Bisweilen sind sie für Licht wegen ihrer starken Anhäufung undurchdringlich. Sie treten in jeder gestauten Galle auf, sofern sie makroskopische Ausfällungen enthält. Weniger ausgeprägt überhaupt *in jeder über 24 Stunden gestauten Galle*, gleichgültig, ob sie makroskopische Konkrementbildungen enthält oder nicht. Bisweilen

kommen hellere und mehr grün getönte feinkörnige Aggregationen zur Beobachtung; deren Farbton wird abhängig sein von den mehr oder minder großen Beimengungen von Biliverdin neben Bilirubin.

2. Außerdem sehen wir *Ausfällungen deutlich tropfigen Charakters.* Sie sind bald hellgelbgrün, bald dunkelgelbgrün bis bräunlichrot gefärbt. Sie kommen in runden sowie vorwiegend in vielgestaltigen ovalen, birnenförmigen, wurstförmigen, bisweilen auch kleeblattförmigen Formen vor (Abb. 39, Hund 13). Dabei fällt in der Mitte mancher Tropfenfiguren häufig eine feine Granulierung, besser eine feine Schollenbildung auf.

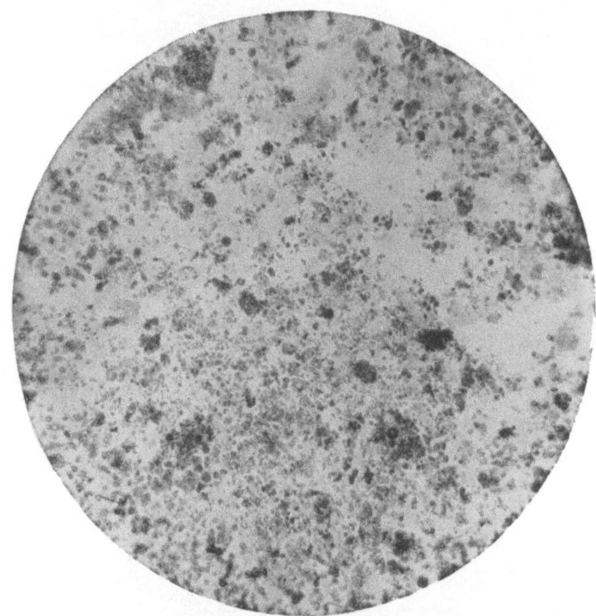

Abb. 36. Hund 43. Lupenübersicht eines typischen Sedimentes einer Hundegalle nach künstlicher Stauung, 11mal 24 Stunden lang.

Darauf kommen wir später nochmals zurück. Die Tropfen haben einen vollkommen scharf umschriebenen Rand, liegen bald einzeln, bald massenhaft nebeneinander, bald sind sie in die braun amorph gekörnten Aggregationen vermischt, bald ihnen angelagert. Sie bilden mit ihnen zusammen im wesentlichen die beginnenden Konkremente (vgl. Abb. 40). Die Tropfenbildung ist bereits nach 24 Stunden Stauung (Hund 14, Hund 6a) in geringstem Maße vorhanden. Sie wird von 2mal 24 Stunden Stauung an eine gewöhnliche Erscheinung, um erst wieder bei lang dauernden chronischen, über Wochen und Monate sich ausdehnenden Stauungsversuchen in den Hintergrund zu treten.

3. *Krystalle und krystallähnliche Formen mit rötlichem bis braunrötlichem Farbton.* Diese Krystalle haben gewöhnlich die Länge eines

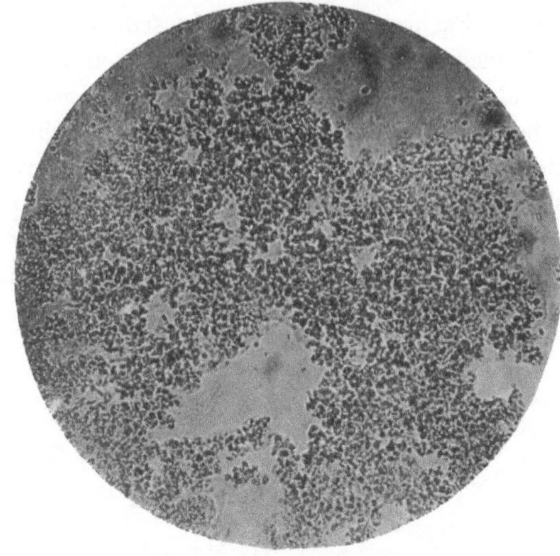

Abb. 37. Hund 3. Feintropfige und körnige lockere Bilirubinausfällungen ohne Schleim, 8 mal 24 Std. Stauung. Mittelstarke Vergr.

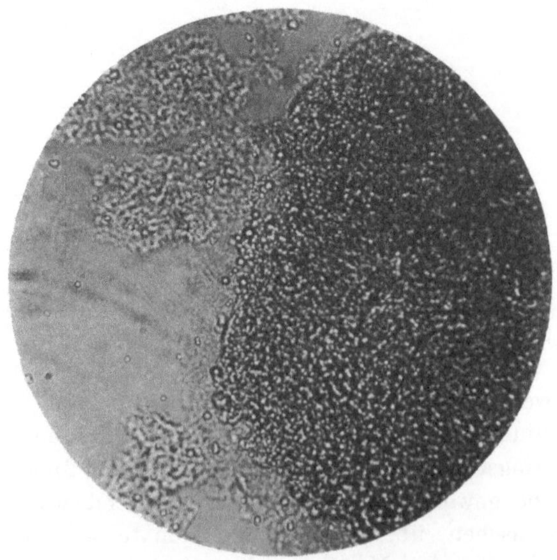

Abb. 38. Hund 12. 3mal 24 Stunden. Rand eines makroskopisch soeben wahrnehmbaren braunschwarzen Bilirubinkonkrements, aus feinsten amorphen Körnchen bestehend. Am Rand grünlich tropfige Biliverdinniederschläge. Davor wenig imbibierte „Schleimflöckchen“.

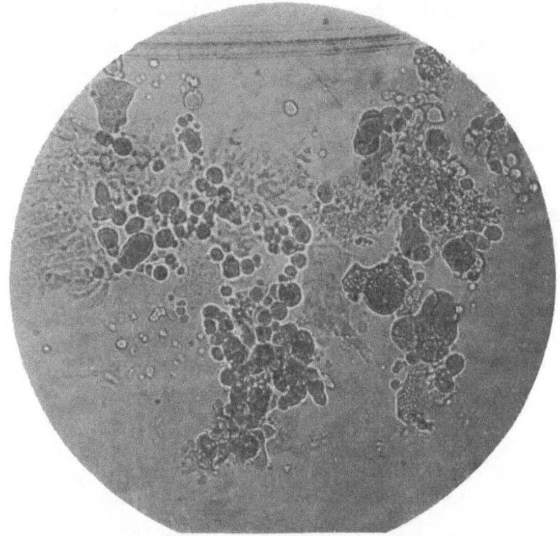

Abb. 39. Hund 13. Großtropfige, verschiedengestaltige Bilirubinausfällungen nach 2 mal 24 Stunden Stauung. Ok. 7, Obj. 40.

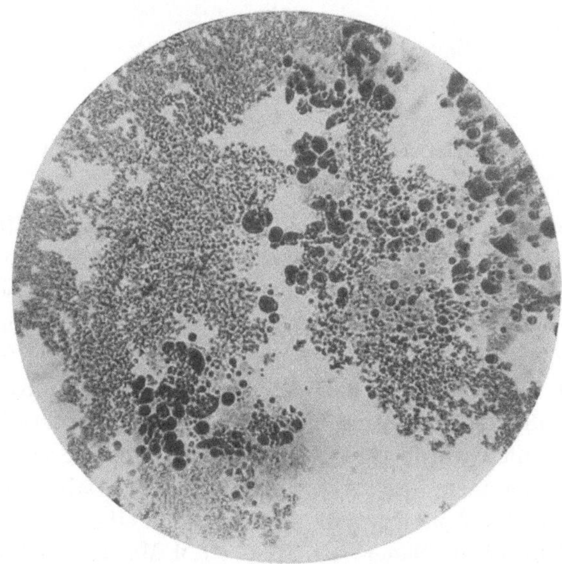

Abb. 40. Zerdrücktes Konkrement aus zahlreichen feingekörnten bis mittelgroßtropfigen Bilirubinausfällungen agglutiniert. 9 Tage-Versuch. Mittelstarke Vergr.

Durchmessers eines größeren Leukocyten bis zu dem Durchmesser einer platten Epithelzelle. Sie sind mit Okular 7 und Objektiv 8 kaum sichtbar, bei Okular 7 und Objektiv 40 sind sie gut zu erkennen und lassen dabei verschiedenes unterscheiden. Bald sehen sie wie ein feiner, langgestreckter Zylinder aus, wie feinste Krystallstäbchen, bald sind sie lang und schmal, bald kürzer und plumper bis zu fast kubischer Form (Hund 45 und Hund 20, Abb. 48). Bald haben sie mehr keulenförmige Gestalt. Diese Krystalle erscheinen bisweilen nur sehr vereinzelt, liegen aber auch gelegentlich gehäuft sich überschneidend massenhaft in

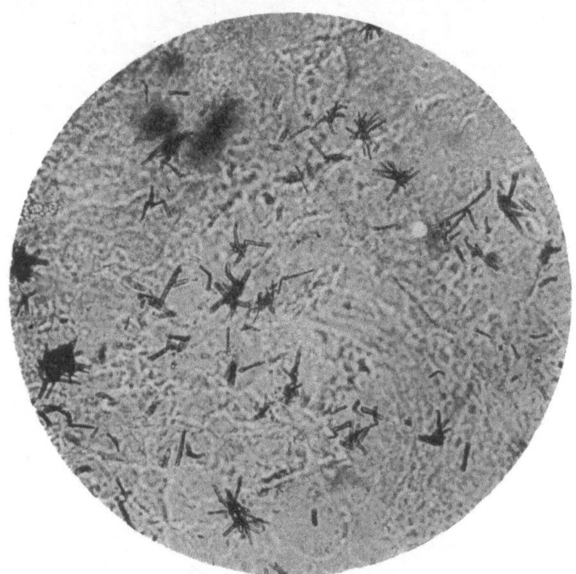

Abb. 41. Bilirubinkrystalle, zum Teil in Haufenform. Hund 11 nach 8 mal 24 Stunden Stauung. Mittelstarke Vergr.

der Galle unter dem Mikroskop verteilt (Abb. 41, Hund 11). Mitunter sind die Krystalle auch unter die braungekörnten Aggregationen gemischt. Die Krystalle sind nicht mit Hämoglobinkrystallen identisch; sie erscheinen bei der Obduktion auch in der gestauten Galle von Hunden, deren Gallenblase bei der Operation nicht punktiert wurde; ferner lösen sie sich nicht im Gegensatz zu Hämoglobinkrystallen in Kalilauge. — Eine merkwürdige Kombinationsform von rötlichem Krystall und gelbgrünlichem Tropfen wurde verschiedentlich beobachtet, so bei Hund 3, 4, 5 und anderen mehr (vgl. Abb. 35, Hund 42). Dabei sieht es aus, als ob an dem rötlichen Krystall der grünlich-gelbliche Tropfen nach Art eines Pilzhutes angelagert sei. Bei der 9 Monate später erfolgten Neudurchsicht der mikroskopischen Präparate fehlen diese kugeligtropfigen Endauftreibungen. Es sind nur rötliche Krystalle vorhanden, und völlig getrennt davon liegen die üblichen braun-gelb-grünlichen tropfigen, zum Teil vielgestaltigen Gebilde (Hund 5). Im polarisierten Licht leuchten diese Krystalle grünlich, mitunter auch rot-grünlich auf, die tropfigen Endauftreibungen bleiben im Dunkeln.

4. finden sich anders geartete *Tropfen rundlicher*, bisweilen ovaler *Art*. Sie sind im Gegensatz zu den Tropfen unter 2 weder vielgestaltig noch deutlich farbtragend. Sie *leuchten* ebenfalls im Gegensatz zu den Tropfen unter 2 *im polarisierten Licht häufig auf*, ohne sichere Fensterkreuze erscheinen zu lassen. Fensterkreuze wurden nur in ganz vereinzelten Fällen bei diesen farblosen Tropfen beobachtet. Die Tropfen

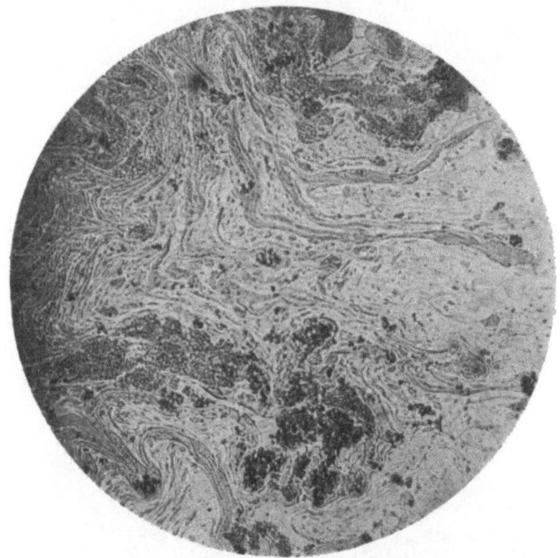

Abb. 42. Hund 5. Amorphe, scharf begrenzte, braunschwarze Gallenfarbstoffniederschläge von fädigem Schleim umgeben, nach 4mal 24 Stunden. Lupe.

sind im ganzen gegenüber dem häufigen Auftreten der Tropfen unter 2 sehr selten und treten in den mikroskopischen Bildern in den Hintergrund.

5. tauchen mitunter *Krystalle nicht rötlichen Charakters*, z. B. feinste farblose Nadeln, auf, die im ganzen äußerst selten gefunden wurden, auch dann meist nur in ausgetrockneten Präparaten, und die von untergeordneter Bedeutung sind. Krystalltafeln mit Doppelbrechung, die als einwandfreies Cholesterin anzusprechen wären, wurden bei den Hundegallen nicht mit Sicherheit gefunden. Die feinen farblosen Nadeln waren auf dem Objektträger bei Erwärmung nicht schmelzbar.

6. spielt eine häufig sehr hervorragende, wenn nicht sogar bisweilen ausschlaggebende Rolle der Schleim (Abb. 42, Hund 5). Er tritt wohl in 2 Erscheinungsformen auf: 1. der „Flöckchenform" (vgl. Abb. 52, Teil VI), die nur bei mittelstarker Vergrößerung, Okular 7 und Objekt 40,

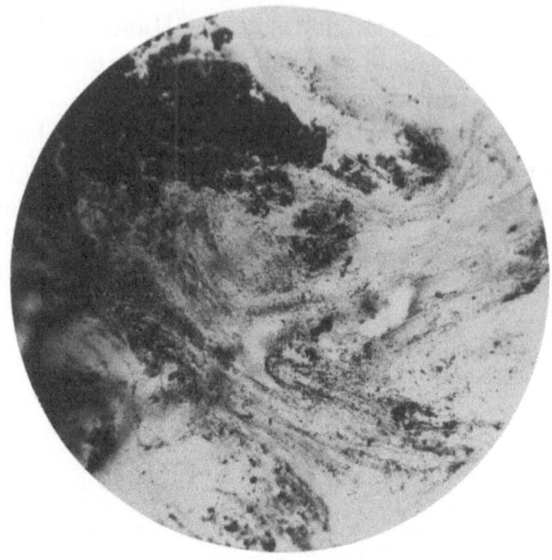

Abb. 43. Hund 3. Bilirubinniederschläge auf allen Seiten von fädigen Schleimmassen umgeben, nach 8mal 24 Stunden Stauung. Lupenvergrößerung.

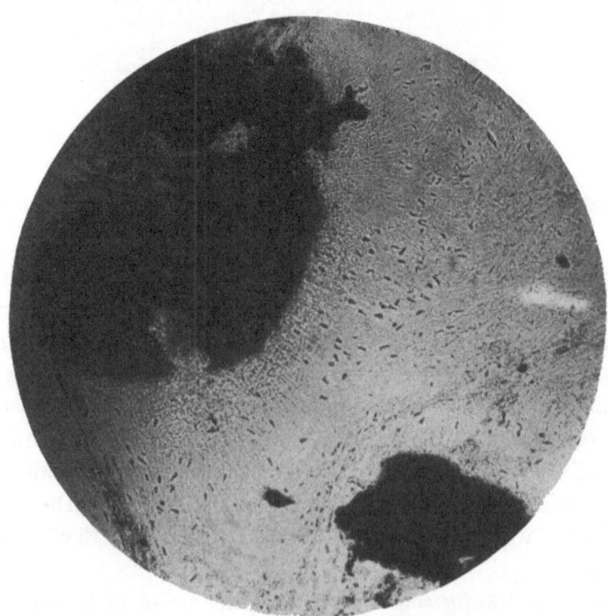

Abb. 44. Hund 5. Lupenvergrößerung. Bereits nach 4mal 24 Stunden sehr kompakte tiefschwarze Gallenfarbstoffkonkremente inmitten von Schleim, dessen Fäden am Rande des einen zusammen mit zahlreichen abgestoßenen Gallenblasenepithelien eine radiär-strahlige Anordnung aufweisen.

deutlich zu erkennen ist (siehe oben). Häufig scheinen hier zwischen diesen Flöckchenformen gewisse Beziehungen zu den unter 1 genannten Gallenfarbstoff-Ausfällungen vorhanden zu sein, denn wir finden hellgelbliche und grünliche Imbibitionen solcher Schleimflöckchen oft schon sehr früh bei der Stauung, ja gelegentlich schon bei Hungerhunden. Es ist sehr gut möglich, daß es sich bei solchen Flöckchen, wenn sie braun-rötliche oder grüne Tönung aufweisen, auch nicht um Schleim, sondern um allererste feine Bilirubin-Ausfälluungen handelt. Ultramikroskopische Untersuchungen dieser Erscheinung werden noch vorgenommen. 2. kommt der Schleim vor in einer zähen, mehr fädigen Form, die besonders deutlich bei Hund 3 und 5 zu erkennen ist (vgl. Abb. 42, 43, 44). Dabei können die übrigen mikroskopischen Ausfällungen mannigfaltig fädig umschlungen werden. Engste Beziehung zwischen erster Konkrementbildung und Schleim in diesen beiden Formen scheinen sich so entwickeln zu können.

Diese unter 1—6 aufgezählten Ausfällungen wollen wir kurz auf ihr zeitliches Auftreten und weiter auf ihre wahrscheinliche Bedeutung und Entstehungsweise auf Grund ihrer morphologischen Bilder betrachten. Wir sehen die Ausfällungen der 1. bis 3. Gruppe und der 6. Gruppe mehr oder weniger wechselnd auftreten in ihrer Menge und in ihrem zeitlichen Erscheinen. Wir sehen, daß bereits bei der einmal 24 stündigen Stauung bei Hund 14 gelb-bräunliche feinkörnige Aggregationen neben den noch farblosen feingekörnten Flöckchen vorhanden sind, wobei sich bei Hund 14 deutlicher als bei Hund 6a beginnende Tropfenbildung gefärbter vielgestaltiger Tropfen zeigt. Bei der Stauung, die 2mal 24 Stunden bestand, treten die Aggregationen und die Flöckchen bereits viel deutlicher hervor, so bei Hund 13. Noch deutlicher erscheinen sie bei der 3mal 24 Stunden währenden Gallenstauung (Hund 12 und 45) sowie bei den länger dauernden übrigen Stauungen. Die rötlichen Krystalle sind zum erstenmal nach 3mal 24 Stunden Stauung zu beobachten gewesen. Sie wurden nie bei kurz dauernder Stauung, auch nicht bei den späteren Vagusreizversuchen gefunden. Sie erscheinen bei allen späteren länger als 3mal 24 Stunden dauernden Stauungen fast ständig. Reichliche Schleimbildung in beiderlei Form ist sehr häufig. Auf die unter 4 beschriebenen Elemente kommen wir kurz noch unten zurück. Die unter 5 angeführten Krystalle sind wahrscheinlich erst sekundär bei beginnender Eintrocknung der Präparate entstanden; sie haben sicher bei der Konkremententstehung in den Hundegallenblasen keinerlei ins Gewicht fallende Bedeutung. Wir beobachten also bei allen 16 Hunden im mikroskopischen Bild unter dem Einfluß der Gallenstauung im Prinzip immer die gleichen Ausfällungsformen, und zwar vorwiegend und am häufigsten die unter 1 und 2 angeführten. Dabei ist es gleichgültig, ob makroskopische Ausfällungen vorhanden sind oder nicht. Ferner ist es im wesentlichen gleichgültig, ob es sich um Stauungstyp 1, 2 oder 3 handelt, ob Nerven durchschnitten wurden oder nicht. Und es ist im Prinzig auch gleichgültig, wie wir später noch sehen werden, der bisweilen vorhandene Keimgehalt.

Auf Grund ihres zeitlichen Erscheinens und vor allem auf Grund ihrer morphologischen Erscheinungsformen scheinen uns bei den unter 1—6 angeführten Ausfällungen folgende Zusammenhänge naheliegend: bei den auch in normalen Gallen auftretenden mikroskopisch feinst gekörnten farblosen Flöckchen handelt es sich wahrscheinlich um Schleimstoffe. Diese werden bei Stauung mit hochgradiger Galleneindickung mit Farbstoffen durchtränkt und geben so eine weitere Adsorptionsfläche ab. Diese Schleimflöckchen entstehen wahrscheinlich innerhalb der Gallenblase selbst durch die Sekretion ihrer Epithelien (vgl. *Ascoff* und *Bacmeister*). Die unter 1 geschilderten Aggregationen sprechen wir als amorph gekörnte Gallenfarbstoffe, hauptsächlich Bilirubin und Biliverdin, das oxydierte Bilirubin, an. Sie können primär ausfallen, und dieses geschieht häufiger, seltener können sie die Schleimflocken als Niederschlagszentren in der gestauten Galle benutzen. In diesen Stauungsgallenblasen finden wir naturgemäß eine besonders hochgradige Eindickung der Hundegalle. Man sieht das bereits bei Eröffnung der Gallenblase an der tiefdunklen Verfärbung, die meist ins braunschwarze geht, und an ihrer Zähigkeit. Auch tief grüne Verfärbung der gestauten Galle kommt vor. Wir finden dann die mit der *Hymans van den Bergh*schen Methode bestimmten Bilirubinwerte in solchen Gallen gelegentlich auffallend niedrig, trotzdem ein hoher Gallenfarbstoffgehalt da ist. Ebenso wie bei manchen menschlichen Stauungsgallenblasen kommt auch in diesen Experimenten ab und zu früh ein stärkerer Oxydationsprozeß mit Umwandlung zum Biliverdin in der Gallenblase vor. Die besonderen Gründe zu solcher frühen Oxydation sind uns nicht klar, bakterielle Infektion ist nicht dazu notwendig. Eine reichlichere Sauerstoffdurchtränkung der gestauten Galle von den gut durchblutenden Zotten der normalen Gallenblasenschleimhaut aus erscheint als Ursache möglich für eine solche dann als kräftig grün imponierende Oxydation der Gallenfarbstoffe. Untersuchen wir mit einfachen chemischen Methoden diese Gallen, so sehen wir im Anfang neben hohem Trockenrückstand zum Teil hohe Bilirubinwerte, die sich etwa zwischen 500 bis etwa 700 mg% bewegen, während wir die üblichen normalen Bilirubinwerte zwischen 250 und 400 mg% finden. Wir verweisen hier z. B. auf die verschiedenen Bilirubinwerte in den früher angeführten Protokollen. Es wurden zur Erklärung der sichtbaren Bilder zahlreiche chemische Untersuchungen vorgenommen, ohne daß wir wegen der mannigfachen Unbekannten in diesen Unterbindungsversuchen dadurch zu einer wesentlichen Klärung kamen; es war dadurch keine Auswertung in rein chemischer Hinsicht möglich. Das war erst später der Fall bei kurz dauernden Reizversuchen zur Untersuchung der Gallenblaseneindickungsfähigkeit. An dieser Stelle sagen wir Frau Dr. chem. *Eberle* für ihre unermüdliche Mitwirkung bei den chemischen Bestimmungen unseren Dank. Wir können daher nur das sagen: Sind ausgedehnte Ausfällungen vorhanden, so sind die Werte in den flüssigen Teilen der Galle an Trockenrückstand oft mitunter niedriger als im Beginn der Stauung, wo noch keine Ausfällungen vorhanden waren. Das ist ja ohne weiteres verständlich.

In diesen hochgradig eingedickten Gallen kommt es bei der dadurch bedingten Störung der kolloidalen Lösung zuerst zu einer tropfigen Entmischung mit Ausfällungen des Gallenfarbstoffes, des Bilirubins und wohl auch seiner weiteren Oxydationsstufen. Die Formen dieser Ausfällung können entweder *großtropfig* sein, etwa der Größe einer großen Plattenepithelzelle oder 10—20 nebeneinander liegenden Erythrocyten entsprechend, oder *mittelgroß tropfig bis kleintropfig* bis hinunter unter Erythrocytengröße; und schließlich gibt es neben diesen tropfenförmigen amorphen, im polarisierten Licht nicht Brechung zeigenden Tropfen mehr *körnige amorphe Aggregationen* ohne deutliche Tropfenbildung. Beide Ausfällungsformen schließen sich durch Oberflächenadhäsion zu größeren zusammen unter Oberflächenverkleinerung. Diese Formen treten bei gewöhnlicher Stauung ohne besondere Reizeffekte nach 24 Stunden für das bloße Auge angedeutet, aber mikroskopisch leicht erfaßbar, und nach 2mal 24 Stunden auch bereits makroskopisch wahrnehmbar auf. Jene unter der Gruppe 1 und 2 aufgeführten und so häufigen Bilder gehören hierher. Wichtig ist es nun, daß im Häufigkeitsverhältnis zu diesen Ausfällungen Bilder aus der Gruppe 4, den Lipoiden mit deutlich nachweisbarem doppelbrechenden Cholesterin sehr selten in diesen gestauten Hundegallen sind.

Die rötlichen Krystalle der 3. Gruppe, die erst im späteren Verlauf nach wenigstens 3mal 24 Stunden Stauung erschienen, sind wahrscheinlich die späteste Entwicklungsstufe der Bilirubinausfällungen, in dem sie entweder direkt primär aus der Lösung entstehen oder vielleicht auch sekundär aus tropfigen Ausfällungen. Für die erste Möglichkeit spricht, daß wir in einem Falle (Hund 11) ganz überwiegend diese Krystalle fanden mit ganz minimalen Beimengungen der Ausfällungen der 1. und 2. Gruppe. Für eine zweite aber besondere Möglichkeit dieser Krystallentstehung aus Tropfen spricht der gar nicht seltene Befund rötlicher Krystalle mit einer leuchtend grünen, nicht doppelbrechenden Endauftreibung. Diese Endauftreibungen sind wahrscheinlich keine zufälligen einfachen Anlagerungen, sondern Übergangsbilder von Tropfen in die Krystallform des Bilirubinstoff oder seiner Oxydationsprodukte, vielleicht schon flüssige Krystalle. Dafür spricht auch, daß die tropfigen Endauftreibungen der Krystalle nach 9 Monaten bei der Wiederdurchsicht der Objektträgerpräparate nicht mehr vorhanden sind, sondern lediglich Krystalle und grünlich-bräunliche Tropfen in weiter Trennung von ihnen.

Die nur bei einzelnen Hunden dann sehr selten vorkommenden ungefärbten Tropfen halten wir mit *Torinumi*, auch wenn sie keine Doppelbrechung zeigen, für Lipoidtröpfchen, und zwar für Cholesterin und Cholesterinester. Nur bei der krystallinischen Form ist die Doppeltbrechung positiv, während die Cholesterinester keine Doppelbrechung zeigen. Um die Beziehungen zu der Lipoidinfiltration der Gallenblasenepithelien zu klären, wurden von einer größeren Reihe auch dieser Hunde Sudanfärbungen der Gallenblasenwand vorgenommen. Einwandfreie Gelatinepräparate mit Sudan, Hämalaunfärbung von 11 dieser 16 Hunde ließen bei 6 Tieren eine starke Infiltration der Epithelien erkennen, eine schwache und zum Teil fehlende bei 5 Hunden. Unbedingt verknüpft ist also unsere mechanische erzielte Gallenstauung mit besonders hochgradiger Cholesterinresorption in die Gallenblasenepithelien nicht. Doch scheint die Beziehung vorhanden zu sein, daß die Fälle mit ausgesprochen starker Fettfärbung der Epithelien alle dem Unterbindungstyp 2 angehören mit einer in der Mitte des Choledochus angelegten Unterbindung, die einen guten, teilweisen Abfluß der Lebergalle zum Darm gewährte und so cholämische Zustände verhinderte. — Bei der Betrachtung dieser Schnitte fiel nun ein für die Entstehung der frei in der Galle auftretenden Cholesterin- oder Cholesterinestertropfen wichtiger Vorgang des öfteren auf. Die bei stärkerer Resorption zu großen, den gesamten Raum der Epithelzellen vor allem vom Kern der Zellen zum Gallenblasenlumen hin ausfüllenden sudangefärbten Tropfen können schließlich zu ganz großen konfluieren und prall die ganze Zelle meist oberhalb des Kernes ausfüllen. Dadurch imponieren die Epithelzellen wie bis zum Überfließen mit Honig angefüllte Waben. Vereinzelt sieht man nun in manchen Fällen an vielen Stellen, wie vor dem Cuticularsaum der Epithelzellen, besonders über solchen prall gefüllten, bisweilen feine Tröpfchen, häufiger aber große oft einen Raum von 2 Epithelzellen und darüber bis zu 4—5 Zellen einnehmende, leuchtend rot gefärbte Tropfen liegen (Abb. 45). Sie ragen bisweilen zapfenförmig aus solchen Epithelzellen hervor und sehen wie aus den Zellen herausgestoßen aus. Des öfteren kann man in den größeren Tropfen noch das Zusammengesintertsein aus mehreren kleineren zapfen- bis tröpfchenförmigen Gebilden erkennen. Sehr deutlich ist es auch manchmal zu sehen, wie in den Luschkaschen Gängen, deren Epithelien stark tropfig rot gefärbt sind, größere rote Tropfen frei im Lumen liegen, die nicht beim Schneiden aus einer der Zellen herausgerissen sein können, da sie im Durchmesser viel größer sind wie diese. Wir nehmen also auch einen rückläufigen Vorgang hier an. *Die Gallenblasenepithelien des Hundes resorbieren nicht nur häufig ausgedehnt lipoide Substanzen, sondern sie geben in geringem Maße bei besonders reichlichem Vollgepfropftsein auch wieder solche Tropfen an das Lumen der Gallenblase zurück.* — Man wird einwenden, daß solche histologische Betrachtungsweise hier Schwierigkeiten in der Deutung böte. Das soll zugegeben werden für Fälle, wo aus dem Stützgewebe zwischen Leber und Gallenblase beim Schneiden herausgerissene Fetttröpfchen als Fehlerquelle in Betracht kommen; das ist aber bei einem so gehäuften Auftreten von isoliertem Lipoidaustritt aus Epithelien, wie wir es manchmal beobachten konnten, sicher nicht der Fall.

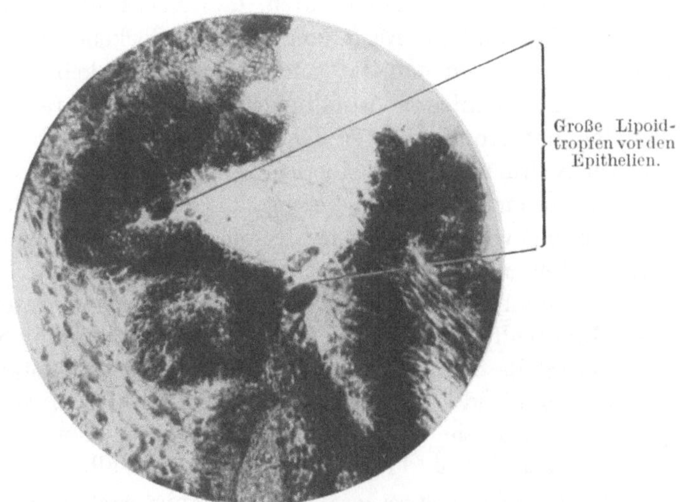

Abb. 45. Mucosa der Hundegallenblase bei Sudanfärbung mit starkem Lipoidgehalt der Epithelien und vor den Epithelien liegend größere Lipoidtropfen, wahrscheinlich von diesen abgestoßen. Starke Vergr.

Wir sind auf diesen Vorgang genauer deswegen eingegangen, weil er nicht nur prinzipiell von einer gewissen Bedeutung ist für die Entscheidung des alten literarischen Streits zwischen *Naunyn* und *Aschoff* über die Herkunft des Cholesterins in der menschlichen Galle bei der Entstehung der Cholesterinsteine, sondern auch für das Prinzip der allerersten Steinbildung an und für sich. Reine tropfige Ausfällungen, wie wir sie massenhaft beim Bilirubin erleben, sehen wir beim Cholesterin in der Hundegallenblase bei diesen kurzfristigen Stauungsversuchen nur sehr selten und in ganz vereinzelter Form, so daß wir dabei durchaus an solche Entstehungsmöglichkeiten der ungefärbten Tropfen denken. Einmal fand sich auch in einer dieser Gallenblasen (Hund 11) auf dem gefärbten Schnitt in zahlreichen tropfigen, unweit von der Gallenblasenmucosa liegenden grünlichen Biliverdin-Niederschlägen eine deutliche Bei- und Untermischung mit lipoiden Substanzen. Sie zeigten sich im Sudanschnitt als feinster rötlicher Staub oder deutliche kleine, erythrocytengroße rote Tropfen zwischen der grünlichen homogenen und tropfig scholligen Masse, diese zum Teil stark durchsetzend.

Im nächsten Versuchsabschnitt bei der Besprechung der chemischen Versuche werden wir auf die ersten Cholesterinausfällungen noch einmal zurückkommen.

Wie verhält es sich nun mit dem *Keimgehalt in diesen künstlichen Stauungsgallenblasen*? Wir sahen oben bei diesen 16 Hundeversuchen, daß in 11 Fällen konkrementartige Bildungen von Stecknadelkopf- bis etwa Bohnengröße vorhanden waren, daß weiter in 4 Fällen makroskopisch wahrnehmbare Ausfällungen mehr flöckchenartigen Charakters gefunden wurden und daß nur in einem Fall keine sicheren, mit bloßem Auge erkennbaren Ausfällungen vorhanden waren. Von diesen 11 Hunden mit Konkrementen zeigen 5 Hunde im aeroben sowie im anaeroben Kulturverfahren keinerlei Keimgehalt. Dabei sahen wir die größten Konkremente bis zu vereinzelt Erbsgröße bei gleichzeitigem Vorhandensein von zahlreichen stecknadelkopf- bis hirsekorngroßen Konkrementen nach 8mal 24stündiger Stauung, bei Hund 3 mit dem Unterbindungstyp 2. Die frühesten Ausfällungen traten in diesen sterilen Hundegallen bereits nach 2mal 24 Stunden Stauung bei Hund 13 auf, der ebenfalls den Unterbindungstyp 2 hatte. Die Stauungsgallen der übrigen 6 Hunde sind entweder einzeln aerob oder anaerob nicht steril bzw. zeigen sie in beiden Kulturverfahren gemeinsam Keime. Das ist bei Hund 5, 4, 11, 43, 47 und 64 der Fall.

Bei Hund 5 fanden sich bei anaerober Sterilität im aeroben Verfahren Enterokokken. Bei Hund 4 waren ebenfalls bei anaerober Sterilität auf den Platten Gram-positive Stäbchen zu sehen, während Hund 11 aerob Sterilität zeigte und anaerob Gram-unsichere längere Stäbchen aufwies. Hund 43 ließ in beiden Kulturverfahren Gram-positive Stäbchen erkennen. Diese 4 Hunde wurden durch Kopfschuß getötet. Bei den 2 anderen Hunden (Hund 77) fanden sich aerob Proteus und Coli commune. Bei Hund 64 aerob Gram-positive und Gram-negative Stäbchen, sowie Staphylococcus albus. Diese beiden Hunde bilden insofern eine Ausnahme, als sie spontan ad exitum kamen, Hund 77 infolge Bauchnahtinsuffizienz und Hund 64 infolge Pneumonie, wobei bemerkenswert ist, daß Hund 64 auch bereits zu Beginn der Stauung Gram-positive und Gram-negative Stäbchen aufwies. Bei beiden Hunden wurden die Kulturen aus nicht mehr lebensfrischer Galle angefertigt.

Bei den 4 Hunden mit Keimgehalt sind die Ausfällungen nach 4mal 24 Stunden im Höchstfall bis stecknadelkopfgroß, bei Hund 5 mit Unterbindungstyp 2. Nach 8mal 24 Stunden sind sie bei Hund 11 mit Typ 2 bis hirsekorngroß und bei Hund 4 vereinzelt bis über erbsgroß, ebenfalls bei 8mal 24stündiger Stauung, während Hund 43 nach

11mal 24stündiger Stauung bis erbsgroße in zäh gallertigen Schleim gebettete Konkremente neben massenhaft kleinsten bis stecknadelkopfgroßen Ausfällungen enthält. Die Ausfällungen dieser 4 Hunde mit Keimgehalt sind also im wesentlichen völlig die gleichen wie bei den 5 Hunden ohne Keimgehalt. Lediglich Hund 64 und 77 wiesen bis annähernd bohnengroße Konkremente auf, deren Konsistenz jedoch nicht so ausgesprochen tonartig, sondern mehr weich, gallertig bis tonartig ist. Hund 64 wurde 7mal 24 Stunden und Hund 77 6mal 24 Stunden gestaut. Hund 64 hatte den Unterbindungstyp 3, Hund 77 ebenfalls den Unterbindungstyp 3 mit gleichzeitiger Durchschneidung der zum Leberhilus ziehenden Vagusfasern.

Histologisch fanden sich bei den 5 Hunden mit sterilen Konkrementen keine wesentlichen Entzündungserscheinungen, gelegentlich gering vermehrter Rundzellengehalt. Bei den 4 Hunden mit Konkrementen und gleichzeitigem Keimgehalt fand sich bei Hund 4 histologisch kein Anhalt für Entzündungserscheinungen. Bei Hund 11 ebenfalls keine Entzündungszeichen. Bei Hund 43 war auch keine wesentliche Zellvermehrung der Gallenblasenwand wahrzunehmen. Von Hund 5 wurde kein Schnitt gefertigt. Bei den Hunden 4, 11 und 43 fand sich außerdem besonders reichliche Fettinfiltration der Gallenblasenschleimhaut-Epithelien. Die Gallenblasen von Hund 64 und Hund 77 wurden verspätet zum Fixieren eingelegt und waren wegen postmortaler Veränderungen nicht einwandfrei mehr zu beurteilen. Es hat sich also bei den Gallenblasen mit Keimgehalt nicht um Entzündung mit starken Wandveränderungen der Gallenblasen gehandelt. Histologisch war zwischen diesen Blasen und denjenigen ohne Keimgehalt kein wesentlicher Unterschied vorhanden. Es handelte sich demnach bei den künstlichen Stauungsgallenblasen nur um eine Bakteriocholie, nicht um eine Cholecystitis.

Von den Hunden mit makroskopisch wahrnehmbaren flöckchenartigen Ausfällungen ohne sichere Konkrementbildungen zeigt Hund 6a bei einmal 24 Stunden Stauung mit Unterbindungstyp 2 aerobe Sterilität (anaerob nicht gefertigt), Hund 42 nach 10mal 24 Stunden mit Unterbindungstyp 3 ebenfalls aerobe und anaerobe Sterilität. Dagegen werden bei Hund 14 mit einmal 24stündiger Stauung und dem Unterbindungstyp 2 im anaeroben und aeroben Kulturverfahren ein dem Bacterium Zopfii ähnliches Stäbchen gezüchtet, und bei Hund 44 finden sich im aeroben Verfahren Sarcine, im anaeroben Sterilität. Die histologischen Schnitte von Hund 6a und 42 sowie von Hund 14 zeigen keinerlei Entzündungserscheinungen. Von Hund 44 wurde kein Schnitt gefertigt.

Man gewinnt aus diesen Beobachtungen die Anschauung, *daß die Entstehung von Ausfällungen und Konkrementen in den Hundegallen grundsätzlich ohne Mitwirkung von Bakterien stattfinden kann. Das Wesentliche ist die Stauung der Galle.* Sie veranlaßt allein infolge veränderter Resorptions- und Abflußbedingungen ein Ausfallen von Stoffen aus dem kolloidalen System der Galle, das diesen plötzlich veränderten Lösungsbedingungen auf die Dauer nicht gewachsen ist. Die bakterielle Einwirkung kann diesen Vorgang vielleicht gelegentlich beschleunigen (Hund 64, 77), braucht dies aber nicht. Ja, kann ihn gelegentlich auch hemmen, worauf wir gleich noch zurückkommen. Wir müssen annehmen, daß in unseren Experimenten erst als ein sekundärer Vorgang nach Eintritt der ersten Ausfällungen diese leichte Bakterienbeimengung der Blasengalle zustande gekommen ist, denn die häufig bei der Unterbindung der Gallengänge durch einen Stich entnommene Blasengalle war hier stets bis auf einen Fall steril. Bilden sich die allerersten Ausfällungen, so geben sie durch ihre große Zahl viele Möglichkeiten eines Haftenbleibens an den durch sie entstandenen zahlreichen Oberflächen. Kommen nun Bakterien entweder von den nach solchen Operationen nie vermeidbaren kleinen Stichkanaleiterungen hämatogen descendierend von der Leber in die Gallenblase oder ascendierend durch den gestauten Choledochus, so werden sich durch die Konkrementbildungen und durch die Stauung in der Galle die Möglichkeiten eines längeren Aufenthaltes und einer Vermehrung in der Gallenblase steigern. Es wurden ferner wiederholt in diesen Fällen, doch nicht in sämtlichen, Stichproben auf durch Kochen fällbares Eiweiß ausgeführt, die stets negativ blieben, während durch Säurezusatz, wie es in allen normalen Fällen der Fall war, Schleim ausgefällt wurde. Es ist also kein Anhaltspunkt vorhanden, daß größere Eiweißmengen durch entzündliche Exsudation in die Gallenblasen gelangt, hier die Ausfällungen begünstigt hätten.

Wir haben demnach weder chemisch noch histologisch den Eindruck erhalten, daß der Bakteriengehalt der Gallenblasen zu Entzündungen derselben geführt hat. Der Eintritt der Bakterien bedeutet keineswegs Infektion der Gallenblase, die Entstehung der Cholecystitis ist über die einfache Bakteriocholie hinaus ein Problem für sich!

Wir untersuchten, um die Rolle der wirksam werdenden Infektion bei der Entstehung von Ausfällungen besser beurteilen zu können, zur Ergänzung unserer Versuche mit reiner Stauung an 4 anderen Hunden *Stauung mit künstlich gesetztem Infekt* (Hund 15, 21, 49 und 50). Den Tieren wurde gleichzeitig mit der Choledochusunterbindung nach Typ 2 jeweils 1 ccm einer Bacterium coli-Suspension mit annähernd 200 Millionen Keimen im Kubikzentimeter mit feiner Kanüle durch das Leberbett in die Gallenblase injiziert. Wir finden dabei folgendes: Bei Hund 49 sind nach 3mal 24 Stunden Stauung makroskopisch keine Konkrementbildungen wahrzunehmen. Mikroskopisch dagegen fast alle Arten der oben beschriebenen Ausfällungsformen. Das Tier war bei der Tötung wegen lokaler Peritonitis bereits moribund. Die Gallenblasenmucosa erscheint makroskopisch dabei etwas aufgelockert, die Wand etwas ödematös verdickt. Histologisch findet sich ausgesprochen starke Rundzelleninfiltration mit Auflockerung der gesamten Gallenblasenwand und mäßiger Lipoidinfiltration der Mucosaepithelien. Hund 15 zeigt nach 5mal 24stündiger Stauung ebenfalls keine makroskopischen Konkremente, sondern lediglich mikroskopische Ausfällungen nur in stärkerem Maße als Hund 49. Die Gallenblasenwand erscheint wieder mäßig ödematös verdickt. Histologisch ist eine deutliche stärkere Rundzelleninfiltration der Gallenblase sowie des anschließenden Lebergewebes zu erkennen neben mittlerer Verfettung der Gallenblasenepithelien. Es ist also auffallend, daß ganz im Gegensatz zu den anderen kurzfristigen Versuchen hier makroskopische Ausfällungen fehlen. Die histologisch deutlich ausgeprägte Entzündung fördert hier also nicht die Steinbildung, sondern hemmt sie bis zu einem gewissen Grade. Das wird verständlich, wenn man sich vorstellt, daß auf Grund der histologischen Wandveränderungen bei starker Infektion eine verminderte Galleeindickung stattfindet. Das wird durch die chemischen Analysen wahrscheinlicher gemacht. Es findet hier, wie wir später vor allem bei den akuten Versuchen noch sehen werden, keine Chlorverminderung in der Blasengalle bei Stauung und Infekt statt, sondern der Chlorwert steigt an. Wir fügen hier die 2 Protokolle ein:

Hund 49. Versuchsdauer 3mal 24 Stunden. Operationstechnik: Unterbindungstyp 2. Es wird 1 ccm einer etwa 200 Millionen Keime von Bacterium coli commune enthaltenden Suspension in die Gallenblase injiziert. Die chemischen Werte lauten: Bilirubin 235 mg%, Cholesterin 126 mg%, Chlor 0,013 g%.

Nach 3 mal 24 Stunden Tötung des bereits moribunden Tieres, lokale Peritonitis der Gallenblasengegend, etwas trübe, keinerlei makroskopisch wahrnehmbare Ausfällungen enthaltende Galle; mikroskopisch einige gelbbräunliche, feinst gekörnte lockere Aggregationen, sonst auffallend geringer Sedimentbefund. Bakteriologisch: Coli commune, die chemischen Bestimmungen lauten: Bilirubin 242 mg%, Cholesterin 126 mg%, Chlor 0,29 g%. Trockenrückstandsbestimmungen und Asche wurden hier nicht ausgeführt. Histologisch deutlich vermehrte Rundzelleninfiltration der Gallenblasenwand.

Hund 15. Operationstechnik: Unterbindungstyp 2. Injektion von $1^1/_2$ ccm einer Reinkultur des Bacterium coli commune mit schätzungsweise 200 Millionen Keimen. Versuchsdauer 5mal 24 Stunden. Galle ist klar, enthält einige Epithelien und feinste mikroskopische farblose Flöckchen. Die chemischen Werte lauten: Bilirubin 274 mg%, Cholesterin 116 mg%, Chlor 0,013 g%, Trockenrückstand 24,39 g%, Asche 1,69 g%, Gefrierpunktserniedrigung — 0,55°, Gesamtstickstoff 0,56 g%.

Nach 5mal 24 Stunden Tötung durch Schuß, Gallenblasenserosa noch glänzend, Milz nicht wesentlich vergrößert, Entleerung von 14 ccm dunkler, Spur getrübter Galle, die Wand ist insgesamt etwas sulzig ödematös; es sind keinerlei makroskopisch wahrnehmbare Konkremente vorhanden. Mikroskopisch sind massenhaft lockere Aggregationen aus goldgelb gekörnten Massen vorhanden.

Dazwischen sind kleine (bei Lupe und Abblendung) tiefbraun-schwarze und grober gekörnte, kompaktere, zum Teil von kleinsten, helleren tropfigen Gebilden durchsetzte und belagerte Massen vom beginnenden Konkrementcharakter wahrzunehmen. Bei Aufblendung erscheinen sie tief goldbraun und grob, bereits wie krystallide Körner mit dunkelroter Tönung. Bakteriologisch: Coli commune. Die chemischen Werte lauten: Bilirubin 244 mg%, Trockenrückstand 12,3 g%, Asche 1,26 g%, Gefrierpunktserniedrigung —0,55°, Gesamtstickstoff 0,44 g%.

Die Hunde 21 mit 115tägiger Stauung und Coliinfektion und Hund 50 mit 20tägiger Stauung und Coliinfektion werden im 2. Teil der Arbeit unter den chronischen Stauungsversuchen eingehender berücksichtigt.

Überblickt man diese kurzdauernden Versuche, so ist es interessant, daß nicht Monate oder Jahre zur Entstehung der Ausfällungen erforderlich sind, sondern *1—2 Tage Gallenstauung genügen vollauf, um den ersten Anstoß zu deutlicher Konkrementbildung zu geben.*

Die *Stauungstechnik* ist bei diesen Versuchen nicht ganz gleichgültig. Die günstigste Bedingung ist nach unserer Erfahrung die Choledochusunterbindung nach Typ 2, bei der ein stetiger, nicht zu starker Zufluß zur Gallenblase stattfindet, dessen Eindickung die Gallenblase einigermaßen bewältigt, während gleichzeitig hinreichend Galle unterhalb der Unterbindung zum Darm abfließen kann, so daß die Tiere bereits 1—2 Tage nach der Operation wieder fressen und die Verdauungsvorgänge verhältnismäßig normal ablaufen.

Je nach Versuchsabsichten führt man diese Unterbindungen mit Seide oder Catgut aus, was jedoch bei diesen kurzdauernden Versuchen vollkommen gleichgültig ist. Catgutunterbindung hat, wie schon erwähnt, den ganz besonderen Vorzug der erst deutlich bei den chronischen Versuchen in Erscheinung tritt, nach ungefähr 7—12 Tagen den Gallefluß durch Lösung bzw. beginnende Resorption der Schlinge wieder freizugeben. Es werden dadurch den pathologisch-physiologischen Verhältnissen ähnlichere Verhältnisse geschaffen. Die Hunde 14, 6a, 13, 12, 5, 7, 43, 11, 3 und 4 sind nach Typ 2 unterbunden. Bei Hund 3 sind außerdem die Vagusfasern durchtrennt und bei Hund 4 die von Ganglion solare kommenden sympathischen Fasern, was beides bei länger als einige Stunden dauernden Stauungsversuchen mit gleichzeitigem, teilweisem Lebergallenfluß ohne sichtbaren Einfluß ist. — Hund 44 und 45 wurden nach Typ 1 mit isolierter Cysticusunterbindung operiert, wobei bei Hund 45 wieder sämtliche vom Ganglion solare zur Arteria hepatica ziehenden, vorwiegend sympathischen Fasern durchtrennt wurden und bei Hund 44 die vom Antrum und Duodenum kommenden Vagusfasern. Hund 45 hat bis stecknadelkopfgroße Ausfällungen und auffallend tiefe Trockenrückstand- und Aschewerte und hohen Chloridgehalt. Es bestand bei diesem Tiere, wie die Obduktion ergab, ein kleiner, von hinten in das Collumgebiet der Gallenblase einmündender Ductus hepaticus, der während der Stauungszeit einen ständigen geringen Zufluß zur Blasengalle unterhielt, so daß im Endeffekt beinahe der Unterbindungstyp 2 hier vorlag.

Die tiefe Unterbindung des Choledochus dicht vor der Einmündung in das Duodenum scheint für die Konkrementbildung am wenigsten günstig, denn 2mal, bei Hund 40 und 42, fehlten dabei die makroskopischen Ausfällungen. Die absolute Abflußhemmung der Leber mit so bedingter Störung des Gesamtorganismus macht wahrscheinlich auch die Resorptionsverhältnisse in der Gallenblase schlechter. Daher kommt es dort nicht zu so starken Bilirubinausfällungen. Diese Beobachtung ist wichtig für das Verständnis der auch von *Rovsing* schon betonten Tatsache, daß wir beim kompletten Choledochusverschluß beim Menschen oft das Auftreten deutlich sichtbarer Konkremente vermissen. Die Cholämie mit einer Störung der Gallenblasenresorption verhindert es unseres Erachtens, daß dann diesen Tierversuchen ähnliche Beobachtungen beim Menschen sich ergeben.

II. Teil: *Dauerversuche.*

Wie ist nun das weitere Schicksal dieser Ausfällungen, deren Bildung unter Stauung wir eben in den ersten Tagen ihrer Entstehung verfolgten? Um dieser Frage näherzukommen, wurden eine ganze Reihe von Hunden mit Gallenstauung versehen und nach Wochen und Monaten in den voraussichtlich verschiedensten Stadien der weiteren Konkrementfortentwicklung getötet. Es wurden 22 Tiere in Versuch genommen; sie können in 3 Gruppen geschieden werden. 1. in Hunde mit einfacher Gallenstauung und Unterbindung nach Typ 1, 2 oder 3 und 2. in Hunde mit Stauung und gleichzeitiger Cholesterinfütterung, 3. in Hunde mit Stauung und Injektion verschiedenen Materials in die gestaute Gallenblase.

Von Gruppe 1 mit einfacher Gallenstauung waren 8 Hunde im Versuch; von ihnen wurde Hund 5a nach 26 Tagen getötet, während Hund 22 als längstdauernder Versuchshund bis zu 235 Tagen im Versuch war. Auf Grund unserer ersten Tagesversuche erwarteten wir entsprechend der längeren Dauer nun auch möglicherweise bessere härtere und größere Konkremente, die eventuell einen direkten Vergleich zu den menschlichen Gallensteinen gestatteten, zu finden; wir trafen dort ja mikroskopische Ausfällungen fast in jedem Stauungsfalle in mehr oder weniger reichlichem Maße. Möglicherweise findet sich in den langen, chronischen Versuchen doch noch eine wesentliche spätere Cholesterinmitwirkung bei der Konkremententstehung. Diese Erwartungen werden zum Teil nicht erfüllt. Nur 3 von diesen 8 Tieren haben sichere, mit bloßem Auge gut wahrnehmbare Ausfällungen. So Hund 76 nach 75 Tagen 50—100 kleinere, bis sogar 1 cm im Längsdurchmesser große, braunschwarze Konkremente, Hund 1 bei 115 Tagen zahlreiche kleinste lockere, darunter sogar ein annähernd Bohnengröße erreichendes Konkrement, doch alle ziemlich wenig konsistent; und Hund 17 nach 172 Tagen zahlreiche stecknadelkopfgroße bis kleinerbsgroße, tonartige, schwarzbraune Ausfällungen. Eine wesentliche Cholesterinbeimengung läßt sich nicht finden, auch keine deutlichere Härte noch erheblichere Größe als in den Tagesversuchen. Ein 4. Tier, Hund 19, zeigt nach

147 Tagen lediglich stark flockige, mit dem Auge gut wahrnehmbare Ausfällungen, keine eigentlichen braunschwarzen oder schwarzgrünen konsistenten Konkremente. Die mikroskopischen Ausfällungen bestanden bei allen 4 Hunden, jedoch nicht immer gleichzeitig bei jedem Hund in Erscheinung tretend, in den typischen braungoldenen, amorphgekörnten Aggregationen in seltener grün bis braungrün vielgestaltigen Tropfen und bisweilen in rötlichen Krystallen. Die Menge dieser mikroskopischen Ausfällungen tritt besonders bei den am längsten dauernden Versuchen dieser 4 Hunde wesentlich hinter der Menge der Ausfällungen in den Tagesversuchen zurück. Schleimflöckchen waren ebenfalls vorhanden.

Auch die Annahme, bei den anderen 4 lange im Versuch gewesenen Hunden wenigstens mikroskopische Ausfällungen zu finden, erfüllt sich nicht. Außer bei den 4 soeben genannten Hunden können wir keine wesentlichen mikroskopischen Veränderungen in der Blasengalle wahrnehmen. Weder bei Hund 5a mit 26 Versuchstagen noch bei Hund 8 mit 46 Tagen noch bei Hund 2 mit 50 Tagen und auch nicht bei Hund 22 mit 235 Versuchstagen. Die Galle ist bei diesen Tieren völlig klar für das unbewaffnete Auge und enthält mikroskopisch nichts außer einigen vereinzelt üblichen Epithelien und im selteneren Fall einigen feinstkörnigen farblosen Schleimflöckchen.

Wir sehen uns nun die Unterbindungsarten der letzten 4 Hunde an und finden, daß Hund 5a nach Typ 3 mit Catgut, Hund 8 nach Typ 2 ebenfalls mit Catgut, und Hund 2 mit Typ 3 auch mit Catgut unterbunden wurde. Dabei stellen wir gleichzeitig bei der Obduktion fest, daß der Choledochus wieder gut durchgängig war und daß außer einer schwieligen Verdickung an der früheren Unterbindungsstelle von der Unterbindung nichts mehr wahrzunehmen ist. Ja, der Hepaticus und der obere Choledochus waren nicht einmal in diesen Fällen sichtbar erweitert. Nur das 4. Tier, Hund 22, mit 235 Versuchstagen, wurde mit Seide unterbunden. Doch auch hier fand eine Wiederherstellung des Gallenabflusses bis auf einen Schwielenrest an der früheren Unterbindungsstelle und völlige Wiederdurchgängigkeit des Choledochus statt. Betrachten wir uns daraufhin noch einmal die 4 ersten Hunde, 76, 1, 19 und 17! So wurde Hund 76 mit 75 Tagen mit Typ 3, unter Catgutverwendung gestaut, wobei gleichzeitig die zum Leberhilus vom Pylorus und Duodenum ziehenden Vagusfasern durchschnitten und mehrere Unterbindungen an diesen Stellen vorgenommen wurden. Dadurch wurde der Choledochus in das Narbengewebe eingezogen und war bei der Obduktion schwer aufzufinden in den derben, schwieligen Massen und gerade für eine dünne Sonde gut durchgängig. Bei Hund 1 mit 115 Tagen Versuchsdauer und Catgutstauung nach Typ 3 mit Vagusfasern Durchschneidung fand sich ebenfalls Narbengewebe rings um den Choledochus. Hund 19 mit 147 Tagen und 117 mit 172 Tagen waren beide nach Typ 2 doppelt mit Seide unterbunden. Bei beiden Tieren waren die Hepatici und der Choledochus, zum Teil auch der Cysticus, oberhalb der deutlich als derbe, wulstartig zu fühlenden Unterbindungsstelle wesentlich erweitert, bei Hund 19 stark und bei Hund 17 ganz hochgradig weit. Der Choledochus von Hund 19 war soeben an der früheren Unterbindungsstelle für eine dünne Sonde durchgängig, während bei Hund 17 überhaupt keine sichere Ausführungsstelle, auch nicht mit Sonden, bei der Obduktion gefunden werden konnte. Die Gallenblasen waren bei beiden Hunden sehr weit, dünnwandig und schlaff.

Wir müssen daraus schließen, daß bei diesen 4 Hunden mit Ausfällungen eine dauernde, mehr oder minder starke Abflußhemmung, die bis zur völligen dauernden Behinderung bei Hund 17 reichte, bestand, daß also eine wirkliche chronische, mehr oder minder stärkere Gallenblasenstauung im wahren Sinne des Wortes hier vorhanden war. Dem gegenüber war bei den anderen 4 Hunden ohne Ausfällungen der Abfluß durch die Gallengänge nirgends irgendwo nennenswert behindert. Es hatte zwar anfänglich einige Tage, vielleicht bei Hund 22 auch einige Wochen, Stauung bestanden, es kann auch auf Grund unserer eingangs im ersten Teil erwähnten Versuche als durchaus wahrscheinlich angenommen werden, daß mikroskopische und makroskopische Ausfällungen in den Gallenblasen während der ersten Tage und Wochen der Stauung bestanden haben; doch diese sind bei der Wiederdurchgängigkeit des Choledochus durch die normalen Kontraktionen der Gallenblase mit der Galle sukzessive herausbefördert und in den Darm gelangt. Die Kontraktionen der Gallenblase sind ja meist sehr vollständig, wie es bei den menschlichen Cholecystographien von vielen Seiten und auch von uns häufig beobachtet wurde; auch sahen wir gelegentlich bei Hunden solche völlig entleerte Gallenblasen noch unter kleinfingerschmal und stark längs kontrahiert bei Operationen oder Obduktionen. Zur Neuentstehung von Ausfällungen war kein Anlaß mehr vorhanden, da die Stauung behoben war. Es fand gewissermaßen eine *Selbstreinigung der Gallenblase* statt, ein Vorgang, der auch für die menschliche Pathologie von ganz wesentlicher Bedeutung sein kann.

Bei Betrachtung der Konkremente dieser ersten 4 Hunde finden wir bei Hund 1 nach 115 Tagen ganz erhebliche Größe. Ein Konkrement zeigt fast bis Bohnengröße. Dabei fällt der Flüssigkeitsreichtum besonders auf gegenüber den Ausfällungen von Hund 76 und gar erst von Hund 17. Dessen Ausfällungen waren zwar etwas kleiner, zeigten aber deutlich vermehrte, dabei ton- bis wachsartige Konsistenz. Sie waren braunschwarz, wie die früh beginnenden Konkremente in den Tagesversuchen. Ferner waren sie scharf begrenzt und relativ glattwandig, nicht höckerig. Sie sahen aus annähernd wie die beim Menschen vorkommenden reinen Bilirubin-Kalk-Konkremente. Von besonders starken Kalk- oder Cholesterinbeimengungen war weder makroskopisch noch mikroskopisch bei den Konkrementen bei Hund 17 noch bei den Ausfällungen der übrigen 3 Hunde eine Beobachtung zu machen. Wir fügen hier als typisches Beispiel das Protokoll von Hund 17 ein.

Hund 17. Operationstechnik: Unterbindungstyp 2, doppelt mit Seide ausgeführt. Versuchsdauer 172 Tage. Galle bei Operation makroskopisch goldbraun, völlig klar; sie enthielt mikroskopisch einige sehr vereinzelte Epithelien und feinste farblose Flöckchen. Es bestand aerobe und anaerobe Sterilität im bakteriologischen

Kulturverfahren. Die chemischen Werte lauteten bei Operation: Bilirubin 186 mg%, Cholesterin 110 mg%, Chlor 0,008 g%, Stickstoffgehalt 0,21 g%, Trockenrückstand 24,50 g%, Asche 1,81 g%.

Nach 172 Tagen erfolgte Tötung durch Kopfschuß. Der Hund hatte in der gesamten Zwischenzeit gut gefressen, war allerdings in den letzten Wochen etwas abgemagert. Ikterus war nie beobachtet. Makroskopisch war die Galle tief schwarzgrün, schleimreich, enthielt zahlreiche bis stecknadelkopfgroße, einige bis erbsgroße, bröckelige, tonartige Ausfällungen. Mikroskopisch waren mäßig braune, grobgekörnte bis grobschollige Ausfällungen mit häufig *konzentrischer Schichtung* zum Teil mit radiärer, strahlenartiger Anordnung vorhanden, so daß das Bild mikroskopisch aussieht (Okular 7, Objektiv 8) wie der Querschnitt eines mensch-

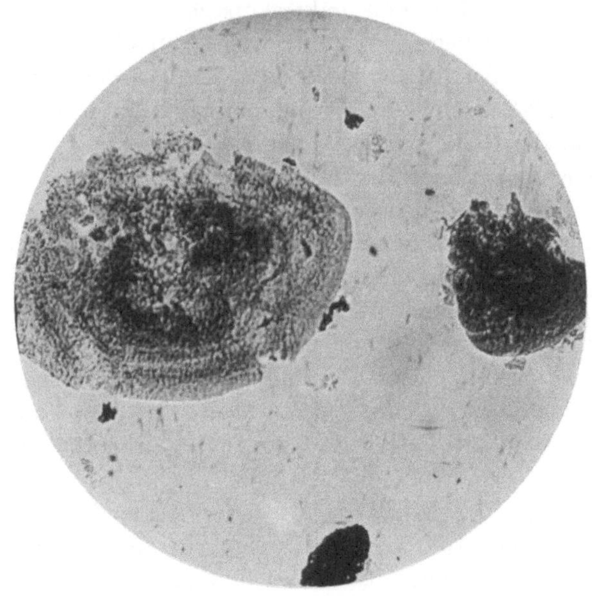

Abb. 46. Hund 17. Nach 172 Tagen Galle steril. Bilirubinkonkremente von Stecknadelkopfgröße, das eine deutlich konzentrisch geschichtet, die beiden anderen dichter und weniger geschichtet. Ok. 7, Obj. 8.

lichen, makroskopisch gesehenen Gallensteines (Abb. 46). Dazwischen zahlreichste, feine rötliche Krystalle gerade zylinderförmig geformt, selten keulenförmig, keine grünlichen Tropfen. Einige Konkremente zeigen in der Peripherie streifig-konzentrische Ringschichtung, nach der Mitte mehr tropfig-schollige Bezirke und in einem Falle in der Mitte einen Hohlraum. Bilirubin war in der Galle nicht zu bestimmen. Es war anscheinend, wie aus der tiefschwarz-grünen Farbe hervorgeht, bereits in der Blase in Biliverdin umgesetzt. Bakteriologisch war, sowohl im aeroben wie im anaeroben Kulturverfahren *völlige Sterilität* vorhanden. Histologisch war die Gallenblasenwand dünn und zart, die Zotten niedrig, wie gedehnt, geringe Lipoidinfiltration der Epithelien, keinerlei Rundzelleninfiltrate. Das Choledochusgebiet war makroskopisch an der Unterbindungsstelle in Narbengewebe eingelagert. Es war bei der Obduktion keine für die Sonde an diesem Orte durchgängige Stelle innerhalb des Choledochus zu finden.

Bei diesem Hund mit 172 Versuchstagen, dessen Gallenabfluß ständig fast völlig behindert zu sein schien, machten wir demnach, wie wir im Protokoll sehen, noch eine höchst interessante Feststellung. Es fand sich bei mikroskopischer Durchsicht eine ganz auffallende *Ringschichtung* (Abb. 46) einiger feinster, etwas über stecknadelkopfgroßer Konkrementchen. Und wo Bruchstücke anderer Konkremente zu sehen waren, wiesen sie ebenfalls meist deutlich diese eigenartige Ringschichtung auf. Sie wurde weder früher noch später in einem Fall gefunden, außer vielleicht in einem Falle bei Hund 46a, der sehr vereinzelt Andeutung an solche Ringbildungen zeigte, bei dem im übrigen die Bedingungen wesentlich anders lagen. Diese Ringschichtungen sind, wie auf den Photographien bei Okular 7 und Objektiv 8 sehr deutlich zu sehen ist, aus grobkörnig, tropfigen, besser schollig zu nennenden einzelnen Teilchen zusammengesetzt, deren Einzelbegrenzung meist noch recht gut wahrnehmbar ist. Sie sehen im durchfallenden Licht hell bis dunkelbraun aus und sind nicht doppelbrechend. Sie entstehen anscheinend unter Anlagerung tropfiger Elemente, die sich wahrscheinlich usprünglich aus den oben beschriebenen vielgestaltigen braunen bis gelbgrünen Tropfen rekrutieren und die wir im wesentlichen als Gallenfarbstoffsubstanzen ansprechen. Es lassen sich außerdem deutlich hellere von dunkleren Ringen unterscheiden. Einige Male zeigten diese Ringschichtungen in der Mitte sogar Aufhellungen, was in einem Fall besonders deutlich ausgeprägt war, die möglicherweise durch beginnende Austrocknungserscheinungen infolge der Wasserabgabe der Konkremente erklärt werden könnten. Ob diese Ringbildungen durch wechselnde Perioden mehr oder minder starker Anlagerung (Apposition) von tropfig-körnigen Bilirubinausfällungen entstanden sind oder durch Liesegangsche Ringbildungen in bereits gebildeten Konkrementen, können wir nicht entscheiden. Mit größerer Sicherheit beobachteten wir Liesegangsche Phänomene in den Präparaten des im 1. Teil schon erwähnten Hund 7 mit 6mal 24 Stunden Stauung. Dort waren bei der Obduktion keine Ringbildungen mikroskopisch wahrzunehmen, jedoch bei der $^1/_2$ Jahr nach der Tötung des Tieres erneut vorgenommenen Durchsicht der zum Teil eingetrockneten Objektträgerpräparate. Dabei waren in 2 kleinen, etwa knapp stecknadelkopfgroßen Konkrementen einwandfreie Ringbildungen in der sonst völlig homogen nichtscholligen Masse des Konkrements mit stark farbtragendem dunklen Ring und anliegendem feineren helleren Ring zu sehen, der heller als die gesamte sonstige Konkrementmasse war. Leider wurde beim Versuch einer Mikrophotographie das Präparat verletzt, so daß wir eine Abbildung desselben nicht wiedergeben können. Es handelt sich wahrscheinlich um Diffusionsvorgänge, die bei der Austrocknung der umgebenden Galle und des Konkrementes selbst vor sich gingen und die rhythmischen Ausfällungen des Bilirubins im Sinne *Liesegangs* auslösten, entsprechend jener Parallele zwischen der Achatbänderung und den bandartigen Ausfällungen von Silberchromat in Gallerten, die Ammoniumbichromat enthalten und von außen mit Silbernitrat durchtränkt werden (*W. Ostwald*). Eine Verwechslung mit den „Farben dünner Plättchen", den Newtonschen Farbenringen, scheint uns nicht vorzuliegen.

Demnach scheint es *2 grundsätzlich verschiedene, konzentrische Ringbildungen bei entstehenden Konkrementen* zu geben, die Ringbildung durch Anlagerung geformter, zum Teil tropfiger oder körniger Substanzen und die Ringbildung auf Grund von Diffusionsvorgängen bei bereits bestehenden, aber sich noch umbauenden Konkrementen. Von besonderen Schleimbeimengungen war bei Hund 17 mikroskopisch nichts wahrzunehmen. Es fanden sich lediglich noch rötliche Krystalle und Epithelien.

Wir wenden uns noch kurz den *bakteriologischen Befunden* aus den 8 Blasengallen zu und betrachten zunächst die 4 Hunde mit makroskopischen Ausfällungen. Bei Hund 19 unterblieb die Kulturanlegung. Bei Hund 76 wurden aerob grampositive Diplokokken gezüchtet. Hund 1 sowie Hund 17, letzterer mit den schönen Ringschichtungen, war bakteriologisch bei Fertigung der Unterbindung zu Versuchsbeginn wie bei der Gallenentnahme 2—5 Minuten nach der üblichen Tötung durch Schuß sowohl aerob wie anaerob völlig steril. — Von den 4 Hunden ohne Ausfällungen finden wir bei Hund 26 und Hund 2 im aeroben Kulturverfahren völlige Sterilität, anaerobe Untersuchungen unterblieben in beiden Fällen. Desgleichen wurden bei den beiden anderen konkrementlosen Tieren, Hund 8 und Hund 22, keine bakteriologischen Kulturen angelegt.

Wir sehen an diesen Versuchen wieder bestätigt, daß die *Stauung das wesentliche und vorwiegende Moment zur Konkremententstehung ist und daß Bakterien hinzukommen können, daß sie aber keineswegs unbedingt zur Entstehung erforderlich sind.* Die schönsten und charakteristischsten Konkremente sehen wir unter den 8 Versuchen bei völliger Sterilität (Hund 1 und Hund 17). Im übrigen finden wir, von der Ringbildung bei Hund 17 abgesehen, bei den sich über Wochen und Monate erstreckenden Versuchen keine wesentlich anderen Ausfällungen wie in den Tagesversuchen, wie wir vorhin erwähnten. Es treten vielleicht die braun-grünen, vielgestaltigen tropfigen Elemente etwas zurück. Cholesterin wurde auch hier nirgends im wesentlichen Ausmaße gefunden.

Wir versuchten daher auf die Gestaltung der weiteren Konkrementbildung mit etwaiger Einbeziehung von Cholesterin in die Konkremente oder durch Entstehung reiner Cholesterinsteine experimentell Einfluß zu gewinnen. Die *Hunde* wurden daher mit *reichlicher Fleischnahrung unter täglicher Zugabe von 1, meist 2 g Cholesterin-Merck ernährt.* Wenngleich die Aussichten dieser Cholesterin-Fleisch-Fütterung von vornherein nicht vollen Erfolg versprachen. Denn, wie bereits *Jankau* 1892 feststellte, fand bei subcutaner bzw. peroraler Zuführung von Cholesterin keine irgendwie nennenswerte Mehrausscheidung von Cholesterin in der Hundegalle statt, was von *Enderlen, Thannhauser* und *Jenke* bestätigt wurde. Immerhin erschien uns die cholesterinreiche Ernährung bei gleichzeitiger, eventuell monatelanger Gallestauung nicht völlig aussichtslos. Es wurden also 5 Hunde gefüttert und mit Gallenstauung versehen. Von diesen zeigen 3 Tiere makroskopisch sichtbare Konkremente. Hund 16 nach 69 Tagen Versuchsdauer, Hund 20 nach 162 Tagen und Hund 18 nach 174 Tagen Versuchsdauer. Alle 3 Hunde wurden nach Typ 2 und mit doppelter Seide unterbunden. Bei allen 3 Tieren waren zwischen Gallenblase, Leber, Choledochus und Duodenum und bei zweien davon auch mit der Bauchwand starke und stärkste Verwachsungen vorhanden. Der Choledochus war bei den Obduktionen jedesmal nur mühselig aufzufinden und schwer durchgängig, es hatte also während der ganzen Versuchsdauer eine Abflußbehinderung bestanden. Zuerst völlige, später nur teilweise Stauung. Demgegenüber sind die beiden anderen Tiere ohne makroskopische Konkremente (Hund 51) mit 54 Tagen und Hund 5 mit 102 Tagen nach Typ 3 und mit Catgut unterbunden. Sie wiesen keinerlei nennenswerte Verwachsungen oder Knickungen im Choledochusgebiet auf, und es bestand somit nach anfänglicher kurzer Stauung nach Lösung der Catgutschlinge keine Abflußbehinderung. Diese beiden Hunde zeigen also weder makroskopisch noch mikroskopisch Ausfällungserscheinungen, auch nicht andeutungsweise. Es ist also die gleiche Erscheinung der wahrscheinlichen *Selbstreinigung* der Gallenblase wahrzunehmen wie bei den im letzten Abschnitt beschriebenen Hunden mit langer Versuchsdauer ohne Cholesterinfütterung.

Sind nun die Ausfällungen der ersten 3 Cholesterinhunde anders gestaltet wie die der nicht cholesteringefütterten Tiere bei makroskopischer und mikroskopischer Betrachtungsweise? Das ist nicht der Fall.

Hund 16 wurde nach 62 Tagen relaparatomiert zwecks Gallenblasenpunktion und kam vorzeitig 1 Woche später nach 69 Tagen infolge Nachblutung zur Obduktion. Dabei werden bei beiden Untersuchungen die gleichen Befunde festgestellt, nur bei der Zwischenpunktion in geringerem Maße als bei der Obduktion. Hier waren alle Stoffe in wesentlich stärkerer und reichlicherer Menge vorhanden als bei der Zwischenpunktion nach 62 Tagen. Es finden sich bei der Zwischenpunktion und bei der Obduktion stecknadelkopf- bis hirsekorngroße, schwarzbraune bis schwarze Konkremente, deren Zahl nach 69 Tagen bei der Obduktion etwa 200 beträgt. Die größten bis Weizenkorngröße, tonartig. Mikroskopisch sind wieder reichlichst die braungrünen, vielgestaltigen Tropfen in allen Phasen der Vereinigung und beginnenden Zusammensinterung vorhanden. Einige kleinste Konkremente erscheinen selbst bei stärkstem durchfallendem Lichte noch braunschwarz, zum Teil aus tropfig-scholligen Massen bestehend. Die feinstgekörnten goldbraunen, amorphen Bilirubin-Aggregationen sind nirgends deutlich wahrzunehmen; völlig fehlen hier die rötlichen Krystalle. Dafür sind einige andere Krystalle in der Galle nach 62 Tagen zu finden, die rhomboid aussehen, zum Teil auch deutlich Sargdeckelformen zeigen, aber nie doppeltbrechend sind. Doppelbrechung ist nur sehr vereinzelt und fast nur punktförmig wahrzunehmen. Die lichtbrechenden Punkte liegen dabei weit getrennt, Fensterkreuze treten nirgends auf. Bei einfachem durchfallendem Lichte sehen die doppeltbrechenden Punkte meist dunkelbräunlich aus, liegen innerhalb der dunkelbraun scholligen Konkremente, und das häufiger, völlig getrennt davon zwischen den vielgestaltigen grünlichen Tropfen. Zerdrückt man eins der hirsekorngroßen oder stecknadelkopfgroßen, tonweichen Konkremente, so ist man erstaunt, im polarisierten Lichte fast keinerlei auch noch so kleine aufleuchtende Stellen zu finden. Der Cholesteringehalt der Blasengalle, der zu Beginn des Versuches 68 mg% betrug, stieg so gut wie kaum an, wenn auch unter den verschiedenen zeitlichen und sonstigen Bedingungen ein Vergleich nur bedingt möglich ist. Er betrug nach 62 Tagen 74 mg% und nach 69 Tagen 84 mg%; er liegt also durchaus, wie wir noch weiter unten sehen werden, im Bereiche der normalen Cholesterinwerte der Hundeblasengallen, eher noch an deren unteren Grenze. Wir sehen schon hier an diesem Hunde, daß ein besonderes Ergebnis der Cholesterinfütterung mit täglich 2,0 g über etwa 60 Tage bei fast ausschließlicher gleichzeitiger Fleischnahrung, im Hinblick auf die Konkrementbildungsweise, die Art der mikroskopischen Ausfällungen *nicht* zu verzeichnen ist.

Wir wenden uns nun Hund 20 mit 162 Tagen zu, von denen er während der ersten 30 Tage täglich 2 g Cholesterin und $^1/_2$—1 kg Fleisch erhielt, später aber mit der üblichen Nahrung aus Knochenresten, Abfällen und Kartoffeln gefüttert wurde.

Er wurde nach 36 Tagen ebenfalls relaparatomiert zwecks Punktion der Gallenblase. Die Gallenblase ist dabei fast gänseeigroß, die Unterbindungsstelle bereits fast völlig vernarbt; sie zeigt Verwachsungen. Es besteht also offenbar eine fortdauernde Abflußbehinderung. Dabei wurde außerdem bei diesem Hund eine etwa 4 Wochen alte Gravidität festgestellt. Makroskopisch enthält die dunkelbraune Galle vereinzelt kleinste, unterstecknadelkopfgroße, bräunliche bis braunschwarze Konkremente. Mikroskopisch reichlichst gelbbraune bis tiefdunkelbraune, ziemlich amorphe, zum Teil gekörnte, zum Teil beginnend schollige lockere und zusammengesinterte Konglomerate. Unter ihnen fällt ein dunkelbraunschwarzes, bei stärkstem Lichtdurchfall goldbraunes, amorph gekörntes Konglomerat auf, das an seiner Peripherie *farblose wasserklare, tröpfchenartige, ovale Gebilde radiarwärts* angelagert trägt, *so daß die ganze Erscheinung eine margueriten- oder sonnenblumenähnliche Gestalt hat* (Abb. 47). Bei mittelstarker Vergrößerung zeigen diese Tröpfchen nochmals einen zweiten zarteren, peripheren parallelen Hof. Sie sind nicht doppeltbrechend, mit Fensterkreuzzeichnung, leuchten im polarisierten Licht aber immerhin auf. In der folgenden Zwischenzeit abortierte der Hund. Bei der nach 162 Tagen stattfindenden Obduktion wurde makroskopisch der gleiche Befund erhoben wie bei der Zwischenpunktion nach 36 Tagen, nur solch eigenartiges sonnenblumenähnliches Konglomerat wurde nicht wieder beobachtet. Weiter fielen aber nach 162 Tagen nebst den mit dem Auge wahrnehmbaren stecknadelkopfgroßen, braunen Konkrementen feinste soeben sichtbare Flöckchen auf, die bei mikroskopischer Betrachtung aus zahlreichen aus 100—150 kleinen wasserhellen runden Tropfen bestehen, deren Größe etwa unter menschlicher Erythro-

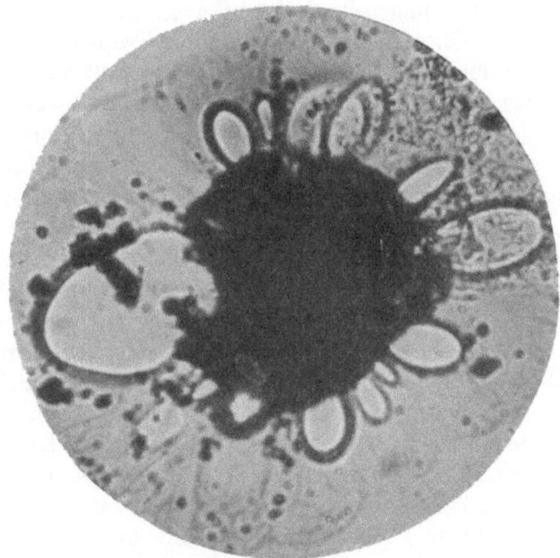

Abb. 47. Hund 20. Erste Bildung von radiärem Cholesterinkonkrement? Um sehr dichtem Bilirubinkern zahlreiche ovale im Polarisationsmikroskop aufleuchtende, radiär gestellte Tropfen bei Gravidität und Cholesterinfütterung. Mittelstarke Vergr. Ok. 7, Obj. 40.

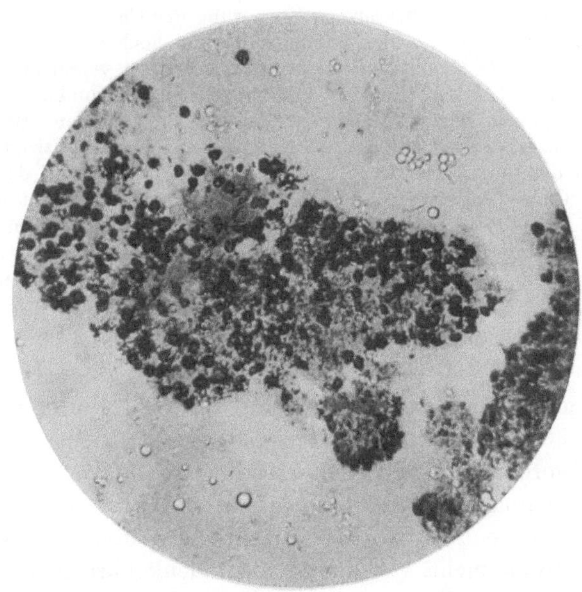

Abb. 48. Hund 20, cholesteringefüttert. Farblose Tropfen von Cholesterin, schwimmend um lockeres Konkrement aus zahlreichen tiefroten plumpen Bilirubinkrystallen. Mittelstarke Vergr.

cytengröße liegt, die völlig homogen sind, und von denen die meisten durchaus nicht im polarisierten Lichte mikroskopisch aufleuchten, sondern nur etwa jedes 150. bis 200. Tröpfchen. Unter den aufleuchtenden Tropfen zeigen ganz selten der eine oder andere ein deutliches Fensterkreuz. Dabei fällt auf, daß die Fensterkreuzzeichnung nur etwa in $^2/_3$ dieser Tropfen zu sehen ist, während das übrige segmentartige Drittel im polarisierten Lichte dunkel erscheint und auch durch eine feinste Oberfläche von dem $^2/_3$ doppeltbrechenden Teile getrennt ist. Cholesterinausfällungen tropfiger Art, zum Teil mit deutlicher Doppelbrechung, waren also bei diesem Hunde sicher vorhanden. Weiter wurden extrem dicke, kurze, rötliche plumpe Krystalle gefunden (entsprechend denen bei H. 20 auf Abb. 48), während grünlich-bräunliche, vielgestaltige Tropfen fehlten. Die Cholesterinwerte liegen auch hier im Bereiche der Norm, steigen nur minimalst, betragen bei der Operation 68 mg% in der Blasengalle, bei der Zwischenpunktion nach 36 Tagen 86 mg%, nach 162 Tagen bei der Obduktion 84 mg%. Wir werfen rasch noch einen Blick auf den histologischen Befund dieser Gallenblase von Hund 20. Es fällt da zunächst eine ausgesprochen starke Verfettung der Leberläppchen und in weit geringerem Maße auch des Leberzwischengewebes auf. Die Mucosaepithelien sind auffallend beladen mit lipoiden Substanzen, Rundzelleninfiltrate sind nirgends wahrzunehmen. Möglicherweise sind die vorhin beschriebenen wasserhellen Tröpfchen aus aus den Epithelien der Gallenblasenschleimhaut ausgestoßenen Tröpfchen (vgl. oben) entstanden oder Reste zugrunde gegangener Epithelien. Dann wäre es immerhin auffallend, daß sie sich gerade bei diesem cholesteringefütterten Tiere finden.

Der 3. Cholesterinhund mit Konkrementen, Hund 18 bietet nach 174 Versuchstagen im wesentlichen keinen anderen Befund wie die Hunde 16 und 20. Er zeigt lediglich höhere Cholesterinwerte, wobei der Wert vor der Fütterung in der hochkonzentrierten Blasengalle mit 624 mg% Bilirubin bereits 126 mg% beträgt und bei der Obduktion bei 284 mg% Bilirubin, 147 mg% Cholesterin beträgt. Es scheint also in diesem Fall eine geringe Steigerung der Cholesterinwerte, die für Hundeblasengallen an und für sich schon bei Beginn hoch liegen, vorhanden zu sein. Doppeltbrechende Pünktchen waren außerordentlich vereinzelt vorhanden, weniger wie bei Hund 16 und Hund 20. Die zahlreichen bei Hund 20 vorhandenen wasserhellen Tröpfchen wurden bei diesem Hunde nicht gefunden. Bei der histologischen Durchsicht der Gallenblase war eine ausgesprochen großtropfige Lipoidinfiltration an der Oberfläche der Schleimhautzotten, weniger in der Tiefe der Luschkaschen Gänge vorhanden. Rundzelleninfiltrate wurden nicht beobachtet, die Leber war histologisch ebenfalls teilweise stark verfettet. Dagegen war in der Galle bei der Tötung von Hund 18 eins der Konkremente länglich-walzenförmig und hob sich durch seine Gestalt, 11:3:2 mm sowie durch seine hellere, mehr bräunlich-schmierige, dabei doch relativ harte Konsistenz von den übrigen Ausfällungen ab. In dem Kerne dieses Konkrementes war ein Seidenfadenrest vorhanden.

Alle 3 Hunde waren bakteriologisch *nicht steril*, enthielten Keime, die wohl bei Hund 18 (grampositive Stäbchen) sicher infolge der Entzündungsvorgänge an der Unterbindungsstelle dort eingeschleppt wurden oder hämatogen descendierend in die Blase gelangten. Besondere Größe gegenüber Konkrementbildungen in keimfreien Gallen zeigen diese Hunde nicht, von dem Seidenfadenkonkrement abgesehen. Die Ergebnisse dieser Versuche deuten ebenfalls darauf hin, daß *beim Hunde in der Gallenblase das Cholesterin nicht die Rolle spielt*, die es bei der Weiterbildung bzw. in seltenen Fällen bei der Entstehung der menschlichen Gallensteine innehat. Die Cholesterinwerte in den Blasengallen der Hunde betragen nur $^1/_4$—$^1/_2$ und weniger des Cholesterinwertes, den wir im Durchschnitt in menschlichen Blasengallen finden.

Das Bilirubin und seine verschiedenen Erscheinungsarten bilden auch in dieser Versuchsreihe den wesentlichen Untergrund der Konkrementbildungen, wobei, wie es auch bei den früheren langdauernden Versuchen der Fall war, die mikroskopischen Ausfällungen dieser Stoffe hier etwas mehr in den Hintergrund treten. Uns erscheint ferner diese Einzelbeobachtung bei Hund 20 *einer radiären tropfigen Anlagerung von nicht Doppelbrechung zeigenden Lipoidtropfen — Cholesterinester? — um einen Bilirubinkern sehr wichtig,* weil er sich fand während der Gravidität und bei Cholesterinfütterung und weil wir bei einer Patientin dem gleichen Gebilde im Sediment der Blasengalle wieder begegneten (Abb. 62).

Im Anschluß an diese beiden Versuchsreihen mit langfristigen Stauungen wollen wir für unsere Endresultate noch nebengeordnet eine andere Versuchsreihe erwähnen, die ebenfalls *langfristige Unterbindungen hatte,* bei der jedoch *Einspritzungen verschiedenen Materials in die Gallenblasen* der Hunde vorgenommen wurden. Diese Versuche bildeten den ursprünglichen Ausgang unserer gesamten Hundeexperimente. Es wurden bei einer Reihe von Hunden, von denen wir nur 7 Tiere herausgreifen, diese Injektionen vorgenommen. Zunächst wurde 10proz. Kochsalzlösung in die Gallenblase injiziert, nur meist soviel, wie kurz zuvor Galle aus der betreffenden Blase zu Untersuchungszwecken herausgenommen war, meist 5—6 ccm. Wir gingen dabei von der Vorstellung aus, daß durch die plötzliche Injektion einer stark konzentrierten Lösung eines Stoffes, hier des Kochsalzes, in die Gallenblasengalle, die zwischen Blasengalle und umgebender Blut- und Gewebsflüssigkeit annähernd bestehende Isotonie gestört würde. Es kommt eventuell so zu plötzlichen Resorptionsverschiebungen in der Gallenblase, und dies könnte den Anlaß zur Entstehung einer teilweisen Entmischung innerhalb der Blasengalle bilden. Weiter wurde daran gedacht, diesen eventuell entstehenden ersten kolloidal entmischten Substanzen eine Adsorptionsfläche zu bieten, wozu der 10proz. NaCl-Lösung häufig Spuren einer feinen Tierkohlesuspension beigefügt wurden. So injizierten wir den 3 Hunden 71, 41a und 46a je etwa 6 ccm einer 10proz. Kochsalzlösung, der eine Spur sterile Tierkohle zugesetzt war, so daß eine feine Suspension entstanden war, wobei gleichzeitig den Hunden eine Choledochusstauung nach Typ 3 mit Catgut gesetzt wurde. Hund 41a wies nach 77 Tagen neben kleinsten Konkrementen 18 zum Teil bis über erbsengroße, schwarzbraune tonartige Konkremente auf. Hund 71 zeigte nach 170 Tagen zahlreiche hirse- bis etwa kleinbohnengroße schwarzbraune Konkremente, wobei eines derselben im Choledochus eingeklemmt lag und seinerseits wieder eine mäßige Abflußbehinderung bewirkte. Die Konkremente sind schön ausgebildet (Abb. 49 u. 50), dabei jedoch noch immer relativ flüssigkeitsreich. Bei Hund 46a fanden sich nach 275 Tagen zahlreiche kleinste und kleine

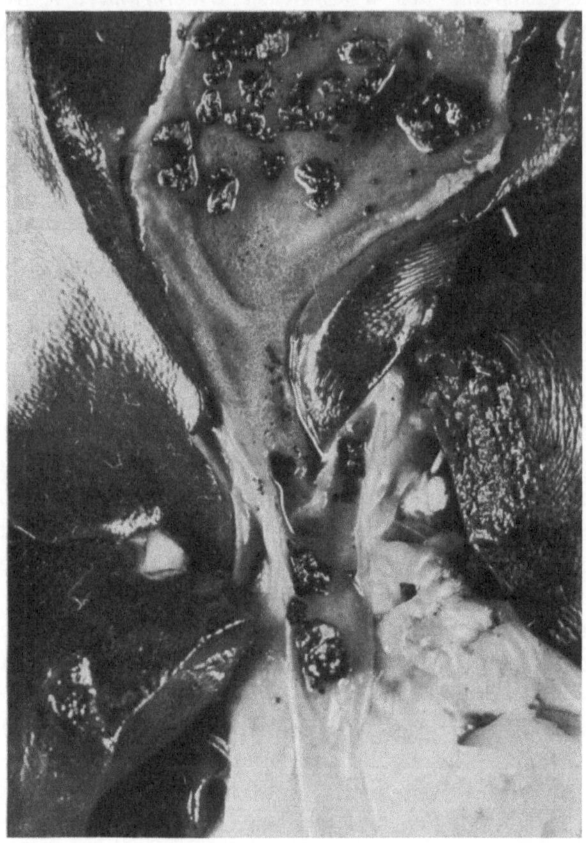

Abb. 49. Hund 71a. Nach 170 Tagen zahlreiche bis erbsgroße Konkremente sichtbar, feinste Tierkohlesuspension bei der Unterbindung injiziert. Um $^1/_5$ vergrößert.

von stecknadelkopf- bis hirsekorngroße Ausfällungen mit ebenfalls tonartiger Konsistenz. Dabei zeigten alle 3 Hunde ähnliche mikroskopische Befunde. Hund 41a ließ vorwiegend Konglomerate von körnchenartigen amorphen braunrötlichen Aggregationen, zum Teil mit rötlichen Krystallen durchsetzt erkennen sowie einige gelb-bräunlich rötliche tropfige vielgestaltige Ausfällungen, neben schwarzbraunen, mehr feinscholligen Massen. Hund 71, der auch mit 60 g Cholesterin während 30 Tagen gefüttert war, zeigte ebenfalls schwarzbraune, fast homogene, aber deutlich gekörnelte bis schollige Massen mit vereinzelt grünlich tropfigen Gebilden. Kein wesentlicher Cholesterinbefund, keine sichere Doppelbrechung. Und Hund 46a läßt zahlreiche schwarzgrüne, feingekörnt bis schollige Ausfällungen ohne Tropfen und ohne Krystalle mit Neigung zu Ringschichtung erkennen, die den Ausfällungen von Hund 17 in geringem Maße ähneln. Von Hund 41a war keine bakteriologische Kultur gefertigt, während bei Hund 71a im aeroben Kulturverfahren Staphylococcus aureus wuchs durch wahrscheinlich sekundäre Verunreinigung der Platte. Hund 46a war aerob und anaerob steril. Man sieht hieraus, daß im Grunde immer dieselben Ausfällungen erscheinen wie bei einfachen Stauungshunden. Die Tierkohle wird hier mit zur Anlagerung der durch Stauung ausgefällten Substanzen benutzt, sie ist aber zu diesem Vorgang ja keineswegs notwendig. Die tropfigen Elemente scheinen wieder, je länger die Tiere im Versuch sind, um so seltener zu werden, so auch bei Hund 46a mit 275 Versuchstagen. Wie auch beim Menschen die kleineren Gallensteine aus der Gallenblase ausgetrieben werden, so ist es auch beim Hund (71) der Fall, bei dem ein Konkrement im Choledochus an der verengten Stelle eingeklemmt liegt.

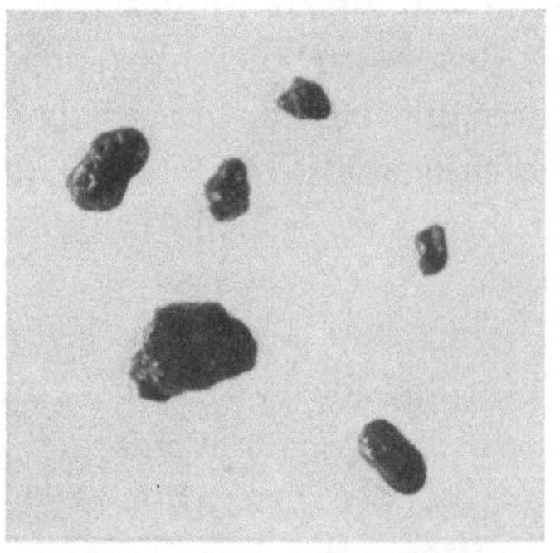
Abb. 50. Hund 4b. 30 Tage alte Bilirubinkonkremente nach Injektion feinster Tierkohlesuspension und Stauung; normale Größe.

Einem Tier, Hund 68, mit 117 Tagen Versuchsdauer wurden einige Kubikzentimeter eines klaren serösen Pleuraexsudates einer Patientin in die gestaute Gallenblase injiziert. In diesem Exsudat fanden sich im gleichzeitig angesetzten Meerschweinchenversuch nach einigen Wochen ausgesprochene Tuberkulose. Irgendwelche Ausfällungen zeigte dieses Tier bei wieder durchgängigem Choledochus nicht, dagegen feine, über stecknadelkopfgroße, helle Knötchen der Gallenblasenmucosa, aus entzündlichen Rundzellinfiltraten bestehend. Es hätten hier entzündliche Eiweißstoffe die Konkrementbildung erleichtern müssen, wäre die Theorie von der vorwiegenden Bedeutung der Entzündung und der dadurch eventuell bedingten Ausscheidung von Eiweißstoffen als Ursache der Konkrementbildung allein richtig. Andererseits kann es sich natürlich wieder um eine später erfolgte Selbstreinigung der Gallenblase handeln.

Mehreren Tieren wurden $^1/_2$—1 ccm Terpentinöl injiziert, so Hund 81 mit 54 Tagen bei Catgutstauung und Cholesterinfütterung; weil nach den Befunden von *Rosenthal* in dem Inhalt so entzündeter Gallenblasen ein sehr niedriger Gehalt an Gallensäuren vorhanden ist, hofften wir, das Auftreten von Cholesterinausfällungen so zu erleichtern. Diese Versuche verliefen jedoch negativ. Anderen Hunden wurden in 10proz. NaCl-Lösung eine Gallenblasenepithelsuspension injiziert, deren Epithelien aus einer 3. Hundegallenblase abgeschabt waren. Das war bei Hund 31a mit 174 Versuchstagen und Stauung der Fall, der keinerlei Ausfällungen weder makroskopisch noch mikroskopisch aufwies, während der Schwesterhund 32a mit 86 Versuchstagen und Stauung kleine, bis zu 4 : 3 : 1 mm große braune Konkremente zeigt und im mikroskopischen Bild die üblichen Erscheinungen erkennen läßt. Dieser Hund war bakteriologisch bei der Obduktion steril. Noch andere ähnliche Versuche wurden angestellt. Wir kamen auf Grund dieser Voruntersuchungen zu dem Schluß, daß wahrscheinlich *die Stauung allein das wesentliche Moment bei der Konkremententstehung* sei, und führten dann die zuerst aufgezählten Untersuchungen durch.

Bevor wir diese Versuchsreihen abschließen, wollen wir nochmals kurz die bereits im ersten Abschnitt angegangene Frage zwischen *Gallensteinentstehung und Entzündung* hier aufgreifen; wir betrachten zu diesem Zweck die bereits oben kurz angeführten Hunde 50 und 21. *Beide Tiere* erhielten eine *Colisuspension*, und zwar 1 ccm mit annähernd 200 Millionen Keimen in die Gallenblase injiziert bei dem Unterbindungstyp 2 und eine chronisch durchgeführte Gallenstauung. Betrachten wir zunächst den Hund 50 mit 20 Versuchstagen. Die Galle war bei der Operation klar, makroskopisch und mikroskopisch einwandfrei. Bei der Tötung waren starke Verwachsungen und Verklebungen der Gallenblase mit der Umgebung vorhanden und in der Blase einige unter stecknadelkopf- bis zum Teil fast erbsgroße grünschwarze Konkremente vorhanden. Mikroskopisch fanden sich die grünlich vielgestaltigen Tropfen, rötliche Krystalle, einzelne Epithelien, reichlich braune, amorph gekörnte Aggregationen und zäher Schleim. Doppelbrechung war nirgends wahrzunehmen. Histologisch zeigte die Gallenblasenwand ausgesprochene starke Rundzelleninfiltrate. Der Chloridwert war bei der Operation 0,01 g% und betrug bei der Obduktion 0,18 g%. Der Schleimgehalt war außerordentlich stark angestiegen von 14 auf 30 Vol.-%. — Der Hund 21 mit 115 Versuchstagen zeigte bei Operation völlig einwandfreie klare und sterile Galle. Bei der Obduktion fand sich eine stark geschrumpfte Gallenblase mit schwer entzündlicher, derb bindegewebiger Wandveränderung, der Gallenblaseninhalt bestand aus wasserhellem, zähem, gallertigem Schleim, der eine Spur opalescierte, darinnen eingebettet waren annähernd 50 bis 60 bräunlich-schwarze, stecknadelkopf- bis hanfkorngroße Konkremente von tonartiger Konsistenz. Mikroskopisch erschienen bei mittelstarker Vergrößerung die Konkremente tiefbraun-schwarz aus lockeren, amorphgekörnten Klümpchen gebildet mit zahlreichen feinen, hellen, ungefärbten, selten mit grünlichem Beiton versehenen Tröpfchen dicht umgeben, die im polarisierten Licht stark lichtbrechend sind (Abb. 51) und sehr vereinzelt ausgesprochene Fensterkreuze aufweisen. Umgeben sind diese Tröpfchen und die braun gekörnten amorphen Aggregationen zum Teil von fädigem Schleim. Die Unterbindungsstelle am Choledochus war für eine Sonde nicht durchgängig und ein abführender Kanal von der Gallenblase zum Darm nirgends aufzufinden. Der oberhalb der Unterbindung befindliche Leberlappen war atrophisch und sonderte noch gering gelblich getönte Flüssigkeit ab, die nur bis zum Cysticuseingang, jedoch nicht in die Blase vor-

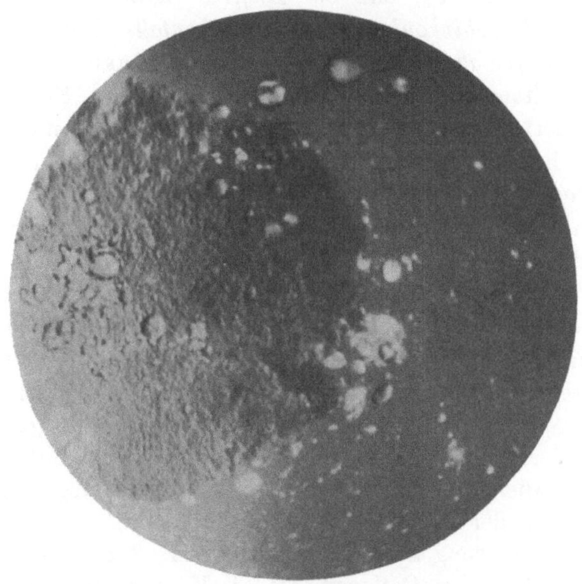

Abb. 51. Im polarisierten Licht ein kleines Bilirubinkonkrement mit zahlreichen angelagerten cholesterinhaltigen Tropfen aus coliinfizierter Gallenblase des Hundes 21. Mittelstarke Vergr. Ok. 7, Obj. 40.

drang. Histologisch war die Wand reichlicher mit Bindegewebszellen versehen und mit Rundzelleninfiltraten durchgesetzt, während die Schleimhaut einen etwas atrophischen Eindruck machte. Es ist dies der einzige Hund unserer gesamten Versuchsreihen, der eine weiße Galle aufwies, die entstanden ist bei dem mangelnden Zufluß von der Leber her. Die *zahlreichen wasserhellen, doppeltbrechenden Tröpfchen sprechen wir als Cholesterin oder Cholesterinester* an, wir glauben nicht, daß diese Tröpfchen sämtlich primär aus der Galle ausgefallen sind, sondern vielmehr, daß sie in diesem Fall, der wie auch andere Beobachtungen von den mit Lipoid vollgepfropften Gallenblasenepithelien öfter sudangefärbte große Tropfen aufwies, aus den Gallenblasenepithelien oder aus zugrunde gegangenen, mit lipoiden Substanzen angehäuften Epithelien stammen. Es ist durchaus möglich, daß gerade solche ersten, aus den Epithelien stammenden lipoiden Stoffe gewissermaßen den Krystallisationspunkt für späteres, aus der Blasengalle direkt erfolgendes Ausfallen des Cholesterins abgeben könnten. Die starke Beimengung von Cholesterin zu den Bilirubinausfällungen ist in diesem Falle imponierend, aber eine direkte Übertragung dieser Befunde auf menschliche Verhältnisse geht nicht gut an, neben der Entzündung spricht hier die 115 Tage lange Stauung, der Mangel an Leberzufluß, dadurch die Entwicklung von weißer Galle für die Entstehung solcher Cholesterinausfällungen wohl mit.

Wir sehen demnach, daß *bei längerer Stauung und erfolgreicher Coliinfektion Bilirubinkonkremente sich ebenfalls bilden können, die Konkremente waren aber bedeutend kleiner;* in den 2 akuten Coliinfektionsversuchen fehlten sie makroskopisch ja ganz. Die Entzündung der Mucosa hindert eben stärkere Eindickung der Galle und reichlichen Ausfall von Bilirubin. Dafür tritt eine stärkere Sekretion von Schleim ein in beiden chronischen Versuchen bis zur Entwicklung von klarem schleimigen Inhalt der einen Blase; stärkere Entwicklung von Becher-Zellen in der Mucosa kann dabei eine Rolle mitspielen.

Fassen wir die erzielten Resultate zusammen, so sehen wir, daß bei diesen *chronischen Versuchen in den Fällen, wo als Folge der Unterbindung eine mehr oder minder starke Verengerung des Choledochus zurückgeblieben war,* eine *deutliche Konkrementbildung infolge dieser chronischen Stauung vorhanden war.* Wir fanden sie im ganzen 11 mal bei diesen Versuchen. Einwandfrei, *ohne sekundäre Bakterienbeimengungen* sind dabei wohl infolge der ausgedehnteren Möglichkeit bei der längeren Dauer der Versuche zur ascendierenden oder hämatogenen Bakterieneinwanderung nur 4 Hunde gewesen, 2 Hunde bei einfacher Stauung, ein Hund bei Gallenepithel- + Kochsalzinjektion, ein Hund bei Tierkohle- + Kochsalzinjektion. Diese Bildungen unterschieden sich auch in keiner Weise von denen, wo sekundär Bakterien in die Gallenblase gelangt waren, wie wir es 2 mal bei den einfachen Unterbindungen, 3 mal bei den cholesteringefütterten Tieren mit Stauung, einmal bei den Hunden mit Tierkohle- und Kochsalzinjektion und Stauung fanden. Die histologischen Untersuchungen wurden bei fast allen Versuchen durchgeführt. Sie ergaben auch bei denen mit Keimgehalt bei der Autopsie *keine mikroskopisch wahrnehmbaren Entzündungserscheinungen.* Erfolgreich in diesem Sinne sind also die bakteriellen Beimengungen nicht geworden. Stärkere Entzündungserscheinungen sind in unseren Versuchen nur nachzuweisen gewesen bei den durch Injektion mit Colibacillen künstlich infizierten Gallenblasen und bei der einen Gallenblase, in die ein tuberkulöses Pleuraexsudat injiziert war.

Literaturverzeichnis.

[1] *Aojama*, Zbl. Chir. **132**, 234 (1915). — [2] *Dewey*, Arch. int. Med. **17**, 756 (1916). — [3] *Enderlen, Thannhauser* u. *Jenke*, Die Einwirkung der Leberexstirpation bei Hunden auf den Cholesterinstoffwechsel. Arch. f. exper. Path. **120**, 16 (1927) — Klin. Wschr. **1926**, 2340. — [4] *Fujimaki*, In Progress of the science of nutrition in Japan. Herausgegeben vom Völkerbund 1926. — [5] *Haberland*, Münch. med. Wschr. **1926**, 171. — [6] *Iwanaga*, Mitt. med. Fak. Kyusku. Fukuoka **6**, 89 (1921). — [7] *Jankau*, Arch. f. exper. Path. **29**, 237 (1892). — [8] *Lichtwitz*, Prinzipien der Konkrementbildung (Bildung der Gallensteine). In Bethe, Handbuch der normalen und pathologischen Physiologie. Bd: Resorption und Exkretion. 1929. — [9] *Liesegang*, Die Achate. Dresden u. Leipzig: Verlag Theodor Steinkopf. — [10] *Mignot*, Arch. gén. Méd. **17**, 756. — [11] *Miyake*, Mitt. Grenzgeb. Med. u. Chir. **6**, 479 (1900). — [12] *Rous, Peyton, McMaster* u. *Drury*, J. of exper. Med. **37**, 395, 421 (1923). — [13] *Stalia*, Ref. Zbl. Chir. **27**. — [14] *Torinoumi*, Über den Bau und die formale Genese der Gallensteine. Mitt. Grenzgeb. Med. u. Chir. **37**, 385 (1924) — Woher stammt das Cholesterin der Gallensteine? Beitr. path. Anat. **72**, 456 (1924). Im übrigen vergleiche man die Literatur unter Teil I—III.

VI. Die Resorption der Gallenblase unter verschiedener vegetativ nervöser Reizung.

Von **K. Westphal** und **F. Gleichmann.**

Die Konzentrationsarbeit der Gallenblase ist im Laufe der letzten Jahre zu einer mehr beachteten Tatsache geworden. In der Literatur bestehen darüber neben einer alten Untersuchung von *Frerichs* eine Reihe von Analysen von menschlichen Leber- und Blasengallen nebeneinander von *Hammarsten,* die im Durchschnitt folgende Werte ergeben:

	Lebergalle	Blasengalle	Konzentrationsfaktor
Wasser	971,4	834,7	—
Feste Stoffe	28,62	165,8	6,8
Mucin und Farbstoffe	4,88	43,14	8,85
Gallensaure Alkalien	12,19	92,10	7,5
Cholesterin	1,24	9,28	7,5
Lecithin, Fett	1,0	6,02	6,0
Fettsäuren aus Seifen	1,20	10,87	9,0
Lösliche Salze	7,36	2,95	—2,5
Unlösliche Salze	0,32	2,29	7

Schon bei Betrachtung dieser Tabelle fällt auf, daß im Gegensatz zu allen in der Gallenblase stark bis etwa neunfach angereicherten Substanzen die löslichen Salze hochgradig verringert erscheinen, zusammen mit dem Wasser verlassen sie also zum großen Teil die Blasengalle. *Hösch* hat an dem niedrigen Chlorgehalt der menschlichen Blasengalle mit 0,25 g% im Verhältnis zur Lebergalle mit 0,7 g% gezeigt, daß gerade die Chlorionen infolge ihrer starken Schwankungen ein gutes Testobjekt für die in der Blase resorbierten Salze abgeben.

Das Resorptionsvermögen der Gallenblase ist sehr groß. Nach *Rous* und *McMaster* konzentriert die leere Gallenblase in $22^1/_2$ Stunden von 49,8 auf 4,6 ccm, das ist das 10,8fache. Die Resorption kann sehr schnell vor sich gehen, denn die amerikanischen Autoren finden bei einfachem Durchfließen der Gallenblase innerhalb weniger Minuten eine Eindickung auf das 2,3—4,8fache. An mittelgroßen Hunden stellten *Brugsch* und *Horsters* eine Resorption von 5,6 ccm in der Stunde fest, sobald jedoch die Galle in der Blase eine Konzentration von etwa 20 g% Trockensubstanz erreicht habe, ruhe die Resorption.

In der Literatur liegen ferner eine große Anzahl von Einzelarbeiten über Calciumgehalt, Gallensäuren, Cholesterin, Phosphate, stickstoff haltige Substanzen, Trockenrückstand, Gallenfarbstoffgehalt, Gefrierpunktserniedrigung, p_H und vieles andere mehr vor. Von einer Einzelaufführung dieser verschiedenen Bestandteil ein der Leber- und Blasengalle sehen wir hier vorläufig ab. Die Arbeiten finden sich zum größten Teil zitiert in *Bethes* u. a. neuem Handbuch der Physiologie in den Aufsätzen von *Lichtwitz*, *Rosenthal* und *Babkin*, ferner in *Babkins* 1928 erschienener Monographie: die äußere Sekretion der Verdauungsdrüsen.

Bei unseren eigenen Versuchen über die nervöse Beeinflussung des Resorptionsaktes der Gallenblase bestimmten wir vorwiegend Bilirubin, Cholesterin, ferner als Vertreter der leicht resorbierten anorganischen Substanzen das Chlor, weiter den Trockenrückstand, den Aschegehalt und häufig den Schleim. Ferner wurde gelegentlich der Gesamtstickstoff, sowie der Reststickstoff und 2—3mal auch der Calciumgehalt untersucht. In vielen Fällen stellten wir die Gefrierpunktserniedrigung, in manchen p_H sowie die Gallensäuren fest.

Bilirubin wurde nach *Hiymans van den Bergh* bestimmt, Cholesterin nach *Autenrieth-Funk* — die Methode wurde hier ab und zu gravimetrisch mittels der Digitoninmethode nachkontrolliert und ihre Zuverlässigkeit dabei festgestellt — der Chlorgehalt nach *Volhard*, der Trockenrückstand in der üblichen Weise bei 105°, der Aschegehalt im Platintigel, wobei das Chlor z. T. vorher flüchtig ist, der Gesamt- und Reststickstoff in der üblichen Weise mit Mikro-Kjeldahl, der Calciumgehalt mit der *de Ward*schen Mikromethode, der Gefrierpunkt wie üblich mit *Beckmann*-Thermometer. Nun die Art unserer Schleimbestimmung: Es wurde 1 ccm Galle mit 30—40 ccm 96proz. Alkohol versetzt, 5 Stunden stehengelassen, dann abzentrifugiert. Der Rückstand wurde mit etwa 1 ccm einer 1proz. Natronlauge gelöst, dann wieder mit etwa 30—40 ccm Alkohol von neuem ausgefällt. Der Prozeß wird so lange wiederholt, bis der überstehende Alkohol farblos ist. Der hellgrüne Schleim wird in einem graduierten Röhrchen bei 3000 Touren 10 Minuten zentrifugiert. Diese Bedingungen wurden immer streng eingehalten, um Vergleichswerte zu haben. Die Gallensäurebestimmungen fanden nach *Rauhe* statt.

Wir danken an dieser Stelle vor allem Frau Dr. chem. *Eberle* aus dem Chem. Laboratorium des Krankenhauses (Leiter Dr. *Soika*) für ihre stets verständnisvolle und interessierte Mitarbeit, ebenso unseren Laborantinnen Fräulein *Ilgmann* und Fräulein *Müller*, sowie dem Laboranten Herrn *Asché*.

Es war natürlich völlig unmöglich, einigermaßen vollständig alle irgendwie in Betracht kommenden Untersuchungen an den einzelnen Hunden durchzuführen bei dem Gehalt der Galle an den mannigfaltigsten und verschiedensten Stoffen. Doch geben uns die wenigen Untersuchungen nach Art der Stichproben immerhin ein annäherndes Bild über die Tendenzen der Stoffverschiebungen während der Resorption innerhalb einer Blasengalle und gegenüber der Lebergalle.

Wir wandten unsere Aufmerksamkeit der Untersuchung von vorwiegend 3 Gruppen zu: Erstens den Resorptionsverhältnissen einer cysticusunterbundenen, normalen und ungereizten Gallenblase, zweitens ebensolchen cysticusunterbundenen Gallenblasen, denen gleichzeitig das periphere Ende des rechten Halsvagus mit einem leichten faradischen Strom gereizt wurde und drittens einer Gruppe, deren Ducti cystici ebenfalls unterbunden waren, und bei denen der sympathische Anteil des vegetativen Nervensystems mittels Suprarenin während der Eindickungsphase gereizt wurde.

Wir wenden uns zunächst zur ersten Gruppe mit Prüfung der gewöhnlichen *Eindickungsfähigkeit ohne irgendwelche Reizung* bei Cysticusunterbindung. Natürlich wurden die neben dem Cysticus entlanglaufenden Nerven und Gefäße immer peinlichst geschont. Wir betrachten 3 Hunde, H. 26, 27, 28, und verweisen ferner auf die späteren Hunde 47 und 99. Zu Beginn jedes Versuches wurde die Gallenblase durch einen Teil eines Leberlappens durch das Leberbett mit dünner Kanüle punktiert und dann nach Tötung des Tieres möglichst sofort die restliche Galle zur Untersuchung entnommen.

	Hund 26 zu Beginn	Nach 80 Minuten
Bilirubin	72 mg%	185 mg%
Chlor	0,083 g%	0,054 g%
Cholesterin	60 mg%	90 mg%
Trockenrückstand	13,24 g%	16,66 g%
Asche	1,01 g%	1,14 g%
Im Gallenblasensediment zu Beginn einzelne Erythrocyten, „vereinzelt feinste Schleimflöckchen“.		Nicht möglich zu fertigen, Galle völlig klar.

	Hund 27 zu Beginn	Nach 100 Minuten
Bilirubin	424 mg%	528 mg%
Chlor	0,31 g%	0,23 g%
Cholesterin	80 mg%	126 mg%
Trockenrückstand	21,02 g%	21,27 g%
Asche	1,50 g%	1,53 g%
Schleim	13 Vol.-%	10,5 Vol.-%
Im Sediment	vereinzelt feinste „Schleimflöckchen“	vereinzelt „Schleimflöckchen“

	Hund 28 zu Beginn	Nach 105 Minuten
Bilirubin	428 mg%	689 mg%
Chloride	0,14 g%	0,10 g%
Cholesterin	88 mg%	120 mg%
Trockenrückstand	17,64 g%	21,47 g%
Asche	1,17 g%	1,4 g%
Albumin	negativ	negativ
Schleim	9,5 Vol.-%	15,5 Vol.-%

Im Sediment sieht man zu Beginn lediglich einzelne „Schleimflöckchen", später bis Versuchsende einzelne rundliche, grünlich-tropfige Ausfällungen.

Es fallen bei diesen einfachen Versuchen über die *unbeeinflußte Konzentrationstätigkeit* der Gallenblase sofort einige, allen 3 Hunden völlig gemeinsame Veränderungen auf, die sich nicht so sehr auf die Quantität der Stoffe im ganzen wie auf die Richtungstendenzen der Veränderungen erstrecken.

Alle 3 Tiere zeigen bereits nach 80—105 Minuten Anstieg der *Bilirubinwerte*, die je nach Ausgangswert und Zeit sich da bei um $^1/_4$ (Hund 27) ihres Ausgangswertes *vermehren*, ja, sich sogar in 80 Minuten mehr als verdoppeln bei Hund 26, bei dem anfangs eine Galle mit an und für sich niedrigen Ausgangswerten vorhanden war. Demgegenüber beobachten wir bei dem *Chlor* durchweg geradezu ein umgekehrtes Verhalten, es *sinkt* während dieser Zeit, von 0,083 g% auf 0,054, von 0,31 auf 0,21, von 0,14 auf 0,10, sinkt also annähernd rund um $^1/_3$ ihres ursprünglichen Wertes, relativ gleichgültig, welchen absoluten Ausgangswert es dabei hat. Wie steht es mit dem *Cholesterin*? Durchweg sind *Steigerungen* vorhanden von 60 auf 90 mg%, von 80 auf 126 mg% und von 88 auf 120 mg%. Das entspricht Zunahmen an Cholesterin um rund gut die Hälfte bis etwa über $^1/_3$ des Ausgangswertes.

Die Bestimmung des *Trockenrückstandes* zeigt uns bei allen 3 Hunden *Anstiege*, und zwar von 13,24 auf 13,66 g%, von 21,02 auf 21,27 g%, von 17,64 auf 21,47 g%. Sie steigen also analog dem Bilirubin bei tiefen Ausgangswerten relativ am stärksten an, so bei Hund 26 um etwa $^1/_4$ gegenüber kaum merklicher Steigerung bei Hund 27 und wieder stärkerer Steigerung bei Hund 28 um $^1/_5$ des Ausgangswertes. Entsprechend den Trockenrückstandswerten *vermehrt* sich der *Aschegehalt*. Er steigt von 1,01 g% auf 1,14 g% bei Hund 26, also in 80 Minuten etwa um $^1/_7$, von 1,50 auf 1,53 g% bei Hund 27, also ebenfalls kaum nennenswert und von 1,17 auf 1,4 g% bei Hund 28 in 105 Minuten, das ist etwa um $^1/_5$ des Ausgangswertes. Allein die Werte der Schleimstoffe, die bei Hund 26 nicht bestimmt wurden, widersprechen sich. Hund 27 hat einen Anfangswert von 15 Vol.-%, der um fast $^1/_3$ auf 10,5 Vol.-% sinkt, während Hund 28 von 9,5 auf 15,5 Vol.-%, also um über $^1/_3$ steigt. Durch Kochen fällbares Eiweiß ist, wie früher schon einmal erwähnt wurde, bei Hund 28 nicht festzustellen gewesen.

Aus diesen 3 Versuchen allein sind einwandfrei und klar die wesentlichen Grundlinien der Gallenblasenarbeit, besonders ihrer Mucosa zu erkennen. Die Gallenblase dickt ihren Inhalt ein, und zwar ganz erheblich bereits innerhalb kürzester Zeit. Der Eindickungsvorgang ist erkennbar an Steigerung von Bilirubin, Cholesterin, Trockenrückstand und Asche, während Chlor sinkt. Das heißt die *Eindickung* geht vor sich unter Abgabe von Chlorionen, bei gleichzeitiger Wasserabgabe. Merkwürdigerweise sinkt nicht parallel der Chlorverminderung der Trockenrückstand, nicht einmal die Asche. Das erklärt sich aus der Anwesenheit weiterer Stoffe, so z.B. von Cholesterin, Phosphatiden, dem Gallenfarbstoff, anderen Mineralien wie Ca und K., Magnesium, von Harnstoff, Harnsäure, deren Verschiebungen zu bestimmen wir aus praktischen Gründen absahen und deren Vorhandensein in der Blasengalle überdies hinreichend bekannt ist. Die Schleimbildung ist bei Hund 27 verringert, bei Hund 28 vermehrt, läßt also bisher keine Regelmäßigkeiten erkennen. Mit besonderem Interesse nehmen wir weiter eine Beobachtung bei Hund 28 wahr, dessen Bilirubinwerte zu Beginn, besonders aber am Ende des Versuches auffallend hoch waren. Wir fanden dort die üblichen „Schleimflöckchen", deren Beziehungen zum ausfallenden Bilirubin wir oben bereits ausführten, als dessen zweite Ausfällungsart wir die grünlichen bis braungrünlichen, zum Teil vielgestaltigen Tropfen ansprachen. Diese finden wir, wenn auch noch nicht vielgestaltig, so aber doch schon ausgesprochen grünlich tropfig und nicht doppelbrechend bereits bei Hund 28 am Ende der *105 Minuten* dauernden Eindickungszeit bei einem hohen Bilirubinwert von 689 mg%. Es bahnen sich also bereits *in so kurzer Zeit unter Stauung ohne* gleichzeitigen neuen Zufluß, wie er in den Tages-Stauungsversuchen oben noch vorhanden war, Dinge an, die eine *allererste Ausfällung im Sinne einer tropfigen Entmischung*, einer Emulsionsbildung, darstellen!

Bei *6 Hunden* mit isolierter Cysticusunterbindung wurde eine *Reizung des rechten Halsvagus* vorgenommen am distalen durchschnittenen Stumpf. Die Reizung wurde in jeder 5. Minute 2mal je 20 Sekunden gewissermaßen sturzweise durchgeführt mit einem schwachen, an der Fingerspitze gut fühlbaren faradischen Strom. Dabei wurde als Maß der tatsächlich wirksamen Reizung wie schon früher bei den Motilitätsuntersuchungen die Antrumkontraktion des Magens betrachtet, die bis zur Knorpelhärte und Ischämie des Antrums während der Reizung ging. Die Versuche erstreckten sich anfänglich über eine Zeit von wenig mehr als einer Stunde, später immer genau auf $2^1/_2$ Stunden.

Wir haben bei Hund 23 hierbei den Vagus nicht durchschnitten bei einer Versuchsdauer von 60 Minuten:

	Hund 23 zu Beginn	Nach 60 Minuten
Bilirubin	210 mg%	328 mg%
Chlor	0,016 g%	0,021 g%
Cholesterin	—	—
Trockenrückstand	24,10 g%	25,28 g%
Asche	1,66 g%	1,78 g%
Schleim	nicht bestimmt	—

Cholesterin und Schleim konnten wegen der geringen zur Verfügung stehenden Gallenmenge zu Beginn nicht bestimmt werden und wurde daher auch am Schlusse nicht bestimmt. Im Sediment zeigten sich in der nach der Vagusreizung wesentlich dunkleren und auffallend schleimreicheren Galle vereinzelt nicht immer runde tropfige braungrünliche Gebilde.

	Hund 24 zu Beginn	Nach 120 Minuten
Bilirubin	448 mg%	700 mg%
Chlor	0,05 g%	0,052 g%
Cholesterin	80 mg%	84 mg%
Trockenrückstand	18,77 g%	21,61 g%
Asche	1,54 g%	1,62 g%
Schleim	9 Vol.-%	11,5 Vol.-%
Albumin	Kochprobe negativ	negativ

Die Galle nach Vagusreizung ist tiefschwarzbraun nicht so zähflüssig und schleimreich wie bei Hund 23. Im Sediment vor Reizung einige mikroskopisch „feinste Flöckchen", im Sediment nach 120 Minuten und Reizung bereits makroskopisch vereinzelt feinste weiße Flöckchen, mikroskopisch „Schleimflöckchen"; in einigen von ihnen sind amorphe Teilchen eingelagert. Keine sicheren grünlich vielgestaltigen Tropfen. Bei der Obduktion stellte sich heraus, daß 2 kleinste, in das Cysticusgebiet von hinten mündende Ducti hepatici noch geringe Mengen Lebergalle mit ihrer völlig anderen Zusammensetzung (vgl. Hunde 47 und 99) während des Versuches in die abgebundene Blase abgaben, so daß der Versuch nicht ganz einwandfrei zu nennen ist und deswegen bei der späteren Zusammenstellung nicht berücksichtigt wurde.

Bei Hund 25 betragen die Werte unter Vagusreizung:

	Zu Beginn	Nach 95 Minuten
Bilirubin	158 mg%	390 mg%
Chlor	0,142 g%	0,031 g%
Cholesterin	112 mg%	89 mg%
Trockenrückstand	17,71 g%	22,20 g%
Asche	1,47 g%	1,69 g%
Schleim	8,0 Vol.-%	7,5 Vol.-%

Die Galle ist erheblich dunkler, das Sediment *vor* wie nach der Reizung zeigt lediglich einige „Schleimflöckchen".

Bei Hund 29 finden wir unter Vagusreizung:

	Zu Beginn	Nach 125 Minuten
Bilirubin	312 mg%	650 mg%
Chlor	0,110 g%	0,03 g%
Cholesterin	94 mg%	88 mg%
Trockenrückstand	14,19 g%	21,91 g%
Asche	1,05 g%	1,69 g%
Schleim	4,0 Vol.-%	9,0 Vol.-%

Zu Beginn ist die Galle tiefgolden, im Sediment ohne Besonderheiten, am Versuchsende auffallend zäh, viel schleimreicher und tiefschwarz, klar. Im Sediment mikroskopisch vereinzelt hellste farblose feinste „Schleimflöckchen" neben deutlich imbibierten „Schleimflöckchen".

Bei Hund 35 wurden nur 2 Bestimmungen durchgeführt, Bilirubin und Säuregrad:

	Zu Beginn	Nach 150 Minuten
Bilirubin	195 mg%	665 ! mg%
p_H	6,63	5,50

Die Galle ist zu Beginn klar, bernsteinfarben und zeigt mikroskopisch im Sediment lediglich einige feinstgekörnte „Schleimflöckchen" von fast farbloser bis zart grünlicher Tönung, wie wir sie so oft finden in der normalen Blasengalle (Abb. 52). Nach der $2^1/_2$stündigen Reizung ist die Galle tiefschwarzbraun und zeigt im Sediment die nach tagelanger Stauung mehrfach erwähnten vielgestaltigen, hier intensiv *hellgelbbräunlich bis rotbraun gefärbten tropfigen Ausfällungen*, die in allen Übergangsstufen zu sehen sind, von feinster Körnelung über kleine rundliche Tropfen zu größeren vielgestaltigen zusammengesinterten Formen. Die klaren großen Tropfen ohne Granulierung überwiegen aber sehr im Bilde des Gallensedimentes (vgl. Abb. 53). Die zusammengesinterten Substanzen bilden zum Teil schon deutlich beginnende Konglomerate und sind stellenweise auch von „Schleimflöckchen" umgeben, in denen bereits dunklere aber noch relativ kleine Tropfen abgelagert sind. Diese Ausfällungen leuchten nicht im Polmikroskop auf.

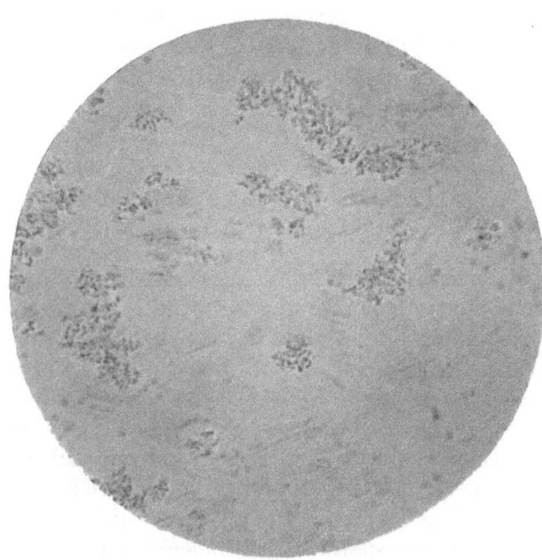

Abb. 52. Hund 35, Sediment vor Vagusreizung, nur aus einigen feinsten „Schleimflöckchen" bestehend. Mittelstarke Vergr. Ok. 7, Obj. 40.

Hund 36 wurde während 150 Minuten gereizt:

	Zu Beginn	Nach 150 Minuten
Bilirubin	168 mg%	392 mg%
Cholesterin	150 mg%	144 mg%
p_H	6,3	5,8

Im Sediment der tiefbraunen klaren Galle sind zu Versuchsbeginn auffallend viele Gallenblasenepithelien und „Schleimflöckchen" durchsichtig und farblos zu finden, die vereinzelt nur gröber und intensiv gelber gefärbte Stellen zeigen. Nach Reizung finden sich wieder zahlreiche Epithelien und Schleimflöckchen, ferner in *beträchtlicher Menge gelbgrünliche bis braungelbgrünliche vielgestaltig großtropfige Ausfällungen* (vgl. Abb. 54), die im Prinzip genau den Ausfällungen von Hund 35 entsprechen. Gelegentlich kann man noch feinere Körnelung innerhalb der großtropfigen Niederschläge wahrnehmen.

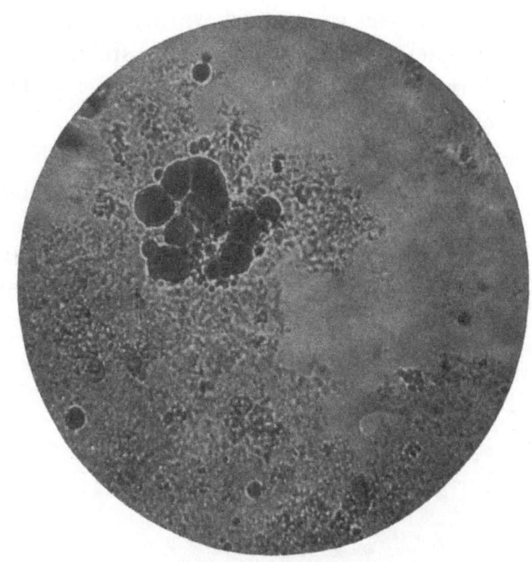

Abb. 53. Hund 35, Sediment vom Inhalt der gleichen Hundegallenblase nach $2^1/_2$stündiger Vagusreizung. Großtropfige und feinere Bilirubinausfällungen. Mittelstarke Vergrößerung. Ok. 7, Obj. 40.

Bei nochmaligem *Überblick dieser Vagusreizung* finden wir im Grunde dieselben Richtungstendenzen in den Veränderungen der Stoffe wie bei den Hunden mit einfacher Cysticusunterbindung ohne diese Reizung, ausgenommen ist davon das Verhalten des Cholesterins. *Das Bilirubin steigt* wieder *an*, nur meist *durchweg stärker*; konnte es vorher in etwa 80 Minuten seinen Wert im Höchstfall gut verdoppeln und das nur in einem Fall bei sehr niedrigen Ausgangswerten von 72 auf 185 mg%, so verdoppelt es jetzt bei gleicher oder längerer Zeit und bei anfänglich schon immerhin höherem Bilirubingehalt also bereits konzentrierter Galle fast in sämtlichen Fällen seinen Ausgangswert, so von 448 auf 700 mg% in 120 Minuten und von 158 auf 390 mg% in 95 Minuten, also um das fast $1^1/_2$fache und wieder von 312 auf 650 mg% in 120 Minuten, von 195 auf 665 mg% in 150 Minuten, also gut das 3fache des Ausgangswertes allerdings in längerer Zeit und von 186 auf 392 mg%. Also ganz erstaunliche Konzentrationsleistungen treten ein, die in der starken Verdunkelung der Blasengalle sofort bei der zweiten Entnahme deutlich imponieren. Dagegen finden wir das *Cholesterin*, soweit

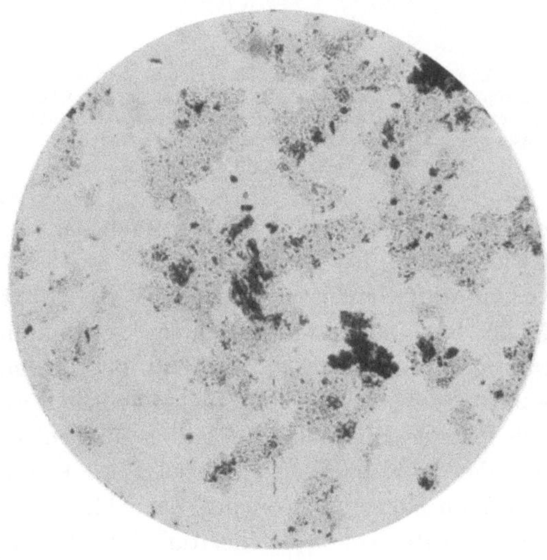

Abb. 54. Hund 35. Lupenvergrößerung. Ok. 7, Obj. 8. Ausgedehnte großtropfige und feinere Bilirubinniederschläge in der vordem davon freien Blasengalle nach $2^1/_2$stündiger Vagusreizung.

Bestimmungen ausgeführt wurden, nicht wie früher um die Hälfte oder ein Drittel vermehrt, sondern es steigt der Wert nur einmal, eigentlich noch innerhalb der Fehlergrenzen, oder er bleibt stehen oder — und das geschieht vorwiegend — er *sinkt* sogar bei Hund 24 von 94 auf 88 mg%, bei Hund 29 von 150 auf 144 mg%, bei Hund 36 von 112 auf 89 mg%, das heißt also Cholesterin wird anscheinend nicht eingedickt, sondern sogar resorbiert, in sehr geringem Maße oft bei dieser überstarken Konzentration. Dadurch erklären sich die lipoidfiltrierten Zellen der Gallenblasenmucosa, wohl auch die „Stippchengallenblasen“ beim Menschen.

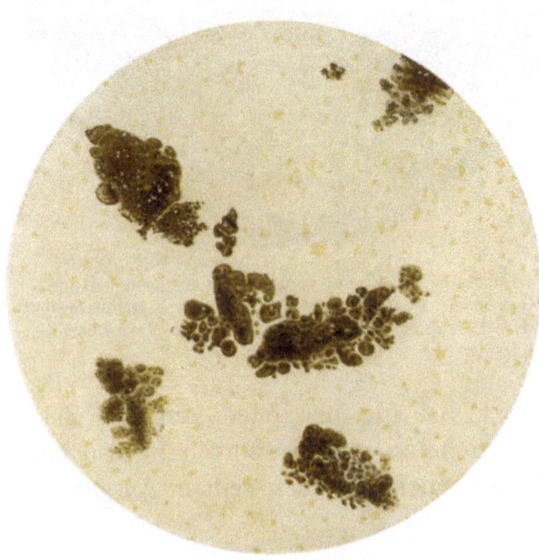

Abb. 55. Farbdruck nach Mikrophotographien. Groß- und feintropfige Bilirubinausfällungen zeigen beginnende Konkrementbildung an bei vagaler Hyperkonzentration der Blasengalle nach $2^1/_2$stündiger Vagusreizung. Mittelstarke Vergr. Ok. 7, Obj. 40. Hund 36.

Die *Chlorwerte* steigen nur bei Hund 23 an, bei Hund 24 halten sie gleichen Wert, sonst *sinken* sie in den zwei anderen Fällen und zum Teil wesentlich beträchtlicher — bis auf $^1/_4$ fast $^1/_2$ wie in den vorigen Versuchen, wo sie durchweg etwa nur auf $^2/_3$ ihres Ausgangswertes sanken. In 2 Versuchen (Hund 35 und 36), wurde keine Bestimmung gefertigt. Trockenrückstand und Asche steigen wieder annähernd den vorigen Versuchen parallel. — Der Schleimgehalt bleibt sich gleich, steigt mäßig an, wird einmal mehr als verdoppelt (Hund 29). Die p_H verschiebt sich deutlich stärker nach der sauren Seite bei Hund 35 von 6,63 auf 5,50, bei Hund 44 von 6,3 auf 5,8.

Am auffallendsten sind jedoch als Effekt der Vagusreizung, die bei H. 35 und 36 festgestellten mikroskopischen sichtbaren *zahlreichen tropfigen Ausfällungen*, während bei beiden Tieren vor der Reizung außer „Schleimflöckchen“ nichts zu sehen war. Die Tropfen sind plötzlich in allen Entwicklungsstadien massenhaft vorhanden (vgl. Abb. 53, 54, 55)! Man hat den Eindruck, als ob unter dem Reizeffekt bei der stärkeren Konzentration mit Zurückhaltung von Stoffen wie vor allem des Bilirubin und gleichzeitig vermehrten Resorption von löslichen Salzen, so des Chlors und von Wasser *eine plötzliche Veränderung nach Art einer tropfigen Entmischung dieser kolloidalen Lösung, eine Emulsionsbildung,* sich abspiele. Angedeutet sahen wir dies bereits vorhin bei

Hund 28 mit den sehr hohen Bilirubinwerten von 689 mg% bei einfacher Eindickung ohne Vagusreizung, aber ungleich schwächer.

Die vielgestaltigen Tropfenfiguren sind im übrigen genau die gleichen wie früher in den ein- bis mehrtägigen Versuchen; nur tritt in den frischen hochkonzentrierten und stark bilirubinhaltigen Gallen der braungelbrötliche Farbton des Bilirubins gegenüber dem mehr grüngelben Tönen der früheren Gallen, bei denen neben Bilirubin bereits Biliverdin vorhanden war, mehr hervor.

Wir sehen also an diesen außerordentlich eindrucksreichen Beispielen, *in welch erstaunlich kurzer Zeit starke und stärkste Konzentrationsänderungen in der Blasengalle vor sich gehen können*, und daß diesen plötzlichen Änderungen das sonst so gut harmonierende und sich allen Veränderungen anpassende kolloidale Lösungssystem der Galle nicht mehr gewachsen zeigt und es zur *Entmischung innerhalb weniger Stunden* kommen kann; diese Bedingungen werden in unseren Versuchen verstärkt durch das Fehlen neu zufließender und die eingedickte Galle wieder verdünnender Lebergalle infolge der Cysticusunterbindung. Es sind also hier 2 wesentliche Anteile für den schnellen Eintritt der Ausfällungen wichtig: *nervöser Reiz der Gallenblase und ihrer verstärkt resorbierenden Schleimhaut und zweitens die Stauung.* Der zuerst ausfallende Stoff, der nicht resorbiert wird und der anscheinend die größten Schwankungen — von resorbiertem Chlor abgesehen — durchzumachen hat, ist das Bilirubin, das dann die tropfige Form annimmt, eine bei kolloidal gelösten Stoffen häufige Erscheinung. Ob der bisweilen vermehrten Schleimbildung hierbei eine wesentliche Aufgabe bei etwaiger Konkrementbildung zukommt, ist möglich in bestimmten Fällen, doch sicher ist sie in den meisten Fällen nicht ausschlaggebend. Das gleiche gilt vom Cholesterin, das hier anscheinend in geringem Maße resorbiert wird, in den Zylinderepithelien häufig zum Teil liegen bleibt, evtl. wieder ausgestoßen von diesen möglicherweise auch einmal direkt zur Entstehung von tropfigen Cholesterinausfällungen beitragen kann.

Wir wenden uns jetzt der 3. Gruppe zu, den *Eindickungsversuchen mit Sympathicusreizung durch Suprarenin.* Es sind die Hunde (31), (33) und (37). Die Cysticusunterbindung wurde wie üblich ausgeführt. Das Suprarenin wurde jedesmal in Menge von 4—5 mg mittels einer $2^1/_2$-stündigen Dauerinfusion von etwa 150 ccm in die Vena femoralis infundiert, so daß ein stetig gleichbleibender Reiz gewährleistet schien, der durch die sofort einsetzende mittlere Herzschlagbeschleunigung bestätigt wurde.

Hund 31 zeigt die Werte:

	Zu Beginn	Nach 150 Minuten
Bilirubin	442 mg%	590 mg%
Chlor	0,038 g%	0,031 g%

	Zu Beginn	Nach 150 Minuten
Cholesterin	130 mg%	136 mg%
Trockenrückstand	24,13 g%	25,17 g%
Asche	1,75 g%	1,71 g%
Schleim	12,0 Vol.-%	13,0 Vol.-%
Stickstoff	0,52 g%	0,61 g%

Im Sediment finden sich zu Versuchsbeginn nur äußerst selten, etwa in jedem 3. bis 4. Gesichtsfeld ein fast farbloses, feinstgekörntes „Schleimflöckchen". Nach Versuchsabschluß sind deutlich zahlreiche feinst granulierte „Schleimflöckchen" ohne Färbung zu sehen, daneben eine Reihe intensiv tiefgelb gefärbter Flöckchen mit gröberer Körnelung und zum Teil mit kleinen grünlichen Tropfen durchsetzt, vereinzelt eine Epithelzelle. In manchen Gesichtsfeldern sind dagegen braune Flöckchen zu sehen. Niemals Doppelbrechung. Im übrigen stellte sich bei der Obduktion heraus, daß 2 kleinste, kaum sichtbare Ducti hepatici, die in die rechte Hinterwand des Cysticus mündeten, nicht unterbunden waren, jedoch einen nur minimalsten Zufluß gebracht haben können.

Hund 33 hatte vor Versuchsbeginn 4 Tage gehungert, zeigte die Werte:

	Zu Beginn	Nach 150 Minuten
Bilirubin	175 mg%	225 mg%
Chlor	0,03 g%	0,017 g%
Cholesterin	108 mg%	128 mg%
Trockenrückstand	19,02 g%	20,47 g%
Asche	1,56 g%	1,74 g%
Schleim	10,0 Vol.-%	11,5 Vol.-%
Gesamt-N	0,49 g%	0,42 g%

Im Sediment reichlich farblose „Schleimflöckchen". Bei Versuchsende im Sediment ebenfalls nur farblose Schleimflöckchen in mittlerer Menge. Bei Obduktion bestand wieder ein minimalster Zufluß durch ein kaum sichtbares Kanälchen.

Bei Hund 37 finden sich im $2^1/_2$stündigen Suprareninversuche:

	Zu Beginn	Am Versuchsende
Bilirubin	480 mg%	524 mg%
Chlor	0,012 g%	0,044 g%
Cholesterin	112 mg%	92 mg%
Trockenrückstand	22,82 g%	21,61 g%
Asche	1,73 g%	1,68 g%
Schleim	5,0 Vol.-%	6,8 Vol.-%
p_H	6,1	5,8
Gallensäuren	13,3 mg%	16,8 mg%

Im Sedimente zu Beginn zahlreiche „Schleimflöckchen" mit vereinzelt feinkörnigen gelben, nicht tropfigen Niederschlägen (Bilirubin ?).

Bei Obduktion bestand keinerlei Zufluß zur Gallenblase, die 72 ccm tiefbraunschwarze klare Galle enthielt. Im Sediment fanden sich etwa gleichviel wie zu Beginn einfache amorphe, goldgelbe Aggregationen von Bilirubin und gekörnte feinste „Schleimflöckchen", ferner nur sehr vereinzelte aber deutliche feine Tröpfchen, die zum Teil größer und zum Teil kleiner wie Erythrocyten sind und noch viel seltener einzelne bereits beginnend vielgestaltige Gebilde mit hellgrünlichem Farbton. Im Gegensatze zu den meisten früheren Befunden leuchten diese vielgestaltigen Tropfen hier meist auf im Polarisationsmikroskop, während sie bei einfachem Licht eher dunkler erscheinen und Licht absorbieren. Alle Ausfällungen sind jedoch gegenüber denen der Vagusreiz-Hunde minimal und verschwindend.

Der 4. Hund (98) wurde erst Monate später in Versuch genommen, da sich bei den chemischen Werten der 2 Hunde 31 und 33 gegenüber dem Hund 37 einige kleine scheinbare Widersprüche zeigten. Hund 98 war ebenfalls $2^1/_2$ Stunden im Versuche, diente gewissermaßen zur Kontrolle der Befunde der übrigen Hunde und erhielt ebenfalls eine Infusion mit 5 mg Suprarenin. Die chemischen Werte lauten:

	Zu Beginn	Am Versuchsende
Bilirubin	—	225 mg%
Chlor	0,173 g%	0,180 g%
Cholesterin	58 mg%	79 mg%
Trockenrückstand	16,89 g%	17,68 g%
Asche	1,47 g%	1,37 g%
Schleim	—	14,0 Vol.-%

Im Sedimente der makroskopisch vollkommen klaren braungoldenen Galle fanden sich zu Beginn keinerlei Ausfällungen.

Bei Obduktion stellte sich heraus, daß die Gallenblase keinerlei Zufluß hatte, die Unterbindung gut saß. Die Galle war tiefstbraun, klar. Sie enthielt mikroskopisch vermehrte „Schleimflöckchen", keine sicheren Ausfällungen.

Wir finden also bei dieser Versuchsgruppe mit Sympathicusreizung ebenfalls Bilirubinanstiege, so bei Hund 31 von 442—590 mg%, also um etwa $^1/_3$ des Ausgangswertes, bei Hund 33 von 175—225 mg%, also um $^1/_3$—$^1/_4$ des Ausgangswertes und bei Hund 37 von 480—524 mg%, um nur etwa knapp $^1/_{10}$ des Ausgangswertes. Bei Hund 98 wurde der erste Bilirubinwert versehentlich nicht bestimmt, der zweite liegt jedoch noch so tief, daß auch hier keine starke Eindickung anzunehmen ist. Die Chlorwerte sinken auch wie bei den 2 anderen Gruppen, in 2 Fällen etwas, steigen in 1 Fall ausgesprochen und halten sich im 4. Fall auf vollkommen gleicher Höhe. So ändern sich die Werte bei Hund 31 von 0,038 auf 0,031 g%, also sinken praktisch nur minimal, halten sich eigentlich auf derselben Höhe in diesem Fall; dagegen sinken sie bei Hund 33 etwas deutlicher von 0,03 auf 0,017 g%, also um annähernd $^1/_3$—$^1/_2$ des Ausgangswertes. Bei Hund 37 steigen sie dagegen von 0,012 auf 0,044 g%, während sie bei Hund 98 sich praktisch auf der gleichen Höhe halten, in Wirklichkeit ebenfalls eine Spur steigen, von 0,173 auf 0,180 g%. Das Cholesterin wird nur wenig verändert, es bleibt praktisch gleich bei Hund 31 mit 130 mg% zu Beginn und 136 mg% zum Schluß. Bei Hund 33 steigt es gering von 108 auf 128 mg% bei Hund 37 fällt das Cholesterin gering von 112 auf 92 mg%, um wieder bei Hund 98 etwas zu steigen von 58 auf 79 mg%.

Die Trockenrückstandswerte verändern sich nur sehr gering im Gegensatz zu den Versuchen unter den beiden ersten Gruppen. Bei Hund 31 von 24,13 auf 25,17 g%, bei Hund 33 von 19,02 auf 20,47 g% und bei Hund 37 fällt der Trockenrückstandswert sogar etwas von 22,82 auf 21,61 g%. Eine wesentliche Veränderung ist jedenfalls bei allen 3 Hunden ebenso bei dem 4. Hund 98 von 16,89 auf 17,68 g% nicht vorhanden. Fast parallel liegen die Veränderungen des Aschegehaltes.

Bei Hund 31 findet sich praktisch kaum eine wesentliche Veränderung von 1,75 auf 1,71 g%, bei Hund 33 geringer Anstieg von 1,56 auf 1,74 g% und bei Hund 37 praktisch wieder ohne wesentliche Änderung von 1,73 auf 1,68 g% und bei Hund 98 von 1,47 auf 1,37 g%, also insgesamt sehr minimale Ausschläge. Der Schleimgehalt nimmt bei den 3 ersten Tieren etwas an Menge zu, bei Hund 98 besitzen wir den Anfangswert nicht, während der Endwert relativ hoch ist und 14,0 Vol.% beträgt. Es wurden weiter einige orientierende Stickstoffbestimmungen vorgenommen, wobei die auffallend hohen Werte überraschen. Hund 31 zeigt Werte von 0,52 und 0,61 g%, Hund 33 ähnliche von 0,49 und 0,42 g%. Auf die Frage des Stickstoffgehaltes gehen wir kurz später noch einmal ein. Interessant ist noch, daß das p_H bei Hund 37 von 6,12 auf 5,813 sich verschiebt, während die Gallensäuren von 13,3 auf 16,6 mg% steigen.

Die Werte von Cholesterin, Trockenrückstand und Asche, sowie von den Chloriden verhalten sich bei Hund 31 und 33 einerseits gegenüber Hund 37 ein klein wenig widersprechend. Der Hund 98 sollte gewissermaßen als Testversuch dienen und steht tatsächlich mit seinen chemischen Werten ungefähr in der Mitte zwischen Hund 31 und 33 einerseits und Hund 37 andererseits. Zusammengefaßt geht aus der Gruppe der mit *Suprarenin gereizten Sympathicushunde mit Cysticusunterbindung* hervor, daß *eine wesentliche Eindickungsarbeit gegenüber den beiden anderen Gruppen der einfachen Cysticusunterbindung und der Vagusreizversuche nicht vorhanden ist, das sie im ganzen sehr gering ist.*

Um ein besseres Querschnittsbild aus den 3 Versuchsgruppen zu bekommen, fassen wir jede der Gruppen zusammen und ermitteln die *Durchschnittswerte.* Dabei ist uns durchaus klar, daß in der Projektion infolge der zeitlichen Divergenzen kleine Verzeichnungen sich ergeben, die aber das wesentliche nicht nennenswert stören. Aus diesen Gründen haben wir bei der Vagusgruppe nur Hund 23, 25, und 29 zusammengefaßt, Hund 24 wegen geringsten Zuflusses außer acht gelassen und Hund 35 und 36 wegen der unvollständigen Bestimmungen und der längeren Versuchsdauer ebenfalls nicht mit eingefügt, trotzdem Hund 35 und 36 wahrscheinlich auch auf Grund der längeren Reizung die eindrucksvollsten und kennzeichnendsten vielgestaltig tropfigen Ausfällungen zeigten.

In der aus diesen *Durchschnittswerten gewonnenen graphischen Skizze* (Abb. 56) treten die Unterschiede der einzelnen Gruppen besonders treffend zutage. Wir betrachten zunächst je einen Stoff durchgehend bei den einzelnen Gruppen und fangen mit dem Bilirubin an. Bei der „einfachen“ Cysticusunterbindung ohne gleichzeitige Reizsetzung steigt der Bilirubinausgangs- und Durchschnittswert von 308 auf 497 mg%, also um etwa 190 mg% während einer Durchschnittszeit von 95 Minuten.

Bei der Suprareningruppe steigt der Bilirubinwert in 150 Minuten von 366 auf 446 mg%, also um rund 80 mg%, wobei die Bilirubinwerte von Hund 98 nicht einbegriffen sind. Hierbei ist immer zu berücksichtigen, daß die Versuchsdauer der Suprareningruppe etwa 55 Minuten, also über $^1/_3$ länger als bei der reizlosen Gruppe dauerte. Und bei der Vagusreizgruppe steigt das Bilirubin in einer Durchschnittszeit von nur 90 Minuten (!) von 227 auf 456 mg%, also um 225 mg%! Der Wert verdoppelt sich also in bereits 90 Minuten! Der Eindickungseffekt ist also zweifellos

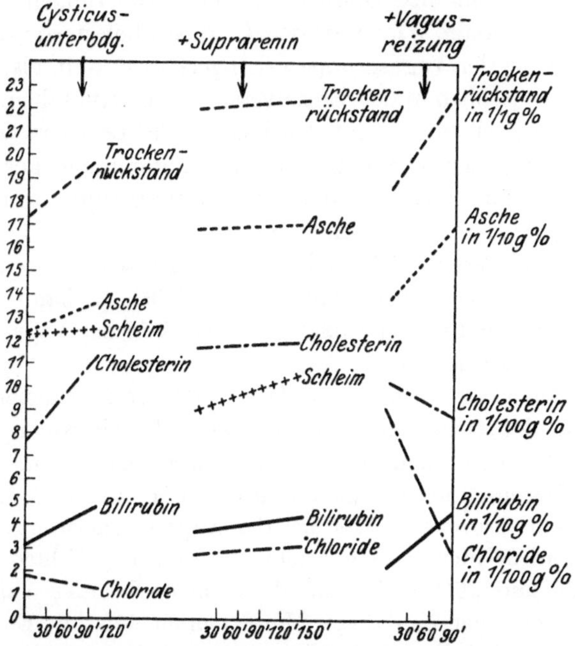

Abb. 56. Kurven des Verlaufs der Eindickungen nach Vagus- und Sympathicusreizung und bei einfacher Cysticusstauung ohne Reizung*.

bei der Suprareningruppe am geringsten und bei der Vagusgruppe am stärksten ausgeprägt.

Wie sehen die Verhältnisse bei den Chlorwerten aus? Bei der ersten oder reizlosen Gruppe fallen sie wieder in 95 Minuten von 0,178 g% auf 0,128 g%, also um 50 mg%. Bei der Suprareningruppe steigen sie sogar ein geringes von 0,063 auf 0,068 g% wieder in 150 Minuten; dagegen fallen die Chlorwerte hochgradig in der Vagusgruppe bereits in 90 Minuten von 0,089 auf 0,027 g%, also um 60 mg%. Das ist gut um $^2/_3$ des Ausgangswertes.

Die Resorption von Chlor ist bei der reizlosen Gruppe deutlich, am ausgesprochendsten und ganz hochgradig bei der Vagusgruppe, während bei der Suprareningruppe im Durchschnitt keine Chlor-

* Die Chlorwerte der Suprareningruppe sind statt in $^1/_{100}$ g% $^1/_{10}$ g% zu lesen.

resorption stattfindet, sondern sogar eine geringe Vermehrung. Ist hier die geringgradige Eindickung ohne Chloraustritt vonstatten gegangen oder sind die Veränderungen so minimal, daß die Verschiebungen nicht klar genug heraustreten? Das Cholesterin steigt in der ersten 95minutigen Gruppe deutlich an von 76 auf 112 mg%, in der Suprareningruppe steigt es praktisch nicht, hält sich von 102 auf 109 mg%, während in der Vagusreizgruppe das Cholesterin deutlich fällt von 103 auf 88 mg%. Es sind also auch beim Cholesterin in der Suprareningruppe nur geringe oder praktisch nicht ins Gewicht fallende Änderungen vorhanden, während bei der ersten oder reizlosen Gruppe Cholesterin angereichert wird, dagegen bei der Vagusgruppe verringert wird, d. h. also resorbiert wird, wie wir es ja oben in den Einzelversuchen bereits sahen.

Der Trockenrückstand steigt deutlich bei der reizlosen Gruppe von 17,3 auf 19,8 g%, nur sehr gering bei der Suprareningruppe von 20,71 auf 21,23 g% und stark bei der Vagusreizunggruppe von 18,7 auf 23,13 g%, also fast um 4,5 g% in 90 Minuten!

Entsprechend verhält sich auch der Aschegehalt. Er steigt deutlich in der reizlosen ersten Gruppe von 1,23 auf 1,36 g%, kaum in der Suprareningruppe von 1,63 auf 1,62 g% und stark in der Vagusreizgruppe von 1,39 auf 1,72 g%.

Der Schleimgehalt wechselt und läßt in den verschiedenen Gruppen infolge der in den einzelnen Gruppen jeweils differierenden Werte aus diesen wenigen Versuchen noch kein sicheres Urteil zu. Immerhin steigt er im Durchschnitt bei allen 3 Gruppen an, am geringsten bei der ersten reizlosen Gruppe, stärker bei der Suprareningruppe und sofern man den Hund 24 hier mit einbezieht und von dem Fehlen der Werte bei Hund 23 und 25 absieht, am deutlichsten bei der Vagusgruppe. Wegen der zu geringen Zahl dieser Untersuchungen ist die Einzeichnung der Schleimwerte bei der letzten Gruppe unterlassen.

Man sieht diese *gesamten Verhältnisse am deutlichsten und klarsten in dem Verlauf und der Richtungstendenz der Linien der verschiedenen Gruppen*, in welchem Neigungswinkel sie steigen oder fallen, weil man sich dabei zu einem gewissen Grad von den verschiedenen Versuchszeiten und den absoluten Prozentwerten lösen kann. Ohne weiteres ersieht man wie im Gegensatz zur reizlosen einfachen Unterbindungsgruppe und zu der Vagusreizgruppe die Neigungswinkel der Suprareningruppe durchweg klein und spitz sind und am stärksten bei der Vagusgruppe. Man sieht gewissermaßen wie sehr divergente Tendenzen in der kolloidalen Lösung der Galle gerade unter Vagusreizung bereits innerhalb von nur 90 Minuten am Werk sind und es leuchtet uns leicht ein, daß gerade bei dieser Gruppe, bei den Hunden 35 und 36, die raschesten und stärksten kolloiden Entmischungen stattfinden, die nach unserer Ansicht zunächst in einer tropfigen Entmischung der Pigmentstoffe der Galle bestehen.

Bei der Durchsicht der histologischen Präparate der Gallenblasen dieser Gruppen erwarteten wir in der Vagusgruppe einen besonderen Lipoidreichtum der Epithelzellen. Das ist zwar zum Teil der Fall; doch finden sich häufig ebenso die Epithelien der Gallenblasenschleimhaut der ersten reizlosen Gruppe zum Teil mehr oder weniger stark mit sudangefärbtem Material gefüllt ebenso in der Suprareningruppe; und auch in den Gallenblasen anderer nicht im Versuch gewesener Kontrollhunde finden sich bisweilen äußerst reichlich sudangefärbte größere und kleinere Tropfen, wie wir es auch oben im V. Teil bereits in den Protokollen einiger Hunde aus den 1—11 Tageversuchen sahen.

Wir betrachten als Anhang noch einen weiteren Versuch, bei dem während $2^1/_2$ Stunden dem Hund 46 jeweils in gleichen Abständen 1 mg, insgesamt 5 mg, *Atropin* als pharmakologische Vaguslähmung injiziert wurde.

Wir finden die Werte:

	Vorher	Nachher
Bilirubin	126 mg%	232 mg%
Chlor	0,07 g%	0,041 g%
Cholesterin	100 mg%	98 mg%
Trockenrückstand	20,74 g%	22,50 g%
Asche	1,61 g%	1,76 g%
Schleim	5,5 Vol.-%	8,5 Vol.-%
Gefrierpunktserniedrigung	—	—0,5507°

Im Sediment mikroskopisch zu Versuchsbeginn relativ reichlich im Verhältnis zu dem geringen Bilirubinwert — Galle makroskopisch goldbraun — zarte, amorph feinst gekörnte, fast farblose „Schleimflöckchen“ und einzelne Epithelien. Im Sediment bei Versuchsende im wesentlichen derselbe Befund. Dabei fällt auf, daß die Zahl der „Schleimflöckchen“ trotz der Vermehrung des im Volumenprozent vermehrten Schleimgehaltes nicht vermehrt, sondern eher etwas verringert sind (vgl. oben).

Im übrigen sehen wir unter dem Einfluß der großen Atropingaben etwa ein Verhalten, das dem der reizlosen einfachen Gruppe nahe steht, doch auch Annäherung an die Suprareningruppe zeigt. Immerhin ist es sicher, daß auch unter extremer Atropinisierung die Gallenblase Bilirubin eindickt und Chlor resorbiert.

Diese relativ gute Resorption unter pharmakologischer Vaguslähmung durch Atropin spricht dafür, daß auch ohne direkte nervöse vagale Reize die Resorptionstätigkeit der Gallenblasenmucosa vor sich gehen kann, zum Teil durch Ganglienzellen und Plexus in der Gallenblase selbst gesteuert, zum Teil durch auf dem Blutwege erfolgende Beeinflussung. Humoral herantretende Reize wie Cholin, Histamin etwa werden neben überwiegend vagotrop angreifenden endokrinen Stoffen wie Hypophysen-Hinterlappenextrakt, vielleicht auch Thyreoidin den Resorptionsvorgang voraussichtlich auch fördernd beeinflussen. Das müßte untersucht werden.

Für das allgemeine Problem der Resorption bringen diese Beobachtungen unseres Erachtens jetzt schon einen wichtigen Beitrag. Die starken Schwankungen unter der verschiedenen nervösen Beeinflussung zeigen, daß im Sinne der *Heydenhain*schen Ansicht, „*vitale Funktionen*“ *der Zellen das Wesen der Resorption* ausmachen, wenn auch in der Form, daß dabei physikalisch chemische Prozesse an den Zellen und ihren Membranen wechselnd ablaufen, die mit Steigerung und Abschwächung auch der Permeabilität ihrer Wand einhergehen. Daß nicht bloß der erhöhte Innendruck in der Gallenblase bei Vagusreizung der gleichzeitige Förderer des Resorptionsaktes ist, zeigt uns am besten der zuletzt kommende Hundeversuch dieses Abschnittes am Hund 99, wo nach der zweiten Entnahme aus der Gallenblase nur noch 1,5 ccm in dieser vorhanden waren, die infolge ihrer geringen Menge nicht mehr unter hohen Druck von der schon stark zusammengezogenen Gallenblase gesetzt werden konnten. Und trotzdem erfolgte ihre weitere Eindickung unter der Vagusreizung bis zu einer großtropfig schmierigen Masse, die sich dann bei der dritten Entnahme fand.

Wir wenden uns jetzt noch 2 Hunden zu, bei denen der Versuch unternommen wurde, am gleichen Tier in 2mal $2^1/_2$stündiger Versuchsdauer jeweils Aussagen zu gewinnen über das *Verhalten der Blasengalle bei Cysticusunterbindung einerseits und das gleichzeitige Verhalten der Lebergalle* und *anschließend* über das Verhalten der beiden Gallen *unter gleichzeitiger Vagusreizung.* Wir betrachten zunächst die Protokolle:

Hund 47 wurde in der üblichen Weise in Chloralnarkose operiert, der Cysticus wie üblich unterbunden und in den Choledochus wurde vorsichtig ein kleines gebogenes Glasdrainröhrchen dicht oberhalb des Duodenums eingebunden, mit einem anschließenden dünnen Gummischläuchchen, so daß die gesamte Lebergalle bequem durch das Drainröhrchen abfließen konnte und in einem vorgelegten Reagensglas jeweils in $^1/_2$stündigen Abschnitten aufgefangen wurde. Die Gallenblase wurde zu Beginn des ersten $2^1/_2$stündigen Abschnittes wie üblich punktiert und einige wenige Kubikzentimeter entnommen. Dann wurde erneut am Ende des $2^1/_2$stündigen Abschnittes eine vorsichtige Gallenblasenpunktion vorgenommen, wobei diese Gallenmenge zugleich die Anfangswerte für die jetzt sich anschließende $2^1/_2$stündige, wie üblich ausgeführte Vagusreizung lieferte; während dieses Zeitabschnittes wurden wiederum die Lebergallenmengen $^1/_2$stündlich aufgefangen, und am Schluß erneut die Blasengalle untersucht. Ferner wurden noch bei Hund 47 kurz orientierende Druckmessungen des Lebersekretionsdruckes in der 1. reizlosen Phase und unter Vagusreizung nebenher vorgenommen, sowie die Gallenblasensedimente jeweils untersucht.

Die Mengen der Lebergallen waren (in den ersten $2^1/_2$ Stunden halbstündig):

7,5 ccm	Galle dabei klar bernsteinfarben, um 100 mg% Bilirubin
9,5 „	
8,0 „	
6,5 „	
6,5 „	
38,0 ccm insgesamt.	

Der Lebersekretionsdruck stellt sich nach 15 Minuten auf eine konstante Höhe von etwa 270 mm ein und schwankt mit der Atmung jeweils um 8—10 mm.

Die Mengen der Lebergalle in dem Vagusreizabschnitt sind deutlich größer um knapp $^1/_3$, die Lebergalle ist einwandfrei heller, mehr citronengefärbt, die Mengen betragen im einzelnen:

11,5 ccm
13,5 „
11,5 „ } rund um 60 mg% Bilirubin
8,5 „
9,5 „

54,5 ccm insgesamt, also sicher vermehrt.

Der Lebersekretionsdruck unter Vagusreizung stellt sich ebenfalls nach 15 Minuten wieder annähernd konstant ein, diesmal höher auf rund 300 mm.

Die chemischen Werte der Lebergalle wurden in der ersten und letzten Menge der reizlosen Phase untersucht sowie in der letzten $^1/_2$stündigen Menge unter Vagusreizung. Die einzelnen Mengen von Leber- und Blasengalle sind mit I, II und III bezeichnet; die Werte lauten:

	Blasengalle I	Blasengalle II	Blasengalle III
Bilirubin	186 mg%	246 mg%	292 mg% zu niedrig!
Chlor	0,07 g%	0,07 g%	0,05 g%
Cholesterin	128,0 mg%	133,0 mg%	120,0 mg%
Trockenrückstand	19,77 g%	20,81 g%	21,97 g%
Asche	1,60 g%	1,67 g%	1,69 g%
Schleim	etwa 7,0 Vol.-%	12,0 Vol.-%	15,0 Vol.-%
Gefrierpunkterniedrigung	—	—	—0,5097°
Gallensäure	13,2 mg%	23,3 mg%	26,4 mg%
p_H	7,3	7,15	6,96

	Lebergalle I	Lebergalle II	Lebergalle III
Bilirubin	76 mg%	96 mg%	92 mg% auch 52 u. 60
Chlor	0,031 g%	0,310 g%	0,26 g%
Cholesterin	16,0 mg%	21,5 mg%	26,0 mg%
Trockenrückstand	3,34 g%	3,52 g%	3,03 g%
Asche	0,031 g%	0,56 g%	0,74 g%
Schleim	6,0 Vol.-%	4,5 Vol.-%	4,0 Vol.-%
Gefrierpunkterniedrigung	—	—0,5657°	—0,5467°
Gallensäuren	3,3 mg%	5,0 mg%	5,0 mg
p_H	8,71	8,88	9,28

Im Blasengallensediment am Ende der reizlosen Phase finden sich mikroskopisch amorphe, feinstgekörnte ungefärbte „Schleimflöckchen“, keine gelbgrünen oder gelbbräunlichen Ausfällungen und keine doppeltbrechenden Körper.

Im *Blasengallensediment am Ende der Vagusreizperiode* finden sich außer den vorigen „Schleimflöckchen“ *reichlichst bräunliche vielgestaltige, tropfige Pigmentausfällungen,* die genau denjenigen von Hund 35 und 36 nach Vagusreizung entsprechen. Zum Teil sind die Ausfällungen etwas gekörnt und die Tropfen zeigen in der Mitte ebenfalls noch deutlichst Strukturierung aus feinsten körneligen bzw. kleinsten Tropfen, sind am Rande aber völlig glattrandig. Rötliche Krystalle wurden nicht beobachtet, desgleichen keine sicher doppeltbrechenden Stoffe. Makroskopisch ist die Galle dunkelbraunschwarz und sehr schleimreich.

Wir sehen uns zuerst das Ergebnis der einfachen *Eindickung in der Gallenblase* während $2^1/_2$ Stunden durch und finden dabei nur einen geringen Eindickungseffekt, der zwischen den Werten nach einfacher reizloser Eindickung und den Werten nach Suprareninreizung liegt. Chlorwerte bleiben unverändert, Trockenrückstand nimmt ebenso wie die Asche und das Cholesterin nur gering zu, während der Schleimgehalt wesentlich vermehrt ist. Am Ende der Vagusreizperiode ist weitere Eindickung wahrzunehmen, aber nicht wesentlich stärker als nach dem vorigen Anschnitt. Die Chloride sinken allerdings jetzt deutlich, doch Trockenrückstand und Asche steigen nur um ein geringes, Cholesterin sinkt entsprechend den früheren Vagusreizeffekten etwas; der Schleim ist wieder deutlich vermehrt. Das Bilirubin ist nach mg% gemessen nur wenig vermehrt, doch war die makroskopische Farbe der Galle deutlich intensiv schwärzer; wahrscheinlich war bereits, da diese Bestimmung erst 2 Stunden später ausgeführt werden konnte, ein Teil in Biliverdin umgesetzt. — Im übrigen trägt aber diese Reizphase, wenn auch die chemischen Werte nicht so schlagend verändert sind, wie es zum Teil früher der Fall war, deutlich das *Gepräge einer Vagusreizperiode*, vor allem auch durch das Sediment *mit den typischen tropfigen Entmischungen.*

Wie verhalten sich nun die Dinge bei der *Lebergalle?* Betrachten wir nur den ersten Wert. Sofort fällt uns die völlig andere chemische Zusammensetzung ins Auge, was ja längst bekannt ist und auch an Tieren wiederholt untersucht wurde. Wir verweisen nur auf die Analysen von *Hamarsten* und auf die Vagusreizversuche der Lebersekretion von *Eiger*. Doch besonders ist in unserem Fall fesselnd die *Untersuchung beider Gallen an ein und demselben Tier* während mehrerer Stunden. Die Bilirubinwerte liegen in diesem Fall zwischen 90 und 100 mg%, also viel tiefer als bei den üblichen Blasengallen. Die *Chlorwerte* sind dagegen in der *Lebergalle* um ein Vielfaches *höher* als in der Blasengalle; der Trockenrückstand und die Asche wieder um ein Vielfaches geringer als in der Blasengalle. Der Schleimgehalt der Lebergalle ist nicht wesentlich tiefer als in der ersten normalen Blasengalle dieses Hundes. Es bringen uns diese Werte schlagartig einen weiteren tieferen Einblick in die Arbeit der Gallenblase. Es geht daraus klar hervor, was wir oben bereits auf Grund der übrigen Versuche aussprachen, daß die Eindickung der Blasengalle im wesentlichen mit bestritten wird durch den Austritt von Clorionen und Wasser und daß die Pigmente zurückbleiben. Die Bilirubinwerte geben einen deutlichen, aber nicht völligen, sondern hier etwas zu niedrigen Gradmesser der Eindickungsarbeit. Einen besseren und genaueren Anhalt gibt der Trockenrückstand — von dem etwaigen Zuwachs dieses Wertes durch Gallenblasenschleim sei abgesehen. — Er ist in der Blasengalle hier etwa 6fach höher als in der zugehörigen Lebergalle und war in seinen höchsten Werten bei anderen Hunden bis 26,73 g% (Hund 18) also etwa 8fach höher als der hiesige Lebergallenrückstand. Es wird dadurch bestätigt, daß die übliche Eindickungsarbeit der Gallenblase am Trockenrückstand gemessen etwa bis zum 8fachen reicht, vielleicht auch einmal, jedoch nicht in unseren Versuchen auch den 10fachen Wert erreichen kann. Am Bilirubin gemessen liegen wie gesagt bisweilen die Dinge ungenauer, doch im ganzen ähnlich. Die Eindickung schwankt zwischen dem 1—8fachen Wert in unseren Versuchen bei dem Bilirubinausgangswert von etwa 90—100 mg% in der Lebergalle, und einem Blasengallenwert bis zu 800 mg%. Nimmt man einen auch nur niederen Bilirubinwert in der Lebergalle an, der wie oben bei der Vagusreizung zu sehen ist, durchaus bei Hunden im Bereich der Norm liegen kann, so ergeben sich ebenfalls Höchsteindickungen entsprechend dem Trockenrückstand bis auf etwa das 10fache.

Wir sehen hieraus, welche ununterbrochene Eindickungsarbeit die Gallenblase zu bewältigen hat und wie die Zusammensetzung der Lebergalle sich zum Teil direkt umgekehrt verhält. Es spielen sich diese Veränderungen täglich in fortwährender Anpassung an den Gesamtorganismus und seine besonderen Bedingungen ab; wir erwähnen nur die Verdauung und denken an nervöse, endokrine und andere Störungen; es leuchtet auch gut ein, daß bei dem dem Chemiker so geläufigen leichten Auftreten von Störungen der kolloidalen Lösungen, auch gelegentlich in diesen dauernd erheblichen Schwankungen der Aufenthaltsdauer und Eindickung ausgesetzten kolloidalen System der Blasengalle Störungen in Gestalt der beschriebenen tropfigen Entmischungen auftreten können. Ja, wir wundern uns geradezu, daß das nicht noch häufiger der Fall ist. Bei ausgesprochener Stauung in der Gallenblase bietet gewissermaßen jeder Augenblick die Möglichkeit zu tropfigen Entmischungen der Galle und damit zur ersten Steinentstehung. Wir sahen ja oben bereits, wie schon in der Galle eines Hunger-Hundes Hund 28 bei nur 105 Minuten während der Cysticusstauung ohne Vagusreizung erste grünlichtropfige Ausfällungen sich zeigten. Es bedarf also bei langer Stagnation der Galle etwa durch Hunger nur einer kurzen, vorübergehenden Motilitätsstörung am Sphincter Oddis oder Collum-Cysticus-Gebiet, die den Abfluß und Zufluß hemmt, und Ausfällungen können beginnen. In normalen Fällen werden sie entsprechend unseren Beobachtungen wieder nach Beseitigung der Abflußbehinderung mit der Blasenentleerung fortgespült. Immerhin ist nur zu verständlich, wie bei Menschen mit „Restgallen“ solche tropfig-entmischten Ausfällungen in der Blase immer erneut zurückbleiben und den Mutterboden zur Konkrementbildung abgeben. Das beim Menschen stärker ausgebildete Reusensystem der Cysticusfalten wird stärker wie beim Hund die Entleerung einmal gebildeter Bilirubinaggregationen hindern. Normalerweise wird gerade durch die wasserreichere Lebergalle mit ihren höheren Chlorwerten immer wieder eine Milderung zu extremer Eindickung in der Blasengalle bewirkt und die Blasengalle dadurch immer erneut aufgefrischt und vor dem kolloidalen Altern bewahrt.

Wir betrachten noch kurz die Werte der Lebergallen in II. und III. Wir finden dabei gegenüber den Werten unter I. nach $2^1/_2$ Stunden in der Lebergalle II den völlig gleichen Chlorwert 0,31 g%, einen gering vermehrten Trockenrückstand von 3,34 g% auf 3,52 g%, einen deutlich vermehrten Aschegehalt von 0,31 g% auf 0,56 g% und einen im wesentlichen gleichen noch innerhalb der Fehlergrenzen liegenden Cholesterinwert von 21 mg% gegenüber 16 mg% im Anfang. Der Schleimgehalt ist wenig gesunken von 6,0 auf 4,5 Vol.-%. Es ist wesentlich, zu betonen, daß die gleichlautenden Werte des Chlors unter I und des Aschegehaltes unter I Zufallsbefunde sind, da das Chlor bei unserer Methodik fast durchweg bei der Veraschung mit verflüchtigt wird, wie Nachuntersuchungen zeigten. Der Aschegehalt wird wahrscheinlich von Calcium, Natrium, Magnesium und anderen Resten der organischen Gallenbestandteile gebildet. So ist er auch trotz des unter II gleichbleibenden Chlorwertes von 0,31 g% deutlich vermehrt und nach der jetzt folgenden $2^1/_2$stündigen Vagusreizung in der Lebergalle III noch weiter vermehrt auf 0,74 g%, während die Chlorwerte in der gleichen Lebergalle III unter dem Einfluß der Reizung etwas gesunken sind. Der Trockenrückstand ist unter III ebenfalls ein wenig gesunken, von 3,52 auf 0,03 g%, das Cholesterin weiter wieder innerhalb der Fehlergrenzen noch etwas vermehrt auf 26 mg%. Die Gesamtlebersekretionsmenge der Galle unter der Reizung war deutlich vermehrt und erschien auch viel heller, hatte einen niederen Bilirubinwert um 60 mg%. Die geringen Senkungen von Chlor und Trockenrückstand hängen wahrscheinlich damit zusammen, während die Ascheerhöhung nicht ohne weiteres erklärbar ist. Interessant ist, daß die *Gefrierpunktserniedrigung* gegenüber den häufig *höher* als die Blutgefrierpunktserniedrigung liegenden Werten *in der Blasengalle* (s. auch Hund 97) hier in der Lebergalle völlig mit dem des Blutserums identisch ist und auch trotz der Vagusreizung konstant auf — 0,56° bleibt. In der zugehörigen Blasengalle III betrug sie — 0,5007°.

Nach Vagusreizung wurde noch 2 mal eine *Gefrierpunktsbestimmung* vorgenommen bei Hund 38 und Hund 41. Beidemale war der Wert in der Blasengalle — 0,52°. Demnach steigt der Gefrierpunkt trotz der Hyperkonzentration der Blasengalle, weil gleichzeitig mit dem Wasser die löslichen Salze, als deren Prototyp wir immer die Chlorionen bestimmten, in starkem Maße resorbiert werden. Bei der Atropin-Gallenblase mit ihrer normalen Konzentration lag der Gefrierpunkt wieder tiefer — 0,5507°, also näher dem der Lebergalle mit — 0,56°.

Ließ man die Blasengallen bei warmem Wetter 10—12 Stunden stehen, so daß sich *Zersetzungsvorgänge* in ihnen entwickeln konnten durch bakterielles Wachstum, so *sank* der Gefrierpunkt stark auf — 0,73°, — 0,99° und — 0,82°, so daß man den Eindruck hat, daß dann durch eine Vermehrung der Moleküle etwa durch Zerstörung des Schleims mit Auftreten von Aminosäuren hier große Verschiebungen in der Gallenblase eingetreten wären. Solche Verschiebungen würden auch die Stabilität der Blasengallenlösung innerhalb des Organismus völlig zerstören und zu Ausfällungen führen, das kommt für Zustände im lebenden Körper wohl nicht so sehr in Betracht wie für Leichengallen, in denen *Naunyn*, *Lichtwitz*, *Tourinumi* u. a. ja zahlreiche Niederschläge feststellen konnten.

Bei dieser Gelegenheit sollen noch kurz die Resultate der *Beobachtungen über Gallensäuren- und p_H-Verschiebungen* mitgeteilt werden; diese wurden von *Mackuth* von der chirurgischen Abteilung durchgeführt, dem wir bei dieser Gelegenheit bestens für seine liebenswürdige Hilfe danken, jene von *Perger*, der später selbst über weitere Untersuchungen auf diesem Gebiete berichten wird. Die p_H-Bestimmungen wurden in der stark konzentrierten Blasengalle mit hohem Schleimgehalt etwas durch diesen gestört, weil sich der Schleim um den Platindraht legt und den direkten Kontakt der Galle mit dem Platin so stören konnte. Die Werte der Blasengalle lagen bei den Bestimmungen so oft ausgesprochen auf der sauren Seite, daß wir die eben angeführten methodischen Bedenken hatten, sie mitzuteilen, bis wir fanden, daß *Drury*, *McMaster* und *Rous* ebenfalls beim Hund die p_H der Blasengalle zu 5,18—6,0, die der Lebergalle zu 7,5—8,5 bestimmt haben.

Bei Hund 35 war nach Vagusreizung von 150 Minuten Dauer die p_H von 6,63 nach 5,50 verschoben, bei Hund 44 unter den gleichen Bedingungen von 6,3 auf 5,8, bei Hund 37 nach $2^1/_2$stündiger Suprarenineinwirkung von 6,1 auf 5,8, also etwa in gleicher Weise, wenn auch nicht so ausgesprochen. Die Gallensäuren zeigten in der gleichen Blasengalle eine geringe Vermehrung von 13,32 auf 16,68 mg%, bei Hund 47 war ebenfalls diese Parallele unter Vagusreizung in der Blasengalle festzustellen: p_H vorher 7,15, dann 6,96, Gallensäuren: 23,3, dann 26,4 mg%. Von der stärkeren Konzentration der Gallensäuren scheint demnach im wesentlichen die Ansäurung der alkalischen Lebergallen in der Gallenblase abhängig zu sein; denn in der Lebergalle fanden wir ebenfalls höhere Werte bei der p_H-Bestimmung. Bei Hund 47 p_H 8,71 und 8,88 nach Vagusreizung 9,28, bei Hund 99 in der Lebergalle wieder den im Alkalischen liegenden Wert von 7,58, während die unbeeinflußte Blasengalle wieder gleichzeitig die p_H 5,29 zeigte.

Bei den länger dauernden Stauungsversuchen mit tagelanger Unterbindung des Ductus cysticus fand sich übrigens neben einer Vermehrung der Gallensäuren bei Hund 39 von 15,6 mg% auf 19,78 mg% mit einer Parallelverschiebung der p_H von 7,34 auf 6,68 häufiger Verminderung der Gallensäuren. So bei Hund 41 von 18,2 mg% auf 10,0 mg% mit einer p_H-Verschiebung von 6,31 auf 6,72 und bei Hund 40 mit einer Gallensäurenverschiebung von 16,68 auf 13,32 mg% und einer p_H-Verschiebung von 6,75 auf 7,01. Die gleiche p_H-Verschiebung nach tagelanger Stauung zeigt nach 11 mal 24 Stunden auch Hund 43 von 6,61 auf 7,66, Hund 44 von 6,49 auf 6,53, Hund 45 von 7,28 auf 8,24. Die Resorption der Gallensäuren bei längerer Stauung kann dann also die Reaktion der Blasengalle wieder mehr nach der alkalischen Seite verschieben. Die Stauung geht also nicht immer mit einer Verstärkung der Ansäuerung der Blasengalle einher. Diesen Faktor einer hochgradigen Dauerverschiebung der p_H nach der sauren Seite können wir also in den *Stauungsgallenblasen* nicht als wirksam ansehen. *Wichtig* ist dagegen die *sekundäre Resorption der Gallensäuren* mit einer Verschiebung der p_H mehr nach der alkalischen Seite bei längerer Stauung *für das Problem der Lösung des Cholesterins.* Dieses könnte durch starken Gallensäureschwund dann eventuell sekundär zur Ausfällung kommen.

Von besonderem Reiz war es bei unserem Lebergallenhund zu beobachten, wie während des Vagusreizversuches die p_H-Werte in der Blasengalle deutlich sinken, dagegen in der Lebergalle ebenso deutlich gleichmäßig ohne Reizung und während der Vagusreizung steigen. Welche besonderen Faktoren hierbei in der Lebergalle dies bewirken, lassen wir dahingestellt.

Wir gehen jetzt zu dem *zweiten Hund mit gleichzeitigen Untersuchungen an Blasen- und Lebergalle* mit und ohne Vagusreizung über. Es ist Hund 99. Bei ihm wurde die gleiche Versuchsanordnung getroffen wie bei Hund 47. Doch war eine wesentliche *Störung der Lebersekretion durch vorheriges Dursten* des Hundes bewirkt, so daß er nur geringe und relativ dunklere Lebergallemengen absonderte. Außerdem war die Gallenblase nur sehr mäßig gefüllt, wodurch nur ein Teil der chemischen Bestimmungen vorgenommen werden konnte, während die Blasengalle 3 überhaupt nicht mehr untersucht wurde, da der Rest zu gering war. Es wurden in den ersten fünf halben Stunden an Lebergalle abgesondert:

2,5 ccm	Bilirubin im Durchschnitt 412 mg%
2,2 „	
2,0 „	
1,5 „	
2,0 „	
10,2 ccm insgesamt.	

Während der $2^1/_2$ Stunden Vagusreizung:

1,5 ccm	Bilirubin im Durchschnit 536 mg%
2,0 „	
2,0 „	
1,0 „	
1,0 „	
1,0 „	
6,5 ccm insgesamt.	

Diese Werte bleiben um ein Mehrfaches hinter denen des Hund 47 zurück. Ja, es fällt geradezu ein paradoxes Verhalten gegenüber Hund 47 unter der Vagusreizung auf, dort beträgt die Lebersekretionsmenge 38 ccm in den ersten $2^1/_2$ Stunden ohne Reizung, und in den zweiten $2^1/_2$ Stunden sondert die Leber sogar 54,5 ccm ab, ihre Menge steigt dort also um fast $^1/_3$—$^1/_4$, während die entsprechenden Werte bei Hund 47 von 10,5 ccm auf 6,5 ccm unter der Vagusreizung fallen. Also genau um $^1/_3$ niedriger werden. Möglicherweise spricht die Blutverteilung bei diesem Dursthund während der Vagusreizung hier mit, und es ließen sich daher die paradoxen Verhältnisse eventuell erklären. Es ist jedenfalls auch interessant, zu sehen, wie unter Durst sofort die *Lebersekretionsmenge nachläßt.* Die chemischen Bestimmungen von Hund 99 lauten:

	Blasengalle I	Blasengalle II	Blasengalle III
Bilirubin	520 mg%	600 mg%	—
Cholesterin	78 mg%	—	—
Chlor	0,13 g%	0,05 g%	—
Trockenrückstand	16,06 g%	22,55 g%	—
Schleim	7,5 Vol.-%	—	—

	Lebergalle I	Lebergalle II	Lebergalle III
Bilirubin	412 mg%	536 mg%	—
Cholesterin	23 mg%	15 mg%	11 mg%
Chlor	0,27 g%	0,26 g%	0,27 g%
Trockenrückstand	4,71 g%	4,0 g%	4,13 g%
Asche	0,46 g%	0,42 g%	0,25 g%

Bei der Obduktion dieses Hundes war aus der Gallenblase keinerlei Flüssigkeit mehr zu entnehmen; die *Gallenblase* enthielt nur noch 1, höchstens $1^1/_2$ ccm einer zäh schmierigen schleimigen braungrünlichen Masse. In ihr waren mikroskopisch und deutlich *makroskopisch bis über stecknadelkopfgroße grob geballte* (Abb. 57) *Massen* vorhanden, die vorwiegend aus vielgestaltigen, feineren und plumperen braungrünlichen tropfigen Ausfällungen bestanden. Diese waren zu Beginn der Vagusreizung nach der einfachen $2^1/_2$stündigen Eindickung noch nicht vorhanden. Die Ausfällungen waren die gleichen wie bei Hund 47 nach Vagusreizung und bei Hund 35 und 36, nur ungleich stärker als in allen diesen Fällen. Das ist gewiß auf die Resorptionstätigkeit bis zum Extrem in dieser Gallenblase zurückzuführen. Einmal waren nach der zweiten Blasenpunktion nur noch einige etwa 6—7 ccm Galle in der Blase, an denen die gesamte Eindickungsarbeit der Gallenblase natürlich stärker zur Geltung kam, als wenn größere Gallenmengen in der Gallenblase vorhanden gewesen wären. Zum anderen war der Organismus dieses Tieres stark wasserverarmt, was gewiß seinerseits ebenfalls noch einen verstärkten Resorptionsreiz bilden dürfte. Von den erstaunlichen Ausfällungen in diesem Experiment ist man jedenfalls frappiert. — Die chemischen Werte dieses Hundes (99) lassen sich ohne weiteres mit den Werten von Hund 47 in Vergleich setzen, sowohl hinsichtlich der absoluten Werte der Leber- und Blasengallen beider Tiere, wie auch hinsichtlich der Veränderungstendenzen zwischen Leber- und Blasengalle. Die Chlorwerte der Blasengalle sinken wie üblich während der Eindickung; sie bleiben in der Lebergalle wieder annähernd konstant 0,26—0,27 g% und betragen das 3—5fache der zugehörigen Blasen-Chlorwerte. Der Trockenrückstand der Lebergalle liegt ebenfalls ein Mehrfaches, und zwar etwa um das 4—5fache höher als in der Lebergalle, fast genau wie bei dem Hund 47. Der Aschegehalt in der Blasengalle ist auch um ein Mehrfaches höher wie der der zugehörigen Lebergallen. Das gleiche gilt vom Cholesterin, das in der Blasengalle wesentlich höhere Werte, hier etwa um das 3—5fache höher liegend zeigt als in der Lebergalle. Wenn wir auch durch den Ausfall der Blasengallewerte III keinen so guten Überblick über die Verhältnisse bekommen wie bei dem Hund 47, so bestätigt immerhin dieser Hund 99 die Vorgänge bei dem Hund 47. Der Einfluß der Vagusreizung kommt bei diesem Hund von den ganz eklatanten Ausfällungen der Blasengalle III, abgesehen in der Lebergalle, nicht so deutlich zum Ausdruck, will man nicht den tiefen Aschewert der Lebergalle III als wahrscheinlichen Vaguseffekt betrachten.

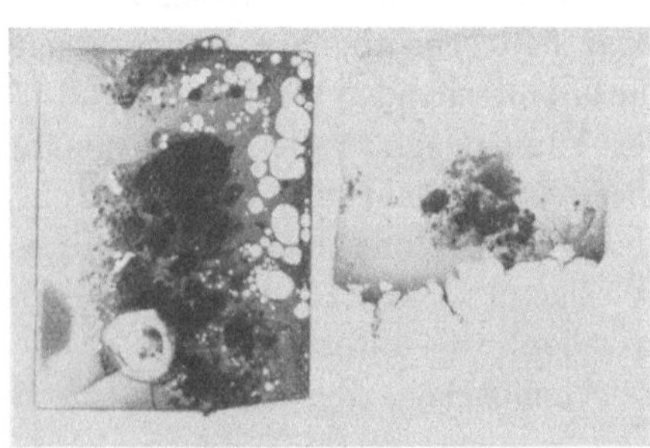

Abb. 57. In natürlicher Größe auf Objektträger Bilirubinausfällungen nach 5stündiger Konzentration der gestauten Gallenblase bei $2^1/_2$stündiger Vagusreizung. Hund 99. Blasengalle 3.

Schließlich untersuchten wir einen Hund (86a) mit 5stündiger Vagusreizung bei Unterbindung des Choledochus nach Typ 3, dicht oberhalb des Duodenums, also mit Gesamtzufluß der Lebergalle zur Blasengalle: Wir fanden die Werte:

	Zu Beginn Blasengalle I	Nach $2^1/_2$ Stunden Vagusreizung Blasengalle II	Nach 5 Stunden Vagusreizung Blasengalle III
Cholesterin	—	112,0 mg%	84 mg%
Trockenrückstand	24,85 g%	20,06 g%	20,49 mg%
Asche	1,88 g%	1,71 mg%	1,69 mg%
Chlor	0,021 g%	0,097 mg%	0,131 mg%
Calciumgehalt	56,3 mg%	—	—
Gefrierpunkterniedrigung .	—	—0,61°	—0,53°

Es ist interessant, wie bei diesem Versuch die anfänglich hohen Trockenrückstand- und Aschewerte unter dem Einfluß des stetigen Leberzuflusses zur Blasengalle mit seinen um ein Vielfaches geringeren Werten an Trockenrückstand und Asche sinken. — Während die Dinge bei dem Chlor ebenfalls im Gegensatz zu den bisherigen Vagusversuchen auch umgekehrt liegen. Die Chlorwerte fallen nicht unter der Vagusreizung, sondern sie steigen, und zwar stetig, von 0,021 auf 0,097 bis auf 0,131 g%, in der Blasengalle. Das rührt ebenfalls von dem ständigen Zufluß an Lebergalle her, bei der, wie wir vorhin sahen, die Chloridwerte immer um ein Mehrfaches höher liegen als in der zugehörigen Blasengalle. Die Gefrierpunktserniedrigung sinkt etwas, liegt aber im Bereich der Norm für die Blasengallen, die von *Brandt* zwischen — 0,54 und — 0,63 liegend für Menschengallen angegeben wird. Er betrug in der oben angeführten Lebergalle von Hund 99 — 0,51°, wird also hier in der Blasengalle wahrscheinlich ebenfalls auf Grund der zur Blasengalle während des Versuches zufließenden Lebergalle gesenkt. Im Sediment der Blasengalle fanden sich nur „Schleimflöckchen“, aber keine tropfigen Bilirubinausfällungen, die „Schleimflocken“ waren zum Teil tiefgrün imbibiert. Unter dem Einfluß der bei Vagusreizung stärker in die Gallenblase einströmenden Lebergalle wurde also jede Hyperkonzentration der Blasengalle mit ihren Gefahren vermieden.

Es wurde bei diesem Tier (86a) *Calcium in der Blasengalle* bestimmt. Der Wert beträgt 56,3 mg%, ein entsprechender Wert in der Blasengalle eines Kontrollhundes wurde mit 52,3 mg% gefunden, liegt also durchaus in vergleichbarer Höhe. Ändert sich nun unter Vagusreizung in der Blasengalle der Calciumwert? Wird Calcium etwa meßbar resorbiert? Nein. Bei Hund 85a bleibt der *Calciumgehalt unter $2^1/_2$stündiger Vagusreizung unverändert.* Er beträgt zuvor 70,0 mg%, liegt also in annähernd ebenfalls vergleichbarer Größenordnung mit den Werten von Hund 86a und denen des Kontrollhundes und beträgt nach der Reizung 71,3 mg%. Der Hund 85a hatte die gleiche Versuchsanordnung wie die früheren cysticusunterbundenen Vagusreiz-Hunde. Ist der Calciumgehalt ausschließlich an den Schleim gebunden und stammt beim Hund vom Schleim vorwiegend der Kalkgehalt der Konkremente? Das ist nur zu einem Bruchteil der Fall. Bei dem Kontrollhund fanden sich 12 Vol.-% Schleim. Der *Calciumgehalt im Schleim* betrug dabei nur 17,8 mg% gegenüber 52,3 mg% in der gesamten Blasengalle, also knapp $^1/_3$ der gesamten Calciummenge. Es ist also wahrscheinlich, daß der bei einem unserer Konkremente gefundene Calciumwert nur zu einem Teil aus den bei der Konkremententstehung evtl. beigemengten Schleim stammt, zum anderen Teil aus der Galle direkt mit anderen Substanzen, höchstwahrscheinlich mit den Gallenfarbstoffen, eine Verbindung eingeht, zum Beispiel als Bilirubinkalk. Bei unseren Bestimmungen wurde der im Schleim haftende Gallenfarbstoff zuvor sorgfältig ausgewaschen, so daß die Fehlerquellen dieser Bestimmung auf ein Mindestmaß beschränkt wurden. In einem kleinen Konkrement des Hundes 17 unter den chronischen Versuchen mit den mikroskopisch schönen Ringschichtungen und bei bakteriologischer Sterilität ließ sich Calcium deutlich qualitativ nachweisen. Quantitativ betrug in einem anderen Konkrement der Calciumwert: 0,56 g%. Dieser Hund enthielt einige Keime in der Gallenblase ohne histologische Entzündungserscheinungen. Der Calciumwert ist also beträchtlich, doch immer noch wesentlich niedriger wie bei den menschlichen Bilirubinkalkkonkrementen, wo wir ihn mit 1,42 und 1,49 g% fanden.

In den *Hundeblasengallen* wurde ferner wiederholt der *gesamte Stickstoff* bestimmt. Es sind relativ hohe Werte, so beträgt der Gesamtstickstoff bei Hund 16: 0,48 g% in der Blasengalle bei der Zwischenpunktion und 0,78 g% bei der Obduktion bei einem gleichzeitigen Schleimgehalt von 7,8 und 18,5 Vol.-%. Der Gesamtstickstoff von Hund 15 beträgt bei Operation 0,56 g%, bei Tötung 0,44 g%. Der Gesamtstickstoff von Hund 7 liegt bei 0,78 g%, der von Hund 31a bei der Obduktion bei 0,45 g% und derjenige von Hund 22 bei Operation 0,46 g% bei 10,5 Vol.-% Schleim. Hund 18 hat bei Operation 0,46 g% Gesamtstickstoff, Hund 71 bei Obduktion 0,54 g%, Hund 8 hat 0,75 g% und Hund 19 bei Operation 0,6 g%. Gehört dieser Stickstoff, da anderweitige durch Kochen fällbare Eiweißstoffe äußerst selten und bei den Hunden nie gefunden wurden, vorwiegend zum Schleim, oder ist er ein Anteil der mit der Lebergalle ausgeschiedenen Stoffwechselendprodukte, wie z. B. des Harnstoffes oder der Harnsäure? Das wäre zum Teil durch Bestimmung des Reststickstoffes analog wie im Blute zu klären. Es wurden daher an mehreren Hunden Gesamtstickstoff und Reststickstoffbestimmungen vorgenommen. Die Werte lauten, um einige herauszugreifen:

Hund 13:	Gesamt-N	—	bei Obduktion
	Rest-N	350 mg%	
	Gesamt-N	—	bei Obduktion
	Rest-N	639 mg%	

Hund 12:	Gesamt-N	—	bei Operation
	Rest-N	313 mg%	
	Gesamt-N	1,03 g%	bei Obduktion
	Rest-N	0,367 g%	
Hund 14:	Gesamt-N	0,74 g%	bei Obduktion
	Rest-N	0,344 g%	

Dabei ist nach unseren Befunden die Höhe des N-Gehaltes nicht abhängig von geringer avirulenter Keimbeimengung. Es ist also eine ganz bedeutende Stickstoffmenge in der zum Teil gestauten Galle vorhanden, die beinahe an die Stickstoffmengen bei gewissen Fischen erinnert, die im wesentlichen ihren Harnstoff und Harnsäure über die Galle ausscheiden. Bei unseren Hunden ist der Rest.-N unter dem wahrscheinlich vorwiegend Harnstoff und Harnsäure-Stickstoff zu verstehen ist, beachtlich hoch; immerhin bildet er nur einen Bruchteil des Gesamtstickstoffs bis höchstens zur Hälfte desselben. Demgegenüber stellen wir bei der Stickstoffbestimmung im Schleim tiefere aber noch recht ansehnliche Stickstoffwerte fest. Wir fanden bei dem Hund 85a bei Operation 20,5 Vol.-% Schleim, also auffallend viel und im Schleim einen Stickstoffgehalt von 0,20 g%. Bei der Obduktion waren 19 Vol.-% Schleim vorhanden, also der gleiche hohe Wert, während der Stickstoffgehalt des Schleimes wieder tief lag und nur 0,22 g% betrug.

Fügt man zu diesen Stickstoffwerten des Schleimes einen annähernden Durchschnittswert des Reststickstoffes von etwa 350 mg% hinzu, so würde man auch Stickstoffwerte von etwa 0,41 g% gelangen, Werte, die den tatsächlichen Gesamtstickstoffwerten in der Blasengalle noch nicht nahekommen. Es ist somit wahrscheinlich, daß der gesamte Stickstoff der Blasengalle im wesentlichen zu einem großen Bruchteil aus dem Stickstoff der Eiweiß-Stoffwechselendprodukte wie Harnstoff und Harnsäure besteht, dann aus dem Stickstoff des Schleimes zum geringeren Teil, und daß noch ein beträchtlicher Bruchteil für den Stickstoffgehalt anderer Substanzen übrig bleibt, wofür unter anderem in Frage kämen die Gallenfarbstoffe. *Es ist danach wahrscheinlich, daß nur ein geringer Gehalt der Stickstoffbefunde in den Gallenkonkrementen, aus ihrer organischen Gerüstsubstanz,* aus dem primär ausgefallenen oder mitgerissenen Schleim, entstammt, daß der größere Teil wahrscheinlich von den Pigmentstoffen, dem Harnstoff usf. herrührt. Wir untersuchten den Gesamtstickstoff von einem unserer in den Hundegallen gebildeten Konkremente und fanden 6,83 g% Gesamtstickstoff.

Dieser relativ *hohe Stickstoffgehalt* ist natürlich *kein Beweis für eine entzündliche Entstehung solcher Bilirubinkonkremente,* das zeigen die soeben aufgeführten Analysen über Gesamtstickstoff und Rest-N. in der Blasengalle. Auch für das *organische Gerüst* solcher Konkremente wird man kein Eiweiß entzündlicher Exsudationen mehr in Anspruch nehmen können, dazu genügt völlig der in reichlicher Menge und öfter verstärkt sezernierte *Schleim,* dessen innige Vermengung mit den ersten Bilirubinausfällungen auf verschiedenen Photographien gezeigt wurde.

Fassen wir den *Gesamteffekt dieser Untersuchungen* zusammen, so sehen wir, wie entsprechend der in der Einleitung ausgesprochenen Arbeitshypothese tatsächlich in der Gallenblase ein deutliches *physiologisches Schwanken der Resorptionsleistung* beobachtet werden konnte, wie die normale Resorption und Konzentration, die *Orthoresorption* und Orthokonzentration, nach oben und unten abweichen kann, *bei Sympathicusreizung nach unten zur abgeschwächten,* zu der *Hyporesorption mit einer Hypokonzentration der Blasengalle, bei Vagusreizung nach oben zu einer verstärkten, der Hyperresorption mit folgender Hyperkonzentration der Blasengalle.* Erinnern wir uns an die durch die gleichen Reize ausgelöste Beeinflussung der Motilität der Gallenwege, so zeigt in weitgehender Parallele zu dem Geschehen am gesamten Magendarmtrakt der *sympathicotrope Reizeffekt ganz allgemein eine Herabsetzung der Funktion in Motilität und Resorption* an den extrahepatischen Gallenwegen, die *vagale Reizung ganz allgemein eine Steigerung der gleichen Funktion in beiden Richtungen.* Besonders bei physiologischen Reizen, die eine Hyperergie in beiden Richtungen hervorrufen gleich den vagalen, droht die *hypertonische Stauung der Gallenwege durch Krampf am Sphincter Oddi oder im Collum-Cysticus-Gebiet und gleichzeitig die Hyperresorption der Gallenblase mit überstarker Eindickung. Von der stärksten Hyperkonzentration der Blasengalle bis zum ersten Ausfall des Bilirubins ist es dann oft nur ein Schritt vom Physiologischen zum Pathologischen.* Dieser gleitende Vorgang wird oft vermieden werden, wenn gleichzeitig die Lebersekretion unter gleicher vagaler Reizung stärker einsetzend die Blasengalle immer neu verdünnt. Fließt sie nicht stark, oder stockt ihr Einfluß in die Gallenblase durch Muskelkrampf im Halsgebiet um einen Collumstein oder auch ohne diesen, so droht oft in der hyperkonzentrierten Blasengalle der Übergang zur pathologischen Störung dieser kolloidalen Lösung, zum ersten Beginn der Konkrementbildung.

Es wäre wünschenswert gewesen, diese Untersuchungen zu ergänzen durch Prüfung anderer Reize des Resorptionsaktes, wir denken da an endokrine: Hypophysen-Hinterlappenextrakt, Thyroxin u. a. außer dem Adrenalin, an Cholin als Vagusreizer, ionale wie Kalium, Calcium u. a. Wir haben vorläufig davon abgesehen, alles in Betracht kommende durchzuprüfen, weil uns mehr daran lag, erst das *prinzipiell Wichtige* des ganzen Vorganges herauszuarbeiten. Wir verkennen dabei nicht die Gefahr eines solchen Vorgehens der bis zum Pathologischen gehenden Funktionsprüfung allein auf den Wegen des vegetativen Nervensystems, weil es im menschlichen Organismus nicht immer allein diese entscheidende Rolle spielen wird und daher bei zu naiver Betrachtung eine

Überwertung des Einflusses des vegetativen Nervensystems erfolgen könnte. Ebenso wie bei der Besprechung der Dyskinesie an den Gallenwegen sei daher bei dieser ersten Schilderung der Betriebsstörungen des Resorptionsaktes die *Vielheit der Faktoren* kurz betont, die im menschlichen Organismus voraussichtlich ähnliches wie die hier studierte Vagus- und Sympathicusreizung hervorrufen könnten. Solche endokrine, ionale, vielleicht auch allergisch bedingte Funktionsänderungen des Resorptionsaktes der Gallenblase genauer zu untersuchen, wird eine Aufgabe der Zukunft sein.

Sollen neben dem Allgemeinbegriff der *Überkonzentration* als Ursache der Störung der kolloidalen Lösung die *Einzelfaktoren* dieses Vorgangs genauer analysiert werden, so stoßen wir auf gewisse Schwierigkeiten. In den Fällen, wo die *Bilirubinbestimmungen* eindeutig verliefen, — wegen Oxydation des Bilirubins zu Biliverdin bekommen wir ja bekanntlich bisweilen trotz hoher Gallenfarbstoffwerte in der tiefdunklen Galle nur mittlere Bilirubinwerte — so lagen sie stets gleichzeitig mit dem Auftreten der deutlichen tropfigen Ausfällungen hoch *über 600* mg%, so bei Hund 28: 689 mg%, bei Hund 35: 665 mg%, bei Hund 99: 600 mg%. Nur 2mal waren, und zwar nach Vagusreizung die Bilirubinwerte ähnlich hoch, 650 mg% bei Hund 29 und 700 mg% bei Hund 24, ohne daß bereits deutliche Bilirubinausfällungen da waren; beide Reizungen hatten nur 120 Minuten gedauert, es war wohl also nur eine Frage der Zeit von 30—60 Minuten, daß auch hier deutliche Ausfällung eingetreten wäre. Die Chlorwerte sind zur Zeit des tropfigen Ausfalls infolge der hohen Konzentration immer niedrig. Aber sie wurden in vielen anderen Fällen ohne Ausfällung ebenso niedrig gefunden. Ebenso wenig können wir den Anstieg des gesamten Trockenrückstandes direkt als Ursache auffassen. Er liegt oft über 20 g%, der von *Brugsch* und *Horsters* angegebenen Höchstgrenze beim Hund, bis 25,28 g% beim Hund 23, bis 25,17 g% bei Hund 31, bis 22,50 g% bei Hund 46, ohne daß Ausfällungen auftreten. Nur das eine kann man sagen, daß in allen Fällen, wo tropfige Gallenfarbstoffausfällungen auftraten, die *Werte* des *Gesamttrockenrückstandes immer über 20* g% lagen, so z. B. bei Hund 28 bei 20,47 g%, bei Hund 47 bei 20,97 g%, bei Hund 99 bei 22,55 g%. Bei der Vielheit der Faktoren, die diesen Wert bestimmen, ist diese indirekte Abhängigkeit vom Trockenrückstand ohne weiteres verständlich. Die Aschenwerte zeigen keine direkte Beziehung, ihre Höchstzahlen von 1,74, 1,76 und 1,78 g% liegen nicht bei Gallenblasen mit Ausfällungen.

Das Absinken der Chlorwerte als Ausdruck des Abwanderns der löslichen Salze aus der Blasengalle beim Resorptionsakt könnte bei starker Steigerung desselben auch wichtig sein für die Entstehung der Bilirubinausfällungen. Wir wissen, daß in Lösung befindliches Globulin ausfällt nach Abwandern der Ionen durch die Dialysin-Membran infolge Entladung ihrer kleinsten Teilchen. Vielleicht spielen ähnliche Momente hier beim Abwandern der Chlorionen und anderer Ionen mit eine Rolle für die Tropfenbildung des Bilirubins.

In den beiden Fällen mit schönen großtropfigen Ausfällungen sind die p_H-Werte unter der Vagusreizung von 6,63 auf 5,50 und von 6,3 auf 5,8 hinuntergegangen, naive Betrachtung könnte in der *Ansäuerung der Blasengalle,* wahrscheinlich durch die höhere Konzentration der Gallensäuren bedingt, die wesentliche Ursache der Ausfällung sehen. Wir glauben dies nicht, denn die gleiche Erniedrigung auf 5,8 von 6,1 fand sich auch bei dem Sympathicus-Hund ohne Ausfällungen und bei Hund 47 mit großtropfigen Ausfällungen nach Vagusreizung war bei einer Verschiebung von 7,15 nach 6,96 bereits der gleiche Effekt vorhanden, also durchaus noch auf dem Gebiet vom Alkalischen zum Sauren.

Bei Hund 28 und Hund 47 fanden sich gleichzeitig mit den großtropfigen Ausfällungen die *größten Volumenprozente am Schleim* mit 15 und 15,5 Vol.-% nach der Vagusreizung gegenüber 7,5—13 Vol.-% bei den übrigen Fällen. Die Wasserentziehung durch den stark quellungsfähigen Schleim mag einen Hilfsfaktor für die Entstehung der tropfigen Ausfällungen mit abgeben.

Wir sehen somit in der starken Erhöhung der Gallenfarbstoffkonzentration in der Blasengalle mit Bilirubinwerten über 600 mg% beim Hund bei gleichzeitiger Erhöhung des Trockenrückstandes über 20 g% als Ausdruck der allgemeinen Wasserverarmung der Blasengalle die Hauptursachen der Störung der kolloidalen Lösung bei der Hyperkonzentration. Diese wird möglicherweise mit herbeigeführt durch das Abwandern der löslichen Salze, gezeigt am Beispiel des Chlors, durch den *verstärkten Schleimgehalt* und die *stärkere Ansäuerung* der Blasengalle infolge der gleichzeitigen Eindickung der Gallensäuren als *Hilfsfaktoren.* Aber es mag unter den hier nicht mitbestimmten Substanzen der Galle noch manche geben, deren Verschiebungen bei Hyperkonzentration die Stabilität der kolloidalen Lösung der Blasengalle mit erschüttern.

Wichtig ist, daß bei manchen *Dauerunterbindungsversuchen* des Ductus cysticus die über Tage hindurch geführt wurden, ein deutliches Steigen der p_H eintrat, das zurückgeführt wurde auf eine nach und nach *erfolgende Resorption der Gallensäuren.* Gehen diese stark an Menge zurück, so drohen für die Löslichkeit des zweiten Gallensteinbildners, des Cholesterins, Gefahren, die allerdings beim Hund mit seinen relativ niedrigen Cholesterinwerten nicht so in Erscheinung treten werden wie beim Menschen.

Schlußbemerkungen zu beiden tierexperimentellen Betrachtungen.

Es ergeben sich also auf Grund der in den drei Teilen geschilderten Versuchsreihen im wesentlichen folgende Gesichtspunkte:

Die Gallenblase leistet ständig eine bedeutende Eindickungsarbeit. Diese äußert sich darin, daß die leicht diffundierenden anorganischen Stoffe, als deren Vertreter wir das Chlor betrachteten, mit Wasser zusammen die Gallenblase verlassen und daß die organischen Stoffe im wesentlichen zurückbleiben, so die stark stickstoffhaltigen, wie Harnstoff und Harnsäure, das Bilirubin und seine Abkömmlinge, außerdem die schwer diffundierenden anorganischen Substanzen, wie das Calcium, die Gallensäuren und schließlich der Schleim, der zum Teil erst in der Gallenblase sezerniert wird. Das Cholesterin bleibt ebenfalls in der Gallenblase zurück, in manchen besonderen Fällen scheint es jedoch auch zu einem geringen Teil resorbiert werden zu können; möglicherweise wird es oder seine Ester nach der Resorption von den Gallenblasenepithelien zu einem sehr geringen Teil wieder in die Gallenblase abgeschieden, entweder zusammen mit abgestoßenen Epithelien, bei deren Mauserung oder nach überstarker Resorption auch direkt als aktiver Vorgang von überfüllten Epithelien. Während der Gallenkonzentration entsteht eine geringe Verschiebung der H-Ionen, von der alkalischen nach der sauren Seite zu, wahrscheinlich als Ausdruck der Steigerung der Gallensäurenkonzentration in der Gallenblase.

Die Gallenblasenkonzentration wird gefördert durch Vagusimpulse. Sie wird gehemmt durch sympathische Impulse, so stark, daß sie dabei wesentlich unter die Konzentrationsleistung ohne jegliche Nervenreizung sinkt. Die Lebergallensekretion wird durch Vagusreizung gefördert, der Lebersekretionsdruck steigt unter solchen Verhältnissen.

Die *ersten Ausfällungen in der hyperkonzentrierten Blasengalle sind als sichere kolloidale Entmischungsvorgänge* aufzufassen. Der Anstoß zur Entmischung erfolgt dann, wenn Störungen in der normalen Entleerungstätigkeit der Blasengalle vorhanden sind. Es kommt bei normaler Resorption infolge zu langen Aufenthaltes zur Überkonzentration in der Gallenblase, bei den dann entstehenden Ausfällungen mag auch eventuell das *Alter* der kolloidalen Lösung eine Rolle mitspielen. In unseren Versuchen wurde die Abflußstörung durch künstlich gesetzte verschiedenartige *Gallenstauung* erzielt. Diese Ausfällungen können bereits im Hungerzustand infolge physiologischer Stockung des Gallenabflusses bei stärkst eingedickter Galle angedeutet sein. Sie bilden sich ferner unter Abflußhemmung und plötzlicher Resorptionssteigerung der Gallenblase unter vagaler Reizung fast schlagartig, bereits nach etwa $2-2^1/_2$ Stunden. Hier kann die *plötzliche* starke Steigerung des Resorptionsvorganges, die nervös bedingte Hyperkonzentration, den Entmischungsvorgang sehr stark beschleunigen.

Die Ursachen solcher Entmischungsvorgänge dieser komplizierten kolloidalen Lösung können natürlich mannigfache sein; sie können auch gelegentlich durch Bakterientätigkeit primär hervorgerufen werden. Wenn diese Bakterien wenig virulent sind und bei Stauung vor der direkten Schädigung als Reiz ihrer Stoffwechselprodukte auf die Gallenblasenschleimhaut deren Resorptionstätigkeit steigern, oder wenn beim Eintritt leichter Fäulnisvorgänge durch Bakterienanwesenheit der Schleim zerstört wird. Bei unserem Befund sehr tiefer Gefrierpunktswerte an leicht durch Fäulnis zersetzenden Blasengallen könnte man dabei an das Auftreten von Aminosäuren denken und dadurch bedingte Störungen der kolloidalen Lösung, durch das Auftreten großer Mengen neuer Moleküle oder durch besonders starke Verschiebung nach der sauren Seite. Doch sind hierfür unsere Versuche dieser Möglichkeit untergeordneter Art. Mitunter und wohl häufiger ist durch *virulente Keime*, wie Kolibacillen, mit der Gallenblasenwandschädigung auch eine *Behinderung* der *Konzentrationsfähigkeit* und Erschwerung der Konkrementbildung zu erwarten.

Die Störungen können ferner, worauf wir nicht so sehr eingingen, bereits in Veränderungen der Lebergallenzusammensetzung liegen. Wir verweisen hier auf den Durstversuch des Hundes 99 mit der hochkonzentrierten Lebergalle vor und nach Vagusreizung. Die Ausfällungen entstehen *innerhalb der Gallenblase*; intrahepatische Entstehungsmöglichkeiten spielen eine völlig untergeordnete später noch zu erwähnende Rolle.

Die *Ausfällungen* werden *gebildet durch tropfige Entmischung des Bilirubins und seiner Abkömmlinge* als deren erste Erscheinungsform wir die mit „Schleimflöckchen“ bezeichneten Gebilde z. T. angesprochen haben. Die amorphen Tropfen verschiedener Größe spielen dabei eine weit bedeutendere Rolle wie die selteneren Bilirubinkrystalle. Die weitere Bildung des Konkrementes geschieht infolge der Oberflächenkräfte durch Agglutination, Apposition und Adsorption, später wahrscheinlich mit eigener Umbildung der inneren Struktur auf Grund von Reifungsprozessen, ähnlich denen bei der Achatbildung. Das *Cholesterin* als Ursache erster Konkrementbildung steht bei diesen Experimenten am Hunde sicher völlig im Hintergrund. Werden tropfige Cholesterinausfällungen überhaupt gebildet, so geschieht das möglicherweise unter Benutzung der lipoiden Substanzen, die aus den Gallenblasenepithelien nach primärer Resorption wieder ausgestoßen werden. Das Sinken der Gallensäurewerte mit gleichzeitigem Anstieg der p_H-Werte bei tagelangen Stauungsversuchen an der Hundegallenblase zeigt eine solche Möglichkeit auch beim Menschen mit vielleicht dann sekundär in die Blasengalle ausfallendem Cholesterin, weil die es in Lösung haltenden Gallensäuren zu sehr verringert werden. In den meisten Fällen wird beim Menschen höchstwahrscheinlich das Niederschlagszentrum auch für das Cholesterin in den primär ausgefallenen Bilirubinsubstanzen bestehen. Der *Schleim* kann von vornherein in der „Flöckchenform“ eine Rolle spielen, sofern diese Flöckchen nicht bereits als *feinste Vorstufen des Bilirubins selbst* zu betrachten sind. Es wären diese Flöckchen dann als Vorstadien der größeren Bilirubintropfen aufzufassen, gewissermaßen als Nebeltropfen vor dem sich bildenden Regentropfen. Zweitens spielt der Schleim sicher eine zum Teil bedeutendere Rolle in seiner fädigen zähen Form, indem er als Verbindungs- und Kittsubstanz das Aneinanderlagern der durch ihre Oberflächenkräfte agglutinierten Ausfällungen weiter fördern kann. Der *Stickstoffgehalt* der Konkremente beruht zum Teil auf dem Stickstoff des Schleims, ferner auf dem Stickstoff der Gallenpigmente und drittens auf dem Stickstoff der bei der Ausfällung mitgerissenen, in der Galle enthaltenen stickstoffhaltigen Stoffwechselendprodukte, wie Harnstoff und Harnsäure. Stickstoff aus entzündlich sezerniertem Eiweiß als Gallensteingerüstsubstanz kommt erst in allerletzter Linie in Frage; und zwar dann auch meist nicht sofort bei der Ausfällungsentstehung, sondern wahrscheinlich erst später im Verlauf der durch bereits vorhandene Gallensteine sich abspielenden Endzündungen. Bei unseren Bilirubinkonkrementen spielt dieses Eiweiß als Gerüstsubstanz keine Rolle. Die Blasengallen der Hunde wurden stets eiweißfrei gefunden.

Der *Calciumgehalt* wird zum geringeren Teil durch den Schleim, zum größeren Teil wahrscheinlich durch die Verbindung mit den Gallenpigmenten sofort bei der ersten Niederschlagsbildung mit in die Konkrementbildung einbezogen als Bilirubinkalk.

Die Bildung von Ausfällungen in der Gallenblase kann in jedem Augenblick vor sich gehen als gleitender Vorgang vom Physiologischen zum Pathologischen, wenn eine Gelegenheit zur Entmischung durch Abflußstörung gegeben ist. Diese Emulsionsbildung kann leicht sich bilden durch überlanges Verweilen der Blasengalle oder durch Beschleunigung und Verstärkung des Resorptionsaktes selbst, wieder schwinden und wiederkommen. In den meisten Fällen werden die ersten kleinsten Konkrementausfällungen mit der normalen Gallenblasenentleerung aus der Blase entfernt werden, es findet die *Selbstreinigung* statt. Gefährlich werden sie erst dann, wenn es häufig zu Bildung von *Restgalle* in der Gallenblase kommt, in der die massenhaften feinsten Ausfällungen immer wieder in der Gallenblase zurückbleiben und nur teilweise entfernt werden, dort durch Agglutination wachsen und schließlich nicht mehr entleert werden können, oder wenn eine einmalige ganz hochgradige Hyperkonzentration sehr schnell zur Ausbildung einer Herde größerer Ausfällungen geführt hat, wie wir es nach 5 Stunden Stauung mit $2^1/_2$stündiger vagaler Reizung bereits erlebten. Das Gallensteinleiden ist dann entstanden und nimmt seinen Fortgang im weiteren Zusammenspiel von Störungen der Motilität und Resorption, dabei lauert im Hintergrund die durch die Anwesenheit der Ausfällungen und der dyskinetischen Stauungszustände meist erst gefährlich werdende ascendierende oder hämatogene bakterielle Infektion.

Literaturverzeichnis.

Teil VI.

[1] *Babkin*, Monographie: die äußere Sekretion der Verdauungsdrüsen. 1828. — [2] *Brugsch* und *Horsters:* Cholagoga und Cholagogie. II. Mitteilung: Die Resorptionsgröße der Gallenblase. Arch. f. exper. Path. **118**, 292 (1926). — [3] *Drury*, *Mac Master* und *Rous:* J. of. exper. Med. **39**, 403 (1924). — [4] *Hösch*, Dtsch. Arch. klin. Med. **154** (1927).

Im übrigen wird auf die Literatur unter Teil I—III und Teil V verwiesen.

VII. Klinische Untersuchungen zu der experimentellen Kongremententstehung.

Von K. Westphal und F. Gleichmann.

Ist es nun möglich, den geschilderten Tierexperimenten entsprechende Befunde auch am Menschen zu erheben? Finden wir auch bei ihnen überhoch konzentrierte Blasengallen, bei denen die Gefahr einer tropfigen Entmischung droht infolge zu verstärkter Eindickung dieser kolloidalen Lösung, und finden wir dann als erstes wie im Tierexperiment Bilirubinausfällungen verschieden großtropfigen amorphen und krystallinischen Charakters, die durch Oberflächenkräfte zum Zusammenschluß gebracht werden?

Um wirklich brauchbare Vergleichsmöglichkeiten zu haben, sahen wir ab von der Untersuchung von Leichengallen, die durch Fäulnis und andere Zersetzungsvorgänge Störungen ihrer Lösung erfahren haben konnten, und versuchten nur durch Duodenalsondierung am Gallenwegskranken und Gesunden unser Vergleichsmaterial zu beschaffen. Es wurden zu diesem Zweck 150 Patienten einmal oder wiederholt duodenalsondiert, ein Teil mittels der gewöhnlichen Sonde, ein anderer mittels der Doppelsonde, wobei fast reiner Duodenalsaft gewonnen wird, da der Magensaft mittels des 2. Schlauches durch eine Wasserstrahlpumpe abgezogen wird. Um möglichst reine Blasengalle zu gewinnen, wurde der Pituitrinreflex (*Kalk* und *Schöndube*) angewandt, in zweiter Linie bei Versagen dieses Reflexes der Ölreflex mittels 10 bis 20 ccm durch den Doudenalschlauch gegebenen Olivenöls.

Bei der Feststellung der Einzelwerte von Lebergalle und Blasengalle sahen wir dieselben prinzipiellen Verschiebungen wie bei den Hundeversuchen, nur ist immerhin hier während der Duodenalsondierung ein gewisses Zuströmen der Lebergalle zur Blasengalle nicht zu vermeiden, daher kommen wohl in diesen hier aufgeführten Werten bei der Duodenalsondierung einer Schwangeren im 2. Monat die relativ hohen Chlorwerte in der Blasengalle.

	Lebergalle	Blasengalle I nach Pituitrin	Blasengalle II nach Öl
Bilirubin	5 mg%	248 mg%	344 mg%
Cholesterin	33,5 mg%	166 mg%	360 mg%
Chloride	344 mg%	—	332 mg%
Trockenrückstand	1,54 mg%	3,64 mg%	7,44 mg%
Asche	0,19 mg%	0,25 mg%	0,48 mg%
Gesamtstickstoff	0,09 mg%	0,1 mg%	0,21 mg%
Schleim	ca. 5,8 Vol.-%	ca. 4,5 Vol.-%	ca. 8,4 Vol.-%
Gefrierpunktserniedrigung	—0,49°	— 0,50°	—0,46°

Auch liegen die hier ohne besondere Vorbereitung, wie Hunger, erzielten Werte insgesamt selbstverständlich auch aus diesem Grunde erheblich tiefer wie bei den künstlichen Stauungsblasen der Hunde. Wir sehen aber im ganzen die gleiche Tendenz der Verschiebung und stellen fest, daß als wesentliche Ausnahme vorhanden ist der Wert des Cholesterins in der menschlichen Blasengalle, der schon in diesem Normalfall mit 360 mg% um das Dreifache höher liegt wie in der Stauungsgallenblase des Hundes.

Die *Bestimmung des Bilirubins* in der Blasengalle wurde immer als *Testprobe* bei unseren ebenso wie bei den ausgedehnten Untersuchungen von *Schöndube* und *Kalk* benutzt. Da wir gerade *in seinen Überschreitungen über 600 mg*% in der Hundegallenblase den wirksamsten Ausdruck der Überkonzentration gefunden haben und dann bei Größen zwischen 600—700 mg% seine tropfigen Ausfällungen erlebten, so erscheint uns aus praktischen wie theoretischen Gründen seine Bestimmung als der brauchbarste Indicator einer hohen und überhohen Konzentration. Als Werte einer hochgradigen Eindickung in der Gallenblase durch Stauung wurden bei der Darstellung der klinischen Dyskinesien diejenigen bezeichnet, deren Blasengalle über 400 mg% aufwies. Bis zu 1400 mg% haben *Schöndube* und *Kalk* in besonders extremen Fällen beim Menschen festgestellt. Hier in Hannover gelangten wir bei eigenen Feststellungen nie über 800 mg%. Werte von 400 bis 600 mg% fanden auch wir hier bei einer ganzen Reihe von Patienten, die dem klinischen Bilde nach zu jener Gruppe der hypertonischen Stauungsgallenblasen gerechnet wurden. Doch tauchten uns schon früher bei der Schilderung dieser klinischen Bilder Zweifel auf, ob die tiefdunkle Galle mit sehr hohem Bilirubingehalt, die bei vielen vegetativ stigmatisierten Menschen auf Pituitrinreflex besonders schnell entleert wird, ebenso wie bei vereinzelten schwangeren Frauen, wirklich nur der Ausdruck einer Stauung in der Gallenblase seien. Sahen wir bei solchen Menschen mit *Bronner* auf die Gabe von 3 Eigelb auf den Röntgenplatten ebenfalls eine besonders schnelle Entleerung der Gallenblase in 45 Minuten, so erscheint doch gerade bei diesen hyperkinetischen Dyskinesien die Frage berechtigt; sollte dieser Vorgang wirklich auf Stauung beruhen, sollte nicht eine Hyperkonzentration durch die Schleimhaut als weitere Dysfunktion an den Gallenwegen hier mit wirksam sein? Jetzt nach den tierexperimentellen Untersuchungen über den Eintritt der Hyperkonzentration der Blasengalle durch Vagusreizung kennen wir die Berechtigung dieses Zweifels und nehmen an, daß zur Störung der Kinetik in vielen unserer Fälle von Dyskinesien mit Steigerung des Bewegungsaktes auch eine Steigerung des Resorptionsaktes in der Gallenblase hinzutreten wird. Wir verstehen so viel leichter das Zustandekommen der häufigen Befunde von hohen Bilirubinwerten bei hypertonischen Stauungsgallenblasen und hyperkinetischen Gallenwegen. Bei den ausgesprochen hyperkinetischen Störungen der Gallenwege verstehen wir jetzt auch besser, warum so oft trotz hoher Bilirubinwerte in der Blasengalle und trotz oft großer Beschwerden bei auch anatomisch ausgeprägter Muskelhypertrophie der Blase die Konkrementbildung fehlen kann, bei zu energischer Motilität wird die Selbstreinigung die in der Blase etwa entstandenen kleinen Ausfällungen bald wieder hinausbefördern, diese energische „Selbstreinigung der Gallenblase" ist hier vielleicht oft die Lichtseite der Hypermotilität.

Bei den ausgeprägten hypertonischen Stauungsgallenblasen wird dagegen die Steigerung des resorptiven Geschehens im Verein mit dieser gesteigerten Muskelfunktion die tropfige Bilirubinentwicklung sehr erleichtern. Das zeigen auch die folgenden Sedimentuntersuchungen am Menschen. Die Zustände, die wir während der Schwangerschaft, der Menstruation, bei vegetativ Stigmatisierten und endokrin Disharmonischen früher schilderten, bergen so wahrscheinlich oft doppelte Gefahren für die Gallenwege bei der Motilität und bei der Resorption.

Steigen nun bei den hypotonischen Motilitätsstörungen die Bilirubinwerte auch zu solchen Höhen an? Bei einer Reihe jugendlicher Patienten fanden *Schöndube* und *Kalk* in der operativ entfernten hypotonischen Stauungsgallenblase Bilirubinwerte von 400—500 mg%, also nicht so hoch wie bei den hypertonischen Stauungsgallenblasen mit etwa 600 bis 800 mg%. Dieses Fehlen einer hochgradigen Hyperkonzentration trotz der bei dieser Dyskinesie gefundenen schlechten Entleerbarkeit der Gallenblase spricht dafür, daß wir bei diesen Zuständen, die im Motilitätsakt einer Sympathicusreizung gleichen, sicher nicht von einer resorptiven Hyperkonzentration der Blasengalle sprechen können, die

Resorptionsarbeit ist wohl höchstens normal, vielleicht sogar herabgesetzt, wie bei Sympathicusreizung im Tierexperiment. Aber die Länge des Aufenthalts, die *Größe der immer wieder addierten Restgallen* und deren *Altern* birgt hier die Gefahr, daß doch durch überlangen Aufenthalt in der Gallenblase schließlich bei normaler oder herabgesetzter Resorptionsleistung in der Zeiteinheit hohe Konzentrationen entstehen, die genau so wie bei unseren einfachen Unterbindungsversuchen des Cysticus bei einer Orthoresorption in der einfach gestauten Gallenblase zu Ausfällungen führen.

Wir sehen somit in der hypertonischen Stauung mit einer Hyperresorption der Gallenblase die größere Gefahr für eine akut sich bildende tropfige Entmischung der hyperkonzentrierten Blasengalle. Diese Zustände werden überwiegend eintreten *bei jüngeren Menschen*, bei den verschiedenen geschilderten Gelegenheiten zu hyperergischen Störung ihrer Gallenwegstätigkeit. Bei den hypotonischen Stauungen wird es sich mehr neben den selteneren mehr asthenischen Jugendlichen, meist um Menschen im späteren Lebensalter handeln mit Herabsetzung der Motilität am gesamten Magendarmtrakt.

Können wir den direkten *Nachweis des Entstehens* von *Bilirubinausfällungen* führen, *auch am Menschen*, bei so funktionell entstandener Hyperkonzentration des Gallenblaseninhaltes? Wir wählen aus unseren 150 Gallensedimentuntersuchungen zuerst solche aus, die einen direkten Vergleich mit unseren tierexperimentellen Untersuchungen nur zum Teil zulassen, das sind Menschen mit Gallenwegsbeschwerden stärkerer Art bei einem direkt oder indirekt gesicherten Gallensteinbefund. Wir untersuchten 5 Patienten mit *Cholelithiasis* mit heftigen Gallenwegskoliken, die für kurze Zeit zu völliger oder flüchtiger Gallenstauung im Choledochus geführt hatten.

Frau Bdbg., 70 Jahre, seit 40—50 Jahren intermittierende Gallenkoliken. Seit einigen Tagen heftigste typische Gallenkoliken, kein Fieber. Ikterus +++, Bilirubin ++, Urobilinogen —, Urobilin — im Urin. Bei der Duodenalsondierung entleert sich nach Sprengung des Verschlusses eine tief pechgrünschwarze Galle, Bilirubin 6 und 7 mg%, also reichlichst Umsetzung in Biliverdin (A. Hundegallen), Sediment: reichlichst bräunlich amorph gekörnte Bilirubinausfällungen, zum Teil recht kompakt, vereinzelte Stellen leuchten im Polarisationsmikroskop auf, sonst keine sicheren Cholesterintafeln. — Nach 2 Tagen erneut Doppelsonde: diesmal massenhaft ideale gelb und gold und tiefbraune, amorph gekörnte Bilirubinausfällungen (Abb. 58) und zahlreiche rötliche Krystalle, zum Teil mit grünlichen, pilzförmigen Endauftreibungen. Hie und da im Polarisationsmikroskop aufleuchtende Stellen in den gelbbraunen Ausfällungen neben einigen typischen Cholesterintafeln.

Es finden sich also auch hier ähnlich wie bei den Hundegallen die 3 soeben geschilderten Ausfällungsarten der Pigmentstoffe in dem Sediment: vorwiegend die bräunlich, amorph gekörnten Gallenfarbstoffausfällungen, die grünlichen Tropfen und die rötlichen Krystalle, zum

Teil mit grünlich tropfigen Endauftreibungen. Als neues Moment kommt hier die stärkere Cholesterinbeteiligung hinzu entsprechend den immer wesentlich höheren Cholesterinwerten der Menschengallen gegenüber den Hundegallen. Das Cholesterin findet sich hier vereinzelt in feinsten Mengen mitten in der braun amorph gekörnten Masse lagernd, nach längerem Stehen des Sediments auch als typische Krystalle mit abgebrochenen Ecken. Es wird somit dem Verständnis ungleich näher gebracht, wie in den menschlichen Gallen neben ersten amorphen Gallenfarbstoffausfällungen dem Cholesterin eine wesentlichere Rolle zufällt

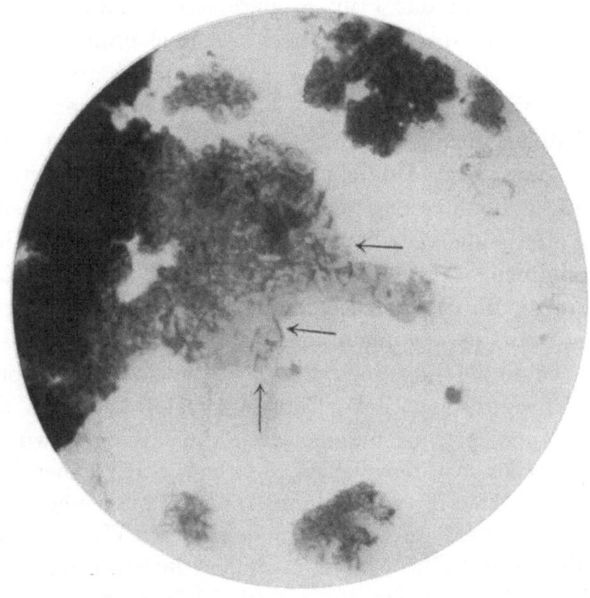

Abb. 58. Zahlreiche goldgelbe bis tiefbraune, amorph gekörnte Bilirubinausfällungen mit reichlichen rötlichen Bilirubinkrystallen bei Patientin mit Gallenkoliken (Frau Bodbg.), in Duodenal-Galle nach vorübergehendem Choledochusverschluß (mittelstarke Vergr.). Ok. 7, Obj. 40.

als in der cholesterinarmen Hundegalle, immerhin tritt es gegenüber den Bilirubinausfällungen bedeutend in den Hintergrund. Bei dieser Patientin ist infolge des 5 Tage dauernden Steinverschlusses eine typische Gallenstauung eingetreten, so daß die Ausfällungen zum Teil besonders reichlich waren und die Bedingungen ähnlich denen in den kurzen Tagesversuchen der Hundestauungsgallenblasen. Die weitgehende Übereinstimmung dieser Sedimentbefunde frappiert im ersten Augenblick, wenngleich hier bei dem lang bestehenden Gallensteinleiden noch andere Faktoren für den amorphkörnigen und tropfigen, zum Teil auch krystallinischen Bilirubinausfall mitspielen können. Eine zweite Patientin, die allerdings einen kurzdauernden Fieberanstieg als Ausdruck der Entzündung zeigte, bot wieder das gleiche gemischte, reichliche Bilirubinsediment nach einer schweren Gallenkolik, 2 weitere Patienten, beide ohne Fieber, weisen wieder die amorphgekörnten goldbraunen Bilirubinausfällungen auf, aber keine grünlichen Tropfen und kein Cholesterin. Der 5. Cholelithiasispatient zeigte keinen besonderen Sedimentbefund. Viermal fanden sich also Bilirubinausfällungen im Anschluß an Koliken, die unseren Bildern von den Tierexperimenten weitgehendst glichen und nur bei zweien der Kranken durch vereinzelt im Polarisationsmikroskop aufleuchtende Doppelbrechung sich unterschieden.

Wichtiger wären für das Prinzip allererster Ausfällungen die *Beobachtungen bei Cholangiopathien* mit höchstwahrscheinlich nach dem Ergebnis der Duodenalsondierung und der Cholecystographie fehlender Steinbildung. Wir betrachteten 17 Fälle, unter ihnen finden sich Stauungsgallenblasen mit starker Konzentration neben Cholecystopathien mit geringerer Eindickungsfähigkeit. Die Bilirubinbefunde dieser Stauungsgallenblasen erreichten hohe Werte zwischen 500 bis 600 mg%. Auffallenderweise fanden wir in keinem dieser Fälle — eine Frau ausgenommen — irgendwelche sicheren Bilirubin- oder Cholesterinausfällungen im Duodenalsediment, auch nicht bei wiederholten Sondierungen mit der Doppelsonde. Bei dieser einen Frau, deren wesentlicher Organbefund eine starke allgemeine Enteroptose war, fanden sich einwandfrei rötliche Bilirubinkrystallnadeln in der mehrfach beschriebenen Art, braune amorphe Ausfällungen wurden nicht beobachtet. Ferner wurden verschiedentlich Stichproben auf durch Kochen fällbares Eiweiß vorgenommen, die immer negativ blieben, selbst bei einer akuten, im Abklingen begriffenen Cholecystitis.

Außerhalb dieser Reihe ist ein besonders instruktiver Fall hervorzuheben. Es handelt sich um einen etwa 20jährigen jungen Mann S., der wegen Ulcus duodeni nach *Billroth I* hier reseziert wurde. Er bekam wenige Tage nach dieser Operation eine leichte Gelbsucht und Schmerzen im rechten Oberbauch, als deren Ursache eine Einbeziehung des Choledochus in das Operationsgebiet angesehen wurde, mit anschließender Drosselung oder Knickung dieses Ganges. Die Duodenalsondierung 4 Wochen nach der Operation ergab eine nur gering konzentrierte Galle mit 28 mg% Bilirubin, die völlig klar war. Mikroskopisch waren im Sediment reichlich goldgelbe bis braunschwarze Bilirubinausfällungen vorhanden, typische amorphe feinkörnige Aggregationen (Abb. 59), die z. T. schon mit bloßem Auge staubkornartig sichtbar waren. Bilirubinkrystalle oder Cholesterin wurden nicht beobachtet. Da der Ikterus wohl in seiner Intensität schwankte, aber in leichter Form dauernd bestehen blieb, ebenso auch die Beschwerden, so erfolgte 5 Monate nach der ersten Operation die Relaparotomie. Der

Choledochus wurde fingerdick in Verwachsungen gebettet gefunden und war nach oben verzogen. Entzündungserscheinungen an der Gallenblase waren ebensowenig wie bei der ersten Operation vorhanden. Eine Choledocho-Duodenostomie wurde vorgenommen (*A. Hoff*). Es fanden sich in der Gallenblase zahlreiche feinste kleine bis gut stecknadelkopfgroße Bilirubinkonkremente. Der Ikterus des Patienten blaßte ab, er erholte sich dann. Wir haben hier gewissermaßen eine *experimentelle* Erzeugung solcher *ersten Bilirubinausfällungen am Menschen* durch allerdings nicht völlige Stauung am Choledochus, eine direkte Parallele zu den Hundeversuchen.

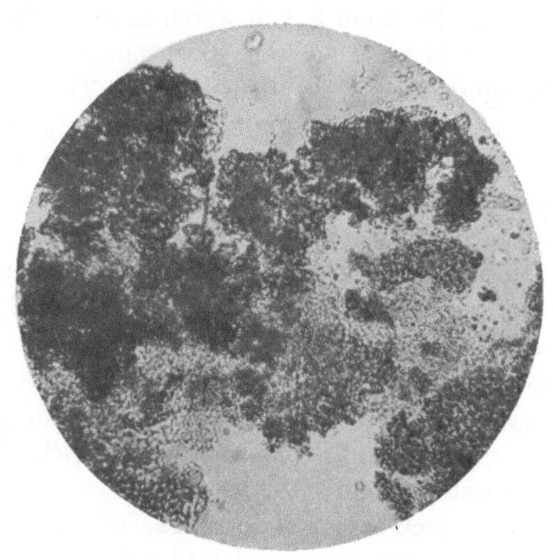

Abb. 59. Zahlreiche goldgelbe bis braunrote und braunschwarze feinkörnige Bilirubinaggregationen 4 Wochen nach Billroth I-Operation, in Duodenal-Galle. 5 Monate nach der Operation Relaparotomie, in der nichtentzündeten, durch Choledochusknickung gestauten Gallenblase zahlreiche stecknadelkopfgroße Bilirubinkonkremente (mittelstarke Vergr.).

Schließlich versuchten wir in den Zuständen, in denen die *Möglichkeit von Stauungen aus klinischen* Gründen anzunehmen war, durch Duodenalsondierungen Sedimente aus der Blasengalle zu erhalten. Es wurden zu diesem Zweck 10 *schwangere Frauen* doppelt sondiert. Zweimal wurden dabei gelbbraune zusammengesinterte Tröpfchen gefunden, die durchaus Farbstoffausfällungen glichen. Die übrigen Fälle waren im Sediment völlig normal. Häufig vorgenommene Eiweißuntersuchungen der Blasengalle waren bei den Schwangeren mit Ausnahme eines Falles immer negativ, und auch in diesem war nach der Kochprobe nur eine geringe Trübung zu bemerken. Eine Albuminocholie spielt in der Schwangerschaft demnach kaum eine Rolle für Konkremententstehung, *Lichtwitz* dachte an solche Möglichkeiten.

Dann wurden bei einigen jungen Mädchen während der *Menstruation* Duodenalsondierungen durchgeführt. Es fanden sich dabei bei einer Patientin mit starker Dysmenorrhöe und Neigung zu Erbrechen während der Menstruation in der tiefbraunschwarzen Galle deutliche feinste braungolden gekörnte Aggregationen, an deren Rand zahlreiche gelb bis gelbgrünliche Tröpfchen von zum Teil ovalem Charakter zu sehen waren. Die Befunde erinnerten sehr an die bei Hunden beobachteten Ausfällungen.

Aus dem Gedankengange heraus, daß wir bei den Hundeversuchen sahen, wie nur kurzdauernde Stauungen ja gelegentlich ein 1- bis 3tägiges *Hungern* genügte, um die ersten Gallenfarbstoffausfällungen zu erzeugen, wurde der Versuch unternommen, diese Bedingungen auch am Menschen experimentell nachzuahmen. Wir ließen zu diesem Zweck bei Patienten, die wegen einer akuten Glomerulonephritis 1 bis 2 Hungertage durchmachen mußten, am darauffolgenden Morgen eine Duodenalsondierung vornehmen. Dabei fanden sich in einem Fall nach 2tägigem Hungern vereinzelt gelbbräunliche, fein granulierte Aggregationen. In einem 2. Fall waren in der tiefschwarzen Galle sich deutlich vom Schleim abhebende, bei mittelstarker Vergrößerung braunrote Konglomerate vorhanden von zum Teil tropfig grünlichem Charakter, die als Gallenfarbstoffausfällung anzusprechen waren.

Wir sahen demnach nicht nur nach kurzdauerndem Choledochusverschluß bei Gallensteinen und auch ohne diesen, sondern auch nach operativ versehentlich erfolgter Choledochusknickung, während dyskinetischer Vorgänge in der Schwangerschaft und Menstruation und nach verzögerter Gallenentleerung durch 2 Hungertage feine Bilirubinausfällungen beim Menschen auftreten, die nie großtropfig, meist körnig-amorph oder feintropfig aussahen, vereinzelt auch Bilirubinkrystalle. *Auch beim Menschen treten diese Gallenfarbstoffausfällungen als erste auf, es ist im Prinzip der gleiche Vorgang wie beim Hund,* der der gesteigerten Konzentration bei ganz überwiegend abakteriellen Stauungszuständen der Gallenblase, der sie zustande kommen läßt. Auch beim Vorhandensein von Gallensteinen sahen wir dieses überwiegende Auftreten der Bilirubinausfällungen tropfiger bis krystallinischer Art.

Rovsing hat den Vorgang der Stauung energisch bestritten als Ursache erster Konkrementbildung in der menschlichen Blasengalle. Er weist auf eine größere Anzahl von Krankengeschichten hin, in denen sich trotz einer Choledochusverlegung keine Gallensteine gefunden haben. Ein Teil seiner Krankengeschichten wird man für die Beweisführung als nicht geeignet ablehnen, da es sich anscheinend um schwere primäre Leberparenchymschädigungen gehandelt hat. Bei den anderen, wo durch Tumoren und anderes tief unten am Choledochus Verschlüsse meist bei älteren kachektischen Menschen da gewesen sind, hat unseres Erachtens durch die schwere Cholämie und durch die Gesamtschädigung des Körpers infolge der Carcinomatose auch die Resorptionstätigkeit der Gallenblasenmucosa sehr gelitten, so daß es nicht zu einer genügenden Hyperkonzentration der Blasengalle und zur Zerstörung ihrer Kolloidstabilität kam. Auch in unseren Tierversuchen sahen wir ja bei tiefer Choledochusunterbindung mit vollkommener tagelanger Stauung des Gallenabflusses zweimal keine Ausfällungen eintreten, wohl aus dem gleichen Grunde. Mikroskopisch hat *Rovsing* die Sedimente seiner durch Tumoren usf. bedingten Stauungsblasen nicht untersucht. Wir taten dies und fanden in der bei der Operation durch Punktion gewonnenen Blasengalle eines Kranken mit Pankreas-Kopf-Carcinom und fast vollkommenem Obstruktionsikterus zahlreiche feintröpfige und körnige amorphe Bilirubinaggregationen, zum Teil gut mit dem bloßen Auge erkennbar.

Wenn nun auch *Naunyns*, *Boydens* und *Rovsings* Ansicht der *intrahepatischen Entstehung der ersten Bilirubinausfällungen* auf Grund der eigenen Beobachtungen keineswegs für die Mehrzahl derselben geteilt wird, so soll ein vereinzeltes Vorkommen derselben natürlich nicht bestritten werden. Selbstverständlich kommt es dazu bei dem auch vom Sektionstisch her bekannten Befund der Cholangiektasien bei *chronischen Entzündungen der intrahepatischen Gallengänge*, wo oft in vielen Teilen der Leber sich Bilirubinausfällungen finden. Auch bei Duodenaluntersuchungen von 4 zum Teil vor Jahren cholecystektomierten Patienten fanden sich Ausfällungen bei zweien. Darunter waren in einem Fall im Duodenalsediment nach kurz vorher abgeklungenen Gallenkoliken einige zylinderähnliche fädige Schleimgebilde, die wie Ausgüsse eines kleinen Leberganges aussahen und reichlich mit braungoldenem, zum Teil gelb-rötlich fein amorph gekörnten Niederschlägen bedeckt waren. Im Sediment des anderen fanden sich nach Kolikanfällen 5—6 goldgelbe bis braungelbe grobgekörnte Aggregationen mit einigen rötlichen Bilirubinkrystallen durchsetzt. Interessant ist, daß so Bilirubinausfällungen auch ohne Gallenblase vielleicht zum Teil durch die Resorptionstätigkeit des Choledochus entstehen können, zum Teil durch Entzündungs- und Stauungsvorgänge in den Gallengängen.

Vereinzelt könnten solche in den kleineren oder größeren Gallengängen entstandenen Bildungen auch mal in die Gallenblase geraten. Als primäres Ereignis wird dies aber kaum stattfinden; denn diese Formen der Cholangitiden treten im allgemeinen doch erst sekundär nach schweren Gallenblasenerkrankungen ein. So war es ja auch hier der Fall.

Jeder, der genau die Anamnesen der Gallenwegskranken zu erheben pflegt, findet vereinzelt mal jemanden, der angibt, lange Jahre vor dem jetzigen Krankheitsbild eine einfache Gelbsucht ohne irgendwelche Beschwerden durchgemacht zu haben. Er habe in der Zwischenzeit nie wieder an Beschwerden gelitten. Die Eiweißanreicherung in der Galle beim Icterus parenchymatosus könnte nach den Anschauungen von *Lichtwitz* ja hier einmal zu Ausfällungen geführt haben. Wir dachten da an andere Möglichkeiten und untersuchten daher eine Zeitlang die Gallensedimente beim Icterus parenchymatosus in den Tagen, wo wieder ein starker Lebergallenfluß einsetzte. Es wurden insgesamt an 21 Kranken solche Duodenalsondierungen vorgenommen. Dabei fielen wiederholt zylinderartige gewundene und verschlungene, anscheinend aus den Lebergängen stammende Ausgüsse auf aus Schleim oder niedergeschlagenem Eiweiß, die streckenweise mit gelbgrünen feinstgekörnten Gallenfarbstoffausfällungen intensiv durchsetzt waren (Abb. 60 und 61). Daneben wurden auch solche zylinderartige Ausgüsse beobachtet, die aus durch Schleim aneinandergekitteten kubischen Zellen bestanden. Häufig waren diese Zylinder einfach nur mit Gallenfarbstoff durchtränkt, ohne daß Ausfällungen wahrzunehmen waren. Siebenmal wurde auf durch Kochen fällbare Eiweißstoffe nachgesehen. Nur einmal gelang ein positiver Nachweis. In einem Fünftel der Fälle fanden sich diese eigenartigen Bilder im Sediment.

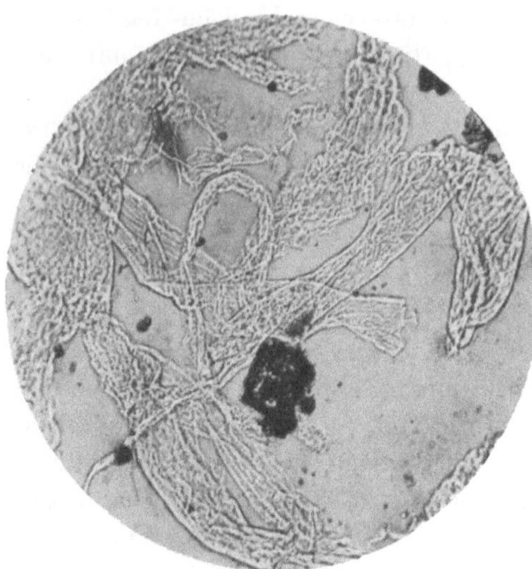

Abb. 60.

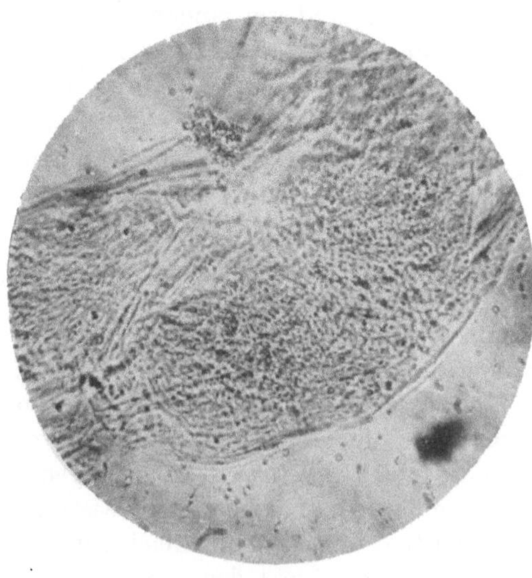

Abb. 61.

Abb. 60 u. 61. Sediment der Leber- und Blasengalle bei abklingendem mittelschwerem parenchymatösem Ikterus. Aus Eiweiß, Fibrin oder Schleim bestehende bandartige Ausgüsse der feinsten intrahepatischen Gallengänge?, stellenweise intensive, mit bräunlichgelben, feingekörnten Bilirubinniederschlägen beladen (Abb. 61), hepatogene Entstehung erster Bilirubinausfällungen. Vergr. bei 60 Ok. 7, Obj. 8; bei 61 Ok. 7, Obj. 40.

Daher liegt der Gedanke nahe, daß in seltenen Fällen doch einmal auf diesem Wege außerhalb der Gallenblase der Grund zur ersten Konkremententstehung gelegt werden kann. Es könnte das Verbleiben einiger solcher zusammengeknäulter *Eiweiß-Schleim-Ausgüsse* der *intrahepatischen Gallengänge*, die sich allmählich *mit Bilirubin imprägnieren*, in vereinzelten Fällen die Entstehung von ersten Konkrementbildungen *im Anschluß an Icterus parenchymatosus* erklären. Eine Cholangiolitis oder Cholangie wäre dann allerdings auch nicht im allgemeinen die Ursache dieser zylinderartigen Ausgüsse, sondern wohl mehr bei der Parenchymschädigung des Icterus simplex in der Leber in den kleinsten Gängen infolge mangelnden Gallenflusses stagnierende Schleim- oder Eiweißausfällungen in ihnen, bei der dann öfter gefundenen Albuminocholie in ihrer Entstehung verständlich wie in der Niere evtl. zusammen mit abgestoßenen geschädigten Leberzellen oder wahrscheinlicher Gallengangsepithelien.

Liest man die Beschreibung und sieht man die Abbildungen der Niederschläge in menschlichen Leichengallen, wie *Torinumi* und *Lichtwitz* sie geben, so finden sich wieder sehr reichlich die verschiedenen Gallenfarbstoffniederschläge, feinkörnig-tropfig-amorph und krystallinisch und daneben geringer an Zahl Myelinfiguren von tropfigen Cholesterinausfällungen. Also auch hier wieder ein ähnliches Bild, wie bei unseren Experimenten, durch Zersetzungsvorgänge nach dem Tode herbeigeführt!

Die *Parallele* zwischen den tierexperimentellen Beobachtungen und den klinischen *ließ sich also erbringen*, soweit es überhaupt möglich ist. Wir finden hochkonzentrierte Gallen, die wir oft auf eine Hyperresorption zurückführen würden, wir finden durchaus auch ohne die Mitwirkung von Entzündung in der menschlichen Gallenblase Ausfällungen des Bilirubins, als des zuerst und am stärksten entmischten Blasengallenbestandteils. *Wir glauben daher, gezeigt zu haben, daß allein durch die Schwankungen und Betriebsstörungen im funktionellen Geschehen der extrahepathischen Gallenwege ohne Mitwirkung von Bakterien und Entzündung die ersten Konkrementbildungen auch beim Menschen sich oft entwickeln können.* Den ursprünglich von der klinischen Beobachtung her eröffneten Kreis dieser Untersuchung haben wir hiermit wieder mit der klinischen Beobachtung geschlossen.

Noch 2 Tatsachen sind hier an Parallelbefunden von Tierexperiment und Mensch zu besprechen. Die eine betrifft eine Feststellung im Duodenalsediment einer jungen Frau, die wegen des Vorhandenseins dysmenorrhoischer Beschwerden mit seit 2 Monaten nicht mehr eingetretener Regel auch einer Duodenalsondierung unterzogen wurde wegen der Frage, ob hier durch die abnorme endokrine Steuerung veranlaßt, sich irgendwelche Befunde an der Blasengalle erheben ließen. Es fand sich bei mittlerem Bilirubingehalt im Sediment der ganz klaren Blasengalle neben vereinzelten Schleimflöckchen das auf Abb. 62 in mittelstarker Vergrößerung dargestellte, dichte, tiefschwarze, kleine Bilirubinkonkrement, das nach Art der Blütenblätter einer Marguerite umstellt ist auf allen Seiten von ovalen verschieden großen Tropfen. Diese waren hell, durchsichtig, nicht im geringsten durch Gallenfarbstoff verfärbt, leuchteten unter dem Polarisationsmikroskop wohl auf, zeigten aber dort keine Kreuze als Zeichen der Doppelbrechung. Im übrigen fanden sich keine cholesterinartigen Tropfen und Myelinfiguren oder größere Mengen von Bilirubinausfällungen in dem Sediment. Vergleicht man diese Mikrophotographie mit der Abb. 47 der Hundeexperimente, die von einer schwangeren und mit Cholesterin gefütterten Hündin stammte, so sind wir überrascht von der völligen Gleichheit der Bilder. Dasselbe kompakte Bilirubinkernchen, das keine tropfige Struktur mehr erkennen läßt, und um ihn die länglichen Tropfen alle radiär eingestellt, mit ihrer Spitze auf den Kern gerichtet. Wir halten diese Tropfen mit größter Wahrscheinlichkeit für Cholesterin oder Cholesterinester oder Cholesterin in Fettsubstanzen in einer nicht flüssig-

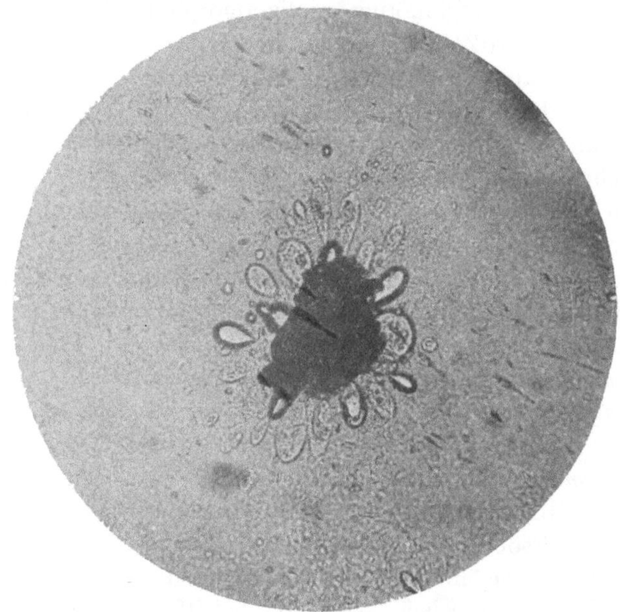

Abb. 62. Beginnender Cholesterinstein? Mittelstarke Vergrößerung. Um dichten Bilirubin-Kalk-Niederschlag zahlreiche radiär gestellte, meist ovale, tropfenähnliche Niederschläge, Duodenalsondierung bei dysmenorrhoischer Frau.

krystallinischen Form, daher fehlt die Doppelbrechung. *Torinumi* aus *Aschoffs* Institut gibt an, daß die Lipoidtropfen in der Mucosa der Hundegallenblase oft keine Doppelbrechung zeigen. Für eine Kunstfigur durch Ausquetschung der Bilirubinkonkremente halten wir die Tropfenbildungen nicht, sonst müßten wir Ähnliches angedeutet einmal bei der Durchsicht der so zahlreichen Präparate wieder erlebt haben. Luftblasen sind es natürlich auch nicht. Diese radiäre Anordnung der Lipoidtropfen um einen sehr kleinen Bilirubinkern in diesen Beobachtungen beim Tier und Mensch gibt unserer Ansicht nach vieleicht einen Ausblick auf die erste, an und für sich schwerverständliche Entstehung der Cholesterinsolitärsteine und ihren radiären Bau im Gegensatz zu den konzentrischen Cholesterinumschalungen größerer Bilirubin-Kalk-Aggregationen. Welche physikalischen Gesetze dabei die radiäre Anordnung und den gleichen Abstand und ähnliche Größe der Tropfen mit ihrer Anziehung zum Bilirubinkern und ihrer gegenseitigen Abstoßung bewirken, ist uns noch nicht genügend bekannt.

Herr Prof. *Beger*, der Mineraloge der Technischen Hochschule Hannover, war so freundlich, neben den anderen auch diese beiden Präparate mit durchzusehen. Er meinte, daß durch die Anziehung des an und für sich spezifisch schwereren Bilirubinkerns die hellen, als Cholesterin angesprochenen Tropfen angezogen würden und länglich birnförmig umgeformt wegen ihrer relativ geringen Oberflächenspannung. Die Zähigkeit ihrer Masse verhindere ein schnelles Konfluieren der Tropfen, später bei weiterer Ansammlung von solchen würde dieser Vorgang wohl ebenso zu erwarten sein wie eine sekundäre Durchkrystallisierung.

Zum Schluß sei ein kurzer chemischer *Vergleich* unserer *tierexperimentell erzielten Konkremente* mit dem *menschlichen* gegeben.

Hundekonkrement eingetrocknet		N 6,83 g%	Calc. 0,56 g%
Menschliche Bilirubin-Kalk-Steine	1.	N 6,52 g%	Calc. 1,42 g%
	2.	N 6,86 g%	Calc. 1,49 g%
Menschlicher Bilirubin-Kalk-Cholesterin-Stein		N 0,2 g%	Calc. 0,45 g%

Man sieht, daß hier keine wesentlichen Unterschiede bestehen, allerdings liegen bei den hier untersuchten Steinen die Calciumwerte auffallend niedrig gegenüber einem Durchschnitt von 3,5 g%, wie ihn *Kleinschmidt* gefunden hat, *Lichtwitz* gibt aber ähnliche Werte, dabei fußend auf *Peels* und *Schwiegers* Untersuchungen. Bei facettierten Steinen 0,04—3,2, bei erdigen Pigmentsteinen 0,8, bei Tonnensteinen 0,4, bei Bilirubin-Kalk-Steinen 1,9—4,1 g%.

Unsere tierexperimentell erzeugten Steine sind noch flüssigkeitsreicher als die reinen menschlichen Bilirubin-Kalk- oder mehr erdigen Pigmentsteine, sie ähneln mehr den feuchtigkeitsreicheren Bilirubinkalkkernen in den Bilirubin-Kalk-Cholesterin-Steinen. Mikroskopisch haben die älteren Bildungen unter unseren experimentell erzeugten Steinen auch mit diesen große Ähnlichkeit, es handelt sich bei beiden um amorphe, braunschwarze körnige Massen, die die ursprüngliche Tropfenstruktur nicht mehr erkennen lassen. Der Vergleich unserer experimentell erzeugten Bilirubinkonkremente kann sich beim Menschen nur bis zu den erdigen Pigmentsteinen, den Bilirubin-Kalk-Steinen und den braunen Zentren der Bilirubin-Kalk-Cholesterin-Steine erstrecken. Bis zur Ausbildung typischer Cholesterinanlagerung ist es infolge des viel geringeren Cholesteringehalts der Hundegalle und der Unmöglichkeit, sie durch Fütterung genügend anzureichern, nicht gekommen. Hundegalle ist eben doch keine menschliche Galle.

VIII. Allgemeine Pathologie und Therapie des Gallensteinleidens.

Von K. Westphal.

Für die Zeit eines *Naunyn* waren die mechanisch bedingte Stauung und die Entzündung durch den bakteriellen Effekt die erste Ursache der Konkrementbildung in den Gallenwegen, bis zu den Arbeiten der letzten Jahre, ich nenne *Torinumi*, *Brühl* und *Kleinschmidt*, ist dieser Standpunkt im wesentlichen so gewahrt mit der Ausnahme der solitären Cholesterinsteine, wo seit *Aschoffs* grundlegenden Untersuchungen die nicht infektiöse Genese unbestritten ist. Der in diesen Arbeiten vertretene Standpunkt sieht in den gestörten Funktionen der extrahepatischen Gallenwege, in den Betriebsstörungen der Motilität und Resorption das Wesentliche des zur ersten Steinbildung führenden Geschehens. Die dyskinetisch bedingte Stauung und die Überkonzentration der Blasengalle entweder primär entstanden als Folge einer Hyperresorption oder sekundär als Folge einer überlangen Stagnation in der Gallenblase führen auch ohne bakterielle Mitwirkung zur ersten Konkrementbildung. Diese besteht zuerst in einem meist amorph tropfigen Ausfall des Bilirubins, eventuell auch des Biliverdins aus der bis zu hohen Bilirubinwerten und hohem Trockenrückstand eingedickten Blasengalle als kolloidalem Entmischungsvorgang, Verschiebungen der löslichen Salze nach der sauren Seite und starke Schleimanreicherung mögen in der überkonzentrierten Galle als Hilfsfaktoren bei diesem tropfigen Ausfall eine Rolle mitspielen.

Welche Bedeutung bleibt bei diesen Anschauungen über die Steinbildung der *Infektion* vorbehalten? Die schwere durch hochgradig virulente Bacillen zur starken Entzündung der Gallenblasenwand akut führende Infektion wird für den Steinausfall im allgemeinen gar keine Rolle spielen. Darüber sind sich bereits so entgegengesetzt eingestellte

Autoren, wie *Naunyn* und *Rovsing,* einig. Die zu starke Schädigung der Schleimhautfunktion und das Angefülltsein der Gallenblase mit Entzündungsexsudat, schließlich die Verlegung des Ductus cysticus durch die entzündliche Schwellung der Schleimhaut mögen dabei zusammenwirken, so daß es wohl zu einer Zerstörung der in der Blase befindlichen Galle gerade aber infolge der mangelnden Resorptionstätigkeit der Mucosa der Blase auch in späterer Zeit nicht zu ausgesprochener Steinbildung kommt. Diese Schädigung der Mucosa durch Bakteriengifte führt nun aber auch bei nur leichtesten und oft fehlenden Entzündungserscheinungen der Mucosa bei starker Bakteriocholie beim Typhus und bei der Streptokokkensepsis nur zur Schädigung der Resorption. Man findet dann eine auffallend helle, kaum konzentrierte Blasengalle, in der anatomisch kaum veränderten Vesica fellea keine Ausfällungen auch nicht in ihren ersten Stadien. Das haben uns ganz ausgedehnte Reihenuntersuchungen während der hannoverschen Typhusepidemie gezeigt, zusammen mit *Mann* und *Soika* angestellt und bei anderen Infektionskrankheiten zusammen mit *Stahl.* Man findet zum Beispiel bei einer Streptokokkensepsis bei der Sektion oft eine ungeheure Menge von Streptokokken in der Blasengalle, aber keine gröberen Bilirubinausfällungen dabei. Auch als Folgeerscheinung solcher Zustände sind hier in Hannover bei den 2500 Typhuserkrankten keineswegs gehäuft Konkrementbildungen aufgetreten. Die Konzentrationsfähigkeit der Gallenblase erholt sich allmählich wieder, es kommt im allgemeinen beim Typhus nur dann zu schweren Entzündungen der Gallenblase, wenn ein früher vorhandener Stein zu schweren Stauungszuständen führt.

Ganz leichte Infektionen mögen, ohne daß sie erfolgreich zu einer Entzündung der Gallenblase führen, mal in einer gestauten Gallenblase den Ausfall des Bilirubins erleichtern. Das sehen wir auch zweimal bei unseren Tierexperimenten. Voraussetzung ist aber wohl im allgemeinen, daß vorher nicht eine ausgesprochene Schädigung der Resorptionstätigkeit der Gallenblase stattgefunden hat. Vielleicht ist der Reiz der Bakterientoxine auf diese Epitheltätigkeit vor dem Eintritt einer bakteriellen Schädigung gerade dann das Wesentliche für solchen Effekt oder eine stärkere Schleimsekretion oder schließlich allererster Beginn einer Zersetzung möglicherweise gerade des Schleims, der die Stabilität dieser kolloidalen Lösung zerrüttet. Es sei erinnert an die tiefen Gefrierpunktswerte in den durch Fäulnis zersetzten Blasengallen. Solche bakterielle Mitwirkung ist aber durchaus nicht notwendig. Sie wird auch im allgemeinen fehlen und nur beim Eintritt von Stauung wirksam werden können.

Bakteriengehalt der Gallenblase ist nach unseren neuen Anschauungen descendierend auf dem Blutwege und ascendierend vom Duodenum aus ja wohl häufiger ,als wir früher geglaubt haben; die Leber spielt als Durchgangsorgan für zahlreiche leichteste bakterielle Infekte wahrscheinlich sehr häufig eine Rolle. Aber das Wirksamwerden solcher Bakterienpassage bis zur Entzündung der Gallenblase und Gallenwege ist daneben ein zweites Geschehnis, das nur unter besonderen Bedingungen stattfindet. Als besonders prägnantes Beispiel sei erwähnt eine Typhuspatientin, die als einzige unter den vielen Hunderten der hier möglichen Beobachtungen eine Entzündung der Gallenwege 5 Wochen nach dem Beginn und 2 Wochen nach glücklicher Beendigung einer typhösen Paratyphus-B-Erkrankung bekam in Form einer schweren akuten, zum Teil nekrotisierenden Cholecystitis. Sie wurde operiert. In der Galle fanden sich Paratyphusbacillen und ein walnußgroßer Solitärstein eingeklemmt im Collum-Cysticus-Gebiet der Gallenblase. Die nachträgliche Erhebung der Anamnese zeigte, daß die Frau schon seit Jahren leichte Oberbauchbeschwerden rechts gehabt hatte und daß beim Aufstehen nach der jetzigen Erkrankung diese Beschwerden wieder aufgetreten waren. Die Einklemmung des Steins durch die Collum-Cysticus-Muskulatur hatte hier vorher harmlose Bakteriocholie zur wirksam werdenden Infektion gemacht.

Nicht bloß durch Solitärsteine, sondern auch durch den herdigen Ausfall von Gallensteinen nach Art der Bilirubinkonkremente im Tierversuch und der Bilirubinkalksteine sowie der Bilirubin-Kalk-Cholesterinsteine beim Menschen werden die Möglichkeiten des Haftenbleibens der Mikroorganismen in der Gallenblase gesteigert. Wir erlebten dies ja so oft auch in unseren Tierversuchen, daß die bei der ersten Entnahme sterile Galle nach der Konkrementausfällung Keime enthielt und nehmen daher an, daß die hämatogen descendierten oder vom Choledochus ascendierten Keime an den ausgedehnten Oberflächen der sich bildenden Konkremente in der Gallenblase haften bleiben, zum Teil wie durch einen Filter hindurch gepreßt zwischen ihnen liegen bleiben, und daß so durch Bakterienadsorption an den Oberflächen der Steine die Bakteriocholie in der Blasengalle eine besonders hochgradige werden kann. Kommt es dann zu Stauungszuständen durch die Tätigkeit des Collum-Cysticus-Sphincters, der naturgemäß leichter zum völligen Abschluß der Blasengalle führen kann beim Vorhandensein vieler kleiner Konkremente, die sich dort bei der Expulsion des Blaseninhaltes ansammeln und den Ausgang verstopfen, so tritt dann wohl oft das ein, was bisher als primäres Ereignis der Gallensteinbildung angesehen worden ist, aber erst sekundär durch das Zusammenwirken dieser 3 Faktoren: der bereits vorhandenen jungen Konkremente, der Tätigkeit des Collum-Cysticus-Sphincters und der bereits vorhandenen Bakteriocholie, die wirksam werdende Infektion. Daß diese dann wieder durch Einwirkung auf die Stabilität dieser kolloidalen

Lösung auch zum gleichzeitigen tropfigen Ausfall des Cholesterins führen kann mit sekundärer Anlagerung desselben an die primären Bilirubinausfällungen, sahen wir ja auch experimentell bei dem einen künstlich mit Colibacillen infiziertem Hund.

Die einfache leichte, entweder durch besondere Virulenz von Bacillen oder durch dyskinetische Stauungszustände mit Bacillen zusammen bedingte Cholecystitis führt aber häufig nicht zur Steinbildung. Das zeigt uns der gar nicht seltene Befund der uns heute durch die Cholecystographie erst geläufiger gewordenen konzentrationsschwachen Gallenblase (*Friedrich* u. a.). Hier werden die Schmerzanfälle wahrscheinlich oft bedingt sein allein durch das Zusammenwirken von leichter Entzündung und dyskinetischen Zuständen. Die Wahrscheinlichkeit, daß sich als Dritter im Bunde hier noch Steine entwickeln bei solchen nun einmal konzentrationsschwach gewordenen Gallenblasen muß ich nach unseren experimentellen Beobachtungen im allgemeinen für sehr gering ansehen.

Eine Frage sei noch zum Schluß dieses Abschnitts aufgeworfen. Wäre es nicht möglich für das Wirksamwerden der Infektion bei bereits vorhandenem Bakteriengehalt der Gallenblase, daß solche Zustände mit gesteigerter Resorptionstätigkeit der Mucosa, wie wir sie durch Vagusreizung erzeugen konnten, auch zur Entstehung der Entzündung in der Gallenblasenwand führen können. Mit der gleichzeitig vorhandenen Erhöhung der Permeabilität der Gallenblasenepithelien könnten auch sonst unwirksame Bakterientoxine stärker resorbiert werden und so die entzündliche Reaktion eingeleitet werden. Ich bin demnach im allgemeinen geneigt, den *Eintritt der Entzündungen an den Gallenwegen* mit der Ausnahme des Eindringens besonders virulenter Bakterien, wie mancher Streptokokkenrassen, *mehr als sekundäres Ereignis* anzusehen, meist erst folgend auf die bereits eingetretene Konkrementbildung.

Betrachten wir nun auch die *weitere Konkrementausbildung* einmal vom Standpunkt des weiteren sekundären Geschehens durch primär funktionell entstandene Gallen-Pigmentausfällung. Die Bilirubinausfällungen selbst werden im Laufe der Zeit wasserärmer, härter und fester, so wie wir sie in den Menschengallenblasen und später in Tiergallenblasen gefunden haben. Häufiger wird in der menschlichen Gallenblase das eintreten, was wir bereits bei zweien unserer Fälle mit Bilirubin-Kalk-Konkrementen beobachten konnten im ersten Beginn: die Umschalung des pigmentreichen Kerns mit einem allmählich wachsenden, teilweise wieder von Gallenpigmenten durchsetztem Cholesterinmantel. Die Weiterentwicklung der größten Mehrzahl der jungen herdigen, noch flüssigkeitsreichen Bilirubin-Kalk-Ausfällungen wird beim Menschen mit dem um das 4—8fache größeren Cholesteringehalt der Blasengalle im

Vergleich zum Hund in solcher Richtung erfolgen, wenn nicht die allerersten, eben beginnenden Konkrementniederschläge durch die Selbstreinigung bei kräftiger Kontraktion der Gallenblase wieder hinausbefördert werden. Es sei *Aschoff* zugegeben, daß in der Mehrzahl der Bilirubin-Kalk-Cholesterinsteine nur selten ein größeres, fertig ausgebildetes Bilirubin-Kalk-Konkrement als erstes Niederschlagszentrum zu finden ist. Er betont dies sehr energisch gegenüber *Rovsing*. Aber zugeben wird wohl auch er, und darüber besteht auch für den *Aschoff*-Schüler *Torinumi* ebensowenig ein Zweifel wie für *Naunyn* und *Lichtwitz*, daß in fast allen multiplen Bilirubin-Kalk-Cholesterinsteinen das Zentrum dieser Steine aus stecknadelkopf- bis zu kirschkerngroßen, meist im Gegensatz zu den reinen Bilirubin-Kalk-Steinen mehr weich bröckligen Bilirubin-Kalk-Massen besteht. Sie sind oft noch ziemlich flüssigkeitsreich, daher wahrscheinlich in frühen Zuständen, wie sie bei unseren Tierexperimenten vorhanden waren, bereits umschalt und zeigen später bei stärkerer Wasserabgabe der Konkremente dann im hohl gewordenen Zentrum mit der Bilirubinwandung dieser Höhlen die einstige Entstehung an. In den Cholesterin-Solitärsteinen sah ich nie so ausgeprägt ein größeres Bilirubin-Kalk-Zentrum, sondern meist radiär strahlig zwischen den Krystallen angeordnet, in der Mitte aber am stärksten die schwarzbraune oder mehr rötliche Verfärbung durch den Gallen-Pigment-Einschluß. Daß eine „Bilirubin-Kalk-Flocke“ hier das erste Niederschlagszentrum auch wieder meist abgegeben hat und daß sie zum Teil sekundär dann wieder aufgelöst weiter in den Cholesterinstein hinausgewandert ist, besonders zu Zeiten noch mehr flüssig krystallinischen Zustandes desselben, darin stimme ich durchaus mit *Naunyn* überein. Vereinzelt werden wir allerdings bei den wenigen Cholesterin-Solitären ohne zentrale Gallen-Pigment-Einschlüsse in der Mitte eine Entstehung um erste Cholesterin-Myelin-Tropfen selbst oder um abgestoßene Gallenblasenepithelien annehmen müssen.

Das so häufige Fehlen einer Cholecystitisanamnese bei den Trägern der Bilirubin-Kalk-Konkremente war hier ja die erste Veranlassung gewesen zur Aufnahme dieser Untersuchungen. Dieses Bedenken gegen die Notwendigkeit der Entzündung für den Niederschlag des Cholesterins um die ersten Bilirubin-Kalk-Ausfällungen besteht weiter. Es verstärkt sich, wenn man bei der Autopsie an so vielen Gallenblasen mit zahlreichen kleinen bis mittelgroßen Bilirubin-Kalk-Cholesterin-Steinen nur minimale Anzeichen von Entzündung sieht. Sollten diese geringen Entzündungserscheinungen nicht oft auch bedingt sein durch lange, immer wiederholte mechanische Läsionen der Gallenblasenwand durch die Steine bei den uns aus den Röntgenbildern jetzt ja so geläufigen hochgradigen Kontraktionen der Gallenblase auf unter fingerdicke!? Es sei zitiert *Aschoff* aus seinem letzten Vortrag auf der

Naturforscher-Versammlung 1926: So lange eine Stoffwechselstörung für die Bildung der Cholesterin-Pigment-Kalk-Steine nicht aufgedeckt sei, „werden wir uns an die infektiöse Entzündung als vorläufig die Vorgänge der Steinbildung am besten erklärend zu halten haben, wobei ich durchaus zugebe, daß die oft minimalen Spuren der Entzündung in der Wand der betreffenden Cholesterin-Pigment-Kalk-Steine haltenden Gallenblase uns stutzig machen könnten und mich auch immer wieder stutzig machen". In einer Serie von 10 Fällen mit solchen Bilirubin-Kalk-Cholesterin-Steinen von kleiner bis mittlerer Größe ergab hier bei diesen makroskopisch nicht entzündlich veränderten Gallenblasen die mikroskopische Durchsicht an zwei bis drei Stellen nur dreimal deutliche Entzündungserscheinungen mit ausgeprägten Rundzellinfiltrationen in der Mukosa, dreimal fanden sich vereinzelte Stellen mit zweifelhaften geringfügigen entzündlichen Veränderungen und viermal ergab sich für eine Entzündung gar kein Anhaltspunkt. Auch *Zander* war es auffallend bei der Durchsicht seines großen von pathologischer Seite kontrollierten Materiales solcher Steingallenblasen, „daß bei einer nicht kleinen Anzahl von jüngeren Steingallenblasen die mikroskopische Untersuchung keine Zeichen von bestehender oder abgelaufener Entzündung aufwies". Die Histologie ist demnach kaum als Beweis einer entzündlichen Entstehung der Bilirubin-Kalk-Cholesterin-Steine heranzuziehen, zeigen sich geringe mikroskopische Veränderungen, so könnte außer den Bakteriengiften chronische Hyperresorption bei den so häufigen Stauungszuständen dafür ätiologisch ebenso wirksam sein wie mechanische Schädigung. Ich nehme die häufigen mechanischen Läsionen durch die Steine beim Kontraktionsakt öfter als Ursache dieser minimalen Entzündungserscheinungen an, verweise auf *Bergs* schöne Röntgenserie von einem Gallensteinanfall mit der gut sichtbaren Zusammenpressung der Steine dabei und erinnere schließlich daran, daß immer wieder bei großen Reihenuntersuchungen der Chirurgen die Bakterien in einem großen Prozentsatz der Gallensteinblasen nicht nachgewiesen werden können. Selbstverständlich mag dabei in einer Reihe von Empyemgallenblasen oder schwer entzündlichen Gallenblasen ein sekundäres Verschwinden der Bakterien eine Rolle mitspielen. Für die einfachen Steingallenblasen trifft diese Annahme aber doch nicht zu.

Noch ein Einwand gegen die Entzündung als notwendige Voraussetzung für das Ausfallen des Cholesterins! Wenn für die größten Cholesterinsteine, die Cholesterinsolitäre, eine Bildung ohne jede Entzündung sicher möglich ist, warum soll sie gerade notwendig sein zur sekundären Umschalung mit Cholesterin bei multiplen primären Bilirubinausfällungen? Allerdings das Problem, warum es in dem einen Fall nur zur Bildung eines einzigen größer werdenden reinen Cholesterin-Konkrementes kommt, vermögen unsere Untersuchungen auch nicht ganz zu lösen, aber vielleicht zeigen die experimentellen und die Gallen-Sediment-Beobachtungen doch einen Weg, weiter zu kommen. Bei den vielen relativ großen schnell gebildeten Bilirubin-Kalk-Ausfällungen kommt es durch allmähliche tropfige Anlagerung zum appositionellen, cholesterinreichen Wachstum, gemischt mit Bilirubinausfällungen. Ist jedoch nur eine einzige Bilirubinausfällung kleineren Formates vorhanden, weil nur eine sich bildete oder die andern entfernt wurden durch Selbstreinigung, so mögen ähnlich wie bei jener Einzelbeobachtung an Tier und Mensch (Abb. 47 u. 62) gleich von vornherein infolge besonderer, uns nicht genügend übersehbarer Anziehungs- und Abstoßungskräfte radiär sich anlagernde und oval sich formende Tropfen den Grundstock legen zur Ausbildung eines solchen isolierten radiären Cholesterinsteins.

Der *Cholesterinausfall* stellt uns aber an und für sich wieder vor neue Fragestellungen, denn primär sehen wir ihn bei unseren Duodenalsondierungen auch in der Blasengalle des Menschen nur in minimaler Menge eintreten, an Menge ist er auch dort bei weitem übertroffen vom Bilirubin.

Wir können ihn annehmen *als sekundäres Ereignis* auf Grund unserer tierexperimentellen Beobachtungen auf 2 Wegen; der eine wäre die Abstoßung von Cholesterintropfen aus vorher durch Resorption des Cholesterins damit angefüllten Epithelien der Mucosa; wir zeigten solche Bilder von Reexkretion des Lipoids in Form großer Tropfen beim Hunde, bei Menschen sie in gleicher Form zu finden war nicht möglich, weil bei den an Cholesterin so reichen Stippchengallenblasen der Leichen die Epithelien postmortal zu sehr geschädigt waren, und nur noch im Stützgewebe der Mucosa die größeren Lipoidmengen sich fanden. Vielleicht müssen wir uns die Tätigkeit der Gallenblasenepithelien mehr bipolar eingestellt denken. Besonders im Jugendstadium, wo wir oft eine größere Anpassung der Zellen finden, *Lubarsch* betonte dies immer, werden sie zu doppelter Tätigkeit fähig sein, zur Resorption und Exkretion. Fängt unter besonderer Reizung eine solche Epithelzelle an, Schleim zu sezernieren, so ist eventuell auch die Möglichkeit der Ausstoßung größerer Mengen vorher resorbierten Cholesterins gleichzeitig mit möglich. Wir nähern uns hiermit wieder etwas der alten *Naunyn*schen Ansicht von dem Ursprung des Cholesterins in der Gallenblase, aber ich halte diesen Weg nur für sehr kleine Cholesterinmengen für möglich. Größere Cholesterinmengen in der Gallenblase müssen doch wohl aus der Blasengalle selbst ausfallen.

Es zeigen uns da die tierexperimentellen Beobachtungen eine zweite Möglichkeit, durch die Verminderung der Gallensäuren und die dadurch wohl bedingte Verschiebung des p_H von der ausgesprochen sauren mehr nach der alkalischen Seite, bei länger dauernder, auf mehrere Tage sich erstreckender, durch Cysticusunterbindung bedingter Stauung in der Gallenblase. Bei Abschluß der Gallenblase durch Verstopfung des Collum-Cysticus-Gebietes durch Konkremente und infolge gleichzeitiger Krampfkontraktion der Ringmuskelfasern könnte so eine stärkere Gallensäurenresorption die Löslichkeit des Cholesterins in der Blasengalle zerstören, auch ohne Mitwirkung von Entzündung. Bei künstlicher Entzündung der Gallenblase durch Terpentininjektion

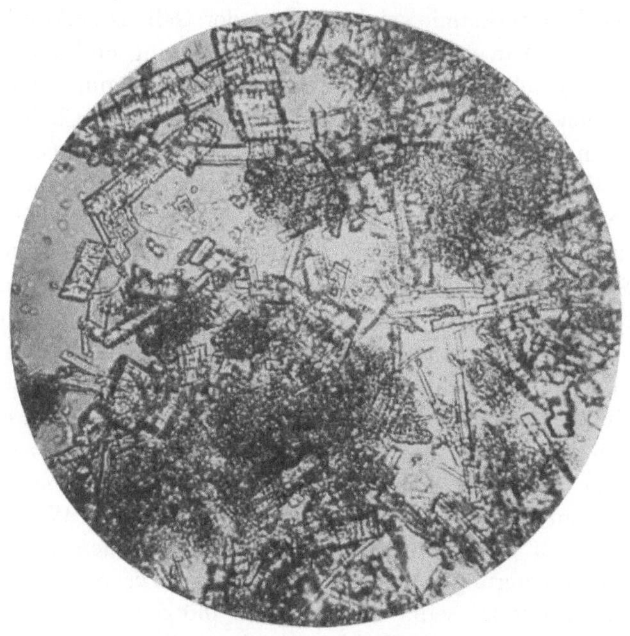

Abb. 63. Zahlreiche Cholesterinkrystalle neben Bilirubinausfällungen im Sediment einer noch lebenswarmen Galle, aus der durch Operation entfernten Gallenblase mit einem Cholesterinsolitär im Collum und 150 cholesterinreichen Herdensteinen mit Bilirubinkernchen (mittelstarke Vergr.).

zeigte *Rosenthal* übrigens auch einen sekundären Gallensäureschwund. Auch derartige Möglichkeiten einer Entzündungsmitwirkung wären also da.

Dann könnten die Oberflächenkräfte einmal gebildeter Ausfällungen in der menschlichen Blasengalle auch zu direktem krystallinischem Ausfall stark angereicherten Cholesterins führen, das dann durch Apposition zu weiterem Steinwachstum beitrüge. Die beigefügte Photographie (Abb. 63) einer Blasengalle körperwarm unter das Mikroskop gebracht von einer Patientin mit vielen Bilirubin-Kalk-Cholesterin-Konkrementen in der wenige Minuten vorher operierten Gallenblase beweist durchaus solche Möglichkeiten.

Aber für die Entstehung der großen solitären Cholesterinsteinbildungen und auch der ausgedehnten Cholesterinanlagerungen um zahlreiche kleine Bilirubinkerne, etwa bei den sog. Cholesterinperlen, sind doch wohl entsprechend der von *Aschoff* und *Chauffard* so vertretenen Anschauung *Stoffwechselschwankungen im Cholesterin- und Lipoidhaushalt notwendig*. Es mögen dabei noch nicht genügend faßbare Beziehungen zwischen Cholesterin, Lecithin und Gallensäureausscheidung eine wesentliche Rolle mitspielen. Vorläufig müssen wir uns an die bekannteren Verhältnisse beim Cholesterin selbst halten. Eine Hypercholesterinämie spielt im Blut der Gallensteinkranken keine Rolle, das zeigten in der eigenen Krankenabteilung und auch schon in Frankfurt angestellte ausgedehnte Untersuchungen; nur sofort im Anschluß an den Anfall steigt oft für wenige Tage der Cholesterinwert im Blut an durch Leberparenchymschädigung und Gallenabflußstockung. Bestehen solche Vorgänge längere Zeit, so bleibt auch länger eine Hypercholesterinämie. Daher erklären sich die Hypercholesterinämiebefunde der Chauffardschen Schule bei Gallensteinkranken in der großen Mehrzahl. Es ist auch nicht verständlich, warum gerade ein dauernder Anstieg des Cholesterins im Blute Beziehungen haben sollte zu einer direkten Erhöhung der Cholesterinwerte in der Galle. Das Umgekehrte wäre doch wahrscheinlicher. Bei dem ganzen Problem dürfen wir auch nicht vergessen, daß neben der Regulation durch die Leber nach neuesten Untersuchungen von *Salomon, Sperry, Bäumer* und *Hepner* auch die Dickdarmtätigkeit für die Abscheidung des Cholesterin im Körper eine große Rolle mitspielt. Wertvoller erscheinen meines Ermessens für das Zustandekommen von größerer Cholesterinanreicherung in der Blasengalle *starke Schwankungen im Cholesterinhaushalt* zu sein, bei denen es plötzlich zur Anreicherung in der Blasengalle kommt. Das könnte der Fall sein durch überreichliche exogene Cholesterinzufuhr durch sehr reiche Nahrungsmittel, wie Fleisch, Eier, Fett. Daß dieses aus der Nahrung stammende Cholesterin für die weitere Bildung der Gallensteine eine große Rolle spielen muß, zeigen die Feststellungen des Japaners *Miyake,* der in Japan in 3,05% gegenüber 6,94% in Deutschland Gallensteine fand und diese ganz überwiegend in der Form der Bilirubin-Kalk-Steine. Die japanische Ernährung mit reichlicherem Reisgenuß und viel geringerer animalischer Ernährung bietet eben bedeutend geringere Cholesterinmengen exogen dem Organismus zu Cholesterinniederschlägen in der Blasengalle an.

Auch endogen könnten Überflutungen der Blasengalle stattfinden, besonders kurz nach Beendigung der Schwangerschaft bei Frauen. *Bacmeister* und *Hawers* zeigten bereits an einer trächtigen Hündin geringere Cholesterinausscheidung in der Galle während der Schwangerschaft und nach der Geburt eine starke Ausschwemmung. Die beigefügte Kurve, zusammen mit *Hasselmann* noch in der Frankfurter Klinik hergestellt durch eine große Reihe von Cholesterinbestimmungen an Blasengallen, die durch Duodenalsondierung von Frauen in den verschiedensten Monaten der Schwangerschaft und im Anschluß an die Geburt gewonnen waren, zeigt, wie während der Gravidität in umgekehrtem Verhältnis zu dem Anstieg des Cholesterins im Blut, zur Schwangerschafts-Hypercholesterinämie, gleichzeitig die Ausscheidung durch die Leber und die Anreicherung in der Blasengalle nachläßt. Gelegenheit zu starkem Ausfall von Cholesterin wäre also bei diesen Befunden nur bei Stauungszuständen in der Gallenblase in dem 1. bis 3. Monat der Schwangerschaft oder wahrscheinlicher, wenn während dieser Zeit Bilirubinausfällungen entstanden wären, um diese herum

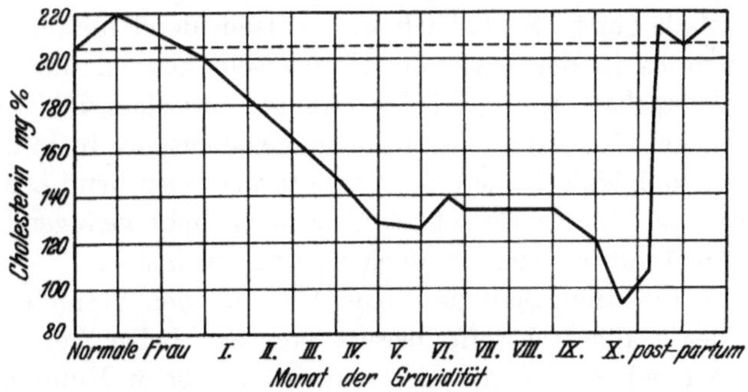

Abb. 64. Cholesteringehalt der durch Duodenalsondierung gewonnenen Blasengallen von Frauen vor, während und nach der Gravidität.

sofort nach der Geburt möglich, wenn plötzlich die Überschwemmung der Gallenblase mit Cholesterin einsetzt (Abb. 64).

Auch bei der Menstruation scheinen ähnliche Schwankungen im Blutcholesterin vorzukommen. *Herrmann* und *Neumann* fanden bei der Menstruation bereits eine Senkung des Cholesterinspiegels im Blut. Diese Befunde, von *Huffmann, Pössl, Parturier, Peretz* und *Gonalon* bestätigt, zeigten sich bei genauen Untersuchungen über diesen Cyclusablauf bei *Okey* und *Boyden* so, daß vor und nach der Periode ein Anstieg des Cholesterins bis zu etwa 24%, während derselben ein Abfall von etwa 30% eintrat. Auch *Kaufmann* und *Mühlbock*, die bei 5 gesunden Frauen den normalen Ovarialcyclus über mehrere Menstruationsperioden verfolgten, fanden den menstruellen Cholesterinsturz im Blut, der vor allem durch Abfall des freien Cholesterins bedingt war, im Mittelwerte der Senkung bis zu 41%, in der prämenstruellen Phase eine Steigerung bis zu 50,5%. Während der Periode müssen wir demnach eine besonders starke Ausscheidung des Cholesterins annehmen, zum großen Teil wird diese Ausscheidung durch die Leber stattfinden, und wir können dann dementsprechend plötzlich Überschwemmungen der Gallenblase mit diesem Lipoid vermuten. Da diese Überschwemmung stattfindet in einer Zeit besonderer Neigung zu dyskinetischen Vorgängen an den Gallenwegen, so sehen wir hier in den Menstruationstagen eine besondere Häufung von Gefahren der Steinentstehung für die Frau, die ja in ihrem jugendlichen Alter ganz entschieden häufiger zu Cholelithiasis neigt als der Mann. Im späten Alter verwischen sich diese Unterschiede der Geschlechter mehr.

Der Eindickungsvorgang in der Gallenblase ist auch für den Ausfall des Cholesterins aus seiner Lösung notwendige Voraussetzung. Das zeigen meines Erachtens gerade die Befunde an den Choledochussteinen. Nur im Choledochus finden wir die Ausbildung großer, zum Teil durch grüne Biliverdinringe gebänderter, reiner Gallenpigmentsteine. Cholesterinanlagerungen finden im Choledochus im allgemeinen nur in ganz geringem Maße statt. Schließlich wird entscheidend für das Ausfallen des Cholesterins in der Gallenblase auch sein können durch den gesamten Stoffwechsel bedingte Schwankungen zwischen dem Gehalt der Lebergallen am Cholesterin, Lecithin und Gallensäure in ihrem gegenseitigen, die kolloidale Lösung des Cholesterins weitgehend beherrschenden Verhältnis. Dieses Gebiet ist aber noch nicht genügend bekannt und auch methodisch nicht einfach zu untersuchen.

Auch im Bilirubingehalt der Gallenblase können Veränderungen im Angebot der Gallenfarbstoffe bereits von der Leber her eine Rolle spielen. Wir sahen, wie die Lebergallenwerte beim Hund nach dem Dursten bedeutend in die Höhe gingen, bei den Krisen des hämolytischen Ikterus erleben wir bisweilen große Bilirubinanreicherung in Leber- und Blasengalle, und wir sahen wohl bei einem Kranken mit hämolytischem Ikterus so bedingt größere Bilirubin-Kalk-Steine in einer operierten Gallenblase. Die stark kupferhaltigen Pigmentsteine bei der Hämochromatose (*Schönheimer* und *Oshima*, *Siebert*) sind wohl auch nicht durch Gallenwegsstörungen bedingt, sondern durch die Allgemeinerkrankung im Pigmenthaushalt. Das sind aber nur sehr selten eine Rolle spielende Gelegenheiten in der Entwicklungsgeschichte der Bilirubinsteine.

Wie können wir uns auf Grund der klinischen Beobachtungen von so vielen ruhenden Gallensteinleiden und der Sektionsbefunde von so zahlreichen Leuten mit Gallensteinen, die niemals über Gallenwegsbeschwerden geklagt haben, die *weitere Entwicklung der Gallensteine* im allgemeinen vorstellen!? Durch Dysfunktionen vorübergehender Art in Motilität und Resorption sind die ersten Bilirubinausfällungen entstanden. Sie sind, wenn es sich um eine Vielheit von Konkrementen handelte und wenn sie größer waren, meist konzentrisch umschalt worden durch tropfige Cholesterinausfällungen, entstanden auf den soeben angedeuteten Wegen wieder durch die Resorptionsfunktion der Gallenblase, selten wohl nur durch Mitspiel der Infektion. Sicher ist diese nicht notwendig bei dem radiären Cholesterinstein, der ebenfalls in der Mehrzahl eine wohl stets sehr kleine Bilirubinausfällung als erstes Niederschlagszentrum benutzt. Die Steine wachsen allmählich durch weitere Adsorption und Apposition, Ventilverschlüsse im Collum, selten absolut, aber meist doch durchaus genügend stark, machen neben der reinen Muskeltätigkeit im Collumgebiet, jetzt besonders erleichtert durch das Vorhandensein eines oder vieler Steine, neue Ausfällungen in der durch Retention und Hyperresorption gelegentlich überkonzentrierten Blasengalle. Zweite und dritte Generationen von Steinen können sich so wie in unseren Cysticusunterbindungsversuchen hinter einem oder auch mehreren Ventilsteinen bilden. Jedoch beweist verschiedene Größe bei multiplen Steinen nicht immer Herkunft von verschiedenen Generationen. Wir bildeten (Abb. 33 u. 50) sehr verschieden große Bilirubin-Kalk-Steine, mit einem Male erzeugt, bei unseren Tierversuchen ab, vergleicht man damit das Bild von *Lichtwitz* (Abb. 72), so sieht man auch dort, wie die Verschiedenheit der Größe von Cholesterin-Bilirubin-Kalk-Steinen aus einer menschlichen Gallenblase bedingt sein kann durch die verschiedenen großen primären Bilirubin-Kalk-Kerne.

Unter dem Reiz der Fremdkörper in der Gallenblase nimmt die Ausbildung der im Ursprung bereits dyskinetisch abweichenden Muskelfunktion zu. Sie wird in den Gallenblasen zu einer besonders im Halsteil stärker sich ausprägenden Hypertrophie führen, auch bei mancher in der Anlage asthenischen Blase mag sich allmählich durch den dauernden Reiz der Steine eine leichte Hypertrophie ausbilden. Reizfernwirkungen auf den Sphincter *Oddi* werden ihn bei guter Anlage allmählich kräftiger werden lassen, seine stärkere Kontraktion läßt auch den Choledochus stärker sich weiten und intensiver grün sich imbibieren infolge seiner allmählich stärker einsetzenden Resorptionstätigkeit. Kurz, anatomische Ausprägungen werden sich entwickeln, wie wir sie im pathologisch-anatomischen Teil zeigen konnten. Ein großer Teil der Lebergalle kommt schon jetzt in diesem noch ruhenden Frühstadium nicht mehr in die Gallenblase. Das sehen wir bei unseren vielen Cholecystographien. Die Muskeltätigkeit im Collum-Cysticus-Gebiet verhindert diese wohl zusammen mit den Steinen. Stärker wird dadurch der Choledochus belastet und der Sphincter am duodenalen Ende.

So kann der Zustand bis ans Lebensende bleiben bei den vielen, die entweder gar keine Schmerzen haben oder nur geringe Sensationen in der Magengegend nach zu fettreichen groben Speisen durch viscerovisceralem Reflex von der Gallenblase her zum Magen, oder durch eine stärkere Neigung zur Obstipation, wieder zum Teil als Fernwirkung zu verstehen. Nach der von *Naunyn* gegebenen Tabelle von *Schröder* haben im Lebensalter über 60 von 258 Menschen 65 Gallensteine. Das sind 25,2%. Sie sind nach unseren Erfahrungen nur zum allergeringsten Teil gallensteinkrank gewesen, meist nur Gallensteinträger.

Was macht den Gallensteinträger zum Gallensteinkranken? Die Steigerung der Dyskinesie und seltener die aktiv werdende Infektion!

Eines Tages stört eine zu reichliche fett- und eiweißreiche Mahlzeit, eine Tasse zu starken Bohnenkaffees, eine psychische Erregung, ein viscero-visceraler Reflex vom zu stark obstipierten Darm, der Beginn einer Schwangerschaft, eine Menstruation, zu starke Vermehrung von Lamblien im Duodenum die ganze friedliche Symbiose! Zu intensive Kontraktionen der Gallenblase, seines Collum-Cysticus-Gebietes, des Sphincter *Oddi* rufen mehr oder weniger starke Schmerzen hervor, ein kleines Konkrement wird vielleicht in den Cysticus und Choledochus hineingepreßt — als seltenes Ereignis von *Berg* einmal im Röntgenbild festgehalten —, so kommt vielleicht eine Steingeburt in Gang. Oder überstarke Gallenblasenkontraktionen pressen den Einzelventilstein oder zahlreiche Konkremente nur kräftig in den Hals der Gallenblase als häufigeres Ereignis, reflektorisch krampfen die Ringmuskeln im Collum-Cysticus-Gebiet stärker, durch die Nervenbahnen kommt es zu gleichem Reiz auf den Sphincter *Oddi*, reflektorisch krampft auch er für Minuten und Stunden! So stockt der Abfluß der Lebergalle dann häufig ohne Mitwirkung von Steinen oder Entzündung im Choledochus, und 4—5 Stunden, etwa nach einer psychischen Erregung, zeitlich gut erfaßbar, sieht man so beim Steinkranken, oft nur durch Sphincter-*Oddi*-Krampf bedingt, einen mechanischen Ikterus sich entwickeln. Unter reflektorischer vagotroper Reizung setzt in der Leber Arbeitshyperämie ein, sie nimmt bereits hierdurch schnell an Größe zu, Gallenstauung durch Sphincterkrampf tritt hinzu, eine deutliche Lebervergrößerung ist neben dem Ikterus nun feststellbar. So ist der Gallensteinträger plötzlich zum Gallensteinkranken geworden durch ein krampfhaftes Aufflackern der Dyskinesie seiner Gallenwege ohne Mitwirkung von Bakterien, ohne Fieber, ohne Entzündung!

Kommt es seltener bei einem solchen Frühanfall häufiger später schon zu Motilitätsstörungen auch im Gebiet des Sphincter *Oddi* derart, daß zeitweilige, mehr sympathicotrope Steuerung den oberen Teil, das Antrum des Sphincter *Oddi* nicht genügend gegen den Choledochus zu abschließt, während der vorderste Teil, die Ringfasern, in der Papille noch ausgesprochen krampfen, so erfolgt auch ohne Mitwirkung von Steinen im Choledochus Einfluß der Galle in den Ductus Pankreaticus und Einfluß von Pankreassaft in den Ductus Choledochus bei jenen 60—70% der Menschen, wo die anatomischen Verhältnisse der gemeinsamen Mündung dies gestatten. Aktivierung von Trypsin und Lipase kann dann auch durch sterile Galle erfolgen. Die autofermentative Schädigung kann auf beiden Seiten einsetzen links von der leichtesten flüchtigen Pankreatitis bis zur schweren blutigen oder unblutigen Pankreasnekrose, rechts von der leichten, oft zur abakteriellen Entzündung führenden Schädigung in der Schleimhaut des Choledochus, der Gallenblase und der Lebergallengänge bis zur Gallenblasennekrose, galligen Peritonitis, schweren Schädigung der Choledochuswand und seiner Elastica mit sekundärer Erweiterung des Ganges und schweren Parenchymschädigungen mit dem Eintritt kleiner Nekrosen in der Leber, ja durch die Leber hindurch bis zum Zwerchfell und zu den anliegenden Lungenpartien, Pleuritis und Pneumonie können folgen (*Westphal*). Die Pankreasfermente sind plötzlich so zum Angriff auf den eigenen Organismus geschritten, wieder war es möglich ohne die Mitwirkung von Bakterien.

Doch diese Bakterien sind häufig da, wenn auch nicht so häufig, wie es *Gundermann*, *Huntemüller* und *Kliewe* mit ihren so überaus zahlreichen Staphylokokkenbefunden in der Gallenblasenwand und Leber zeigen wollten. Das lehrt die Ablehnung ihrer Befunde durch *Plesch* und *Hoffmann* und durch *Kliewe* jetzt selbst zusammen mit *Rose*. Wir wissen heute, daß nicht nur beim Typhus und Paratyphus (*Eugen Fränkel*), sondern auch für andere Bacillen eine überraschend schnelle und reichliche hämatogene Ausscheidung durch die Leber stattfinden kann. Für Staphylokokken sah dies *Fuld* bei *Aschoff*. Meist wird es sich dabei um relativ harmlose Bacillen handeln, wie Coli-Bacillen, die dann auch in unveränderten Gallenblasen angetroffen uns zeigen, daß die Bakteriocholie durchaus noch keine Cholecystitis bedeutet. Auch für den ascendierend von dem allerdings normalerweise bei guter Säuresekretion des Magens nur wenig Keime enthaltenden Duodenum in die Gallenblase hinauf gelangten Infekt gilt das gleiche. Selbst hochgradige Virulenz der Bacillen, wir kennen das ja vom Typhus und der Streptokokkensepsis her, führt durchaus nicht notwendigerweise zum aktiven Infekt der Gallenblase. Vielmehr muß, wie dies schon früher in einem Musterbeispiel an Paratyphusbacillen gezeigt wurde und wie es von *Naunyn* von Anfang an betont ist, ein zweites Moment hinzukommen, das der Stauung. Also eine Verknüpfung von Motilitätsstörung mit oder ohne Stein mit virulenten Bacillen ist sicher zur Entstehung der Entzündung notwendig. Daß das Moment der Hyperresorption auch hier eine Rolle mitspielen könnte, wurde schon betont. Wenn es in Phasen gesteigerter Resorptionsfunktion der Gallenblasenschleimhaut zu einer gesteigerten Permeabilität der Membranen der Epithelzellen kommt, sollte nicht dann auch eine sonst ungefährliche Menge von Bakterientoxinen im Gallenblaseninhalt durch ihre starke Resorption und durch den veränderten Zustand der Epithelzellen selbst plötzlich zum virulenten Infekt werden?! Gerade bei den im Motilitätsakt so stark vagotrop eingestellten Kolikanfällen wären doch auch gleichsinnige vagotrope Hyperresorptionen möglich. Ein zweites, über eine ähnliche Umstellung der Zellmembranen der Mucosa vielleicht gehendes Moment ist die Aktivierung einer vorher völlig ruhenden Entzündung durch plötzliche Umstimmung des gesamten Organismus, wie wir sie zum Beispiel bei der Reizkörpertherapie durch Schwefelinjektionen für chronische Periarthritiden bisweilen erleben. Es kommt dann vereinzelt zum Aufflackern einer Cholecystitis bei vordem nie davon betroffenen Patienten, die aber meist eine Cholelithiasis haben. Manche Angina könnte nicht durch einen hämatogenen Infekt, sondern durch solche allergische Umstimmungen des Gesamt-Organismus, durch „Protoplasmaaktivierung", sekundär eine Cholecystitis herbeiführen.

Die *aktiv werdende Infektion* ist als eine mögliche Weiterausbildung des Krankheitsbildes sicher vorhanden, ob sie so häufig ist als wirklich stark verschlimmernder Faktor des ganzen Krankheitsbildes, wie es bisher von der Mehrheit der Autoren zum Teil wohl unter dem Eindruck der Infektionstheorie angenommen wurde, muß etwas bezweifelt werden. Der gar nicht geringe Prozentsatz von bakteriologisch keimfrei gefundenen Gallenblasen bei chirurgischen Untersuchungen gibt doch immerhin zu Bedenken Anlaß. Auch mit dem *Huntemüller*schen Anreicherungsverfahren haben *Plesch* und *Hoffmann* häufig Bakterien vermißt, ebenso wie *Kliewe* und *Rose* in ihren letzten Untersuchungen. Von 94 Gallenblasen waren 45 steril, 25 enthielten Coli-Bacillen, 6 Streptokokken, 12 Staphlyokokken, 6 eine Mischinfektion.

Die Bakterienfreiheit bei den so häufig in der chirurgischen Literatur niedergelegten negativen Befunden wird nur ausnahmsweise dadurch bedingt sein, daß die Bakterien ebenso wie beim Empyem bereits zugrunde gegangen sind. Sehr oft waren sie eben bei der nicht durch deutliche Entzündung komplizierten Cholelithiasis wohl niemals vorhanden.

Man wird gegenüber solcher Anschauung den Einwand erheben: woher der Eiweißgehalt der Steine oder der starke Kalkgehalt des Kerns, woher der Wechsel der Schichtenbildungen, wenn nicht entzündliche Veränderungen an der Gallenblase mitspielen sollen? Nun die Schwankungen im Resorptionsakt, wie wir sie unter vagaler Reizung erlebten mit tropfigem Ausfall des Bilirubins bei Hyperresorption und gleichzeitig verstärkter Schleimsekretion bis zu 15 Vol.-% zeigen hier doch neue bisher nicht beachtete Möglichkeiten. Ein schubweises Anlagern nach solchem Ausfall von Bilirubin wird man sowohl an den äußeren Schichten der Bilirubin-Kalk-Cholesterin-Steine wie an den äußeren Schichten eines bisher reinen Cholesterinsolitärs verstehen, ohne daß Entzündung mitspielen muß. Calcium wird gleichzeitig mit dem Bilirubin, wie bei unseren Bilirubinniederschlägen, ausgefällt. So können braune kalkreichere Schichten um mehr cholesterinreiche Gebilde sich legen durch Apposition und Adsorption so entstandener tropfiger Ausfällungen.

Calciumgehalt auch in höheren Graden ist dabei kein Beweis für eine entzündliche Entstehung. Das zeigen die Untersuchungen von *Lichtwitz* und *Bock*, die 65,84 mg% in der menschlichen Lebergalle und 85—109 mg% in klarer menschlicher Blasengalle gefunden haben. Bei cholangitischen Anfällen enthielt weder in der Lebergalle noch in der Blasengalle der Inhalt entzündeter Gallenblasen mehr an Calcium als in der Norm. Auch nach den Untersuchungen von Schleim, Blutserum und Lymphe mit dabei gefundenen Werten wie in der Blasengalle um 100 mg% bestand kein Anhaltspunkt für die Annahme, daß der Kalkgehalt der Galle bei Cholangitis und Cholecystitis steige. Durch Zufuhr von Schleim oder Exsudat kann also nicht eine Anreicherung an Kalk stattfinden. Das zeigten auch unsere eigenen Calciumbestimmungen im Schleim. Aber die normalerweise durch die Galle ausgeschiedene Calciummenge ist eine recht beträchtliche. Sie beträgt nach *Gillert* 70% des im Harn ausgeschiedenen Kalkes, und die geringe Steigerung des Calciumgehaltes bei der Konzentrationstätigkeit der Gallenblase genügt, um die Kalkniederschläge zusammen mit dem und an das Bilirubin zu erklären, ebenso wie der etwa gleich hohe Calciumgehalt des Blutes genügt für physiologische und pathologische Verkalkung.

Wir kommen zum Eiweißgerüst der Steine. Die Art des Eiweißkörpers kann in dem Zustand irreversibler Fällung, wie sie in den Gallensteingerüsten vorliegt, nicht definiert werden. Jeder Eiweißkörper kann, so betont dies auch *Lichtwitz*, bei geeigneten Bedingungen in den festen Zustand übergehen. Am größten ist bekanntlich der Eiweißgehalt in den Steinen mit konzentrischer Schichtung. Sollte es nicht jedesmal, wenn es bei physiologischen Schwankungen des Resorptionsaktes nach Art der vagalen Reizung in den durch die Steine immer wieder irritierten Gallenblasen zum Ausfall von Bilirubin kommt, auch gleichzeitig zur Adsorption der dann in so reichlicher Menge zur Verfügung stehenden Schleimmassen kommen. Wir zeigten ja solche Mikrophotographien, wo auf allen Seiten die Bilirubinkonkremente von zähem fädigen Schleim umschlossen sind (Abb. 42, 43, 44). Kommt es nach der Adsorption unter Wasserabgabe zur irreversiblen Fällung desselben, so könnte er genau so organische Gerüstsubstanzen darstellen, wie das bisher immer hierfür angenommene entzündliche Eiweiß. Man sieht, aus dem Steinaufbau lassen sich keine zwingenden Schlüsse dafür gewinnen, daß so häufig ein wirksamer Infekt in der Gallenblase bei der Steinentwicklung mitgespielt haben muß.

Noch ein Blick zurück auf die Ergebnisse der anatomisch-pathologischen Untersuchungen! Wir sahen, wie die Dyskinesie primär auch anatomisch sich ausprägen kann, wie sie sekundär nicht bloß in der Gallenblase mit und ohne Collumstein sich auswirkt bis zur hochgradigsten Balkenblase beim Hydrops vesicae felleae, sondern vor allem auch im großen Gallengang und seinem Sphinctergebiet kommen sekundär neben einer primär kräftigen Sphincteranlage und einem etwas weiteren Choledochus Entwicklungen zur stärksten Choledochuserweiterung bis über Mannesdaumendicke und stärkster Hypertrophie des Sphinctergebietes in verschiedenster Richtung vor. Die Resorptionstätigkeit der Schleimhaut eines solchen weiten Choledochus nach völligem Ausfall der Gallenblase kann sich so weit steigern, daß die vermehrte Aufsaugungsarbeit als formativer Reiz zum Wachstum von feinen Zotten der Schleimhaut führt wie in der Gallenblase. Das konnte mein Mitarbeiter *Mann* feststellen. Auffallend war es, wie wenig Entzündungserscheinungen und wie kaum Verwachsungen bei diesem Weitwerden des Choledochus mitspielen. Der Widerstand lag bei unseren Präparaten immer im Sphinctergebiet. Entfernt man bei solchen Menschen die meist praktisch schon ausgefallene Gallenblase, so bleibt die schwere dyskinetische Störung im Choledochus genau so bestehen wie zuvor. Das ist die am häufigsten gültige Erklärung für die Entstehung großer Gallenwegsrezidive nach der Cholecystektomie. Daher ist nicht nur aus theoretischen, sondern praktischen Gründen der Name „*Cholangiopathie*" notwendig für die Erfassung der Ganzheit des Krankheitszustandes an den extrahepatischen Gallenwegen, damit auch beim chirurgischen Eingriff an solche Möglichkeiten gedacht wird.

Mein Lehrer *von Bergmann* prägte den Satz von den 3 Kreisen, die sich beim Gallensteinleiden berühren und überschneiden können: die Motilitätsstörung, die Entzündung und die Steinbildung. Ein 4. Kreis wurde hinzugeführt, der der gesteigerten Resorption in der Gallenblase, und es wurde betont, daß im Anfang sehr oft nicht die Entzündung besteht. Wenn sie am Anfang besteht, dann führt sie oft nicht zur Steinbildung, sondern zur mangelnden Konzentrationsfähigkeit der Gallenblase. Im Anfang besteht meist die gestörte Funktion im Bewegungsakt und in der Resorption. Es folgt daraus die Steinbildung und oft erst spät und oft überhaupt nicht die wirksam werdende Entzündung.

Versuchen wir eine *solche funktionelle Auffassung der Pathogenese der Gallensteinerkrankung einzuordnen in mehr allgemeine Begriffe der Pathologie*, so sehen wir *Hyperresorption* zum ersten Male bewußt als Begriff neben die Hypersekretion gestellt. Bleiben wir im engeren Kreis beim Verdauungstrakt, so kennen wir im Magen, auch im Dünndarm und im unteren Dickdarm häufig die Kuppelung von Steigerung der Motilität und der Sekretion, es sei erinnert an Bilder beim Ulcus, bei verschiedenen Formen der Diarrhöen und bei der Colica mucosa. Der größte Teil des Dünndarms und des Dickdarms hat aber genau so wie die Gallenblase die Aufgabe der Resorption. Es wurde daher auf meiner Abteilung zusammen mit meinem Mitarbeiter *Maleika* das Problem verfolgt, ob wir nicht bei den Formen der spastischen Obstipation bei den jugendlicheren Menschen auch eine Hyperresorption nachweisen konnten. Das gelang in der Tat in überraschendem Ausmaße, wenn wir bei gleicher Kosteinstellung und bei gleicher Zeiteinheit der Darmpassage den Stuhlgang spastisch Obstipierter mit dem Normaler verglichen. Wir fanden wie in der hyperresorbierenden Gallenblase viel stärkeren Anstieg des Trockenrückstandes und stärkeres Absinken des Chlorgehaltes; es wird darüber genauer berichtet werden. Die Parallele zwischen Gallenblasentätigkeit bei den hyperergischen Zuständen der jugendlichen und der „*spastischen*“ *Form der Obstipation* ist somit eine ganz weitgehende: krampfhaft gesteigerte Motilität an beiden Organen und ebenso hochgradig gesteigerte Resorption! Bei stärkster Steigerung ist das Resultat in dem einen tropfige Entmischung der Gallenpigmente, in dem anderen sehr trockener, wasserarmer „Schafkot“. Die Gefahren eines solchen Vorganges sind für den Dickdarm im allgemeinen keine großen. Sie steigern sich in seinem Anhängsel, der Appendix, wenn aus dem Wurmfortsatz durch gesteigerte Tätigkeit seiner Muskulatur im Eingangsgebiet eine geschlossene Höhle entsteht und gleichzeitig eine erhöhte Resorption des dahinter retinierten Inhaltes mit seinen Bakterientoxinen, Fäulnisgiften, Fermenten usw. einsetzt. Röntgenserienuntersuchungen im menschlichen Appendix mit Blendenaufnahmen, durchgeführt durch meinen Mitarbeiter *Schmidtlein*, zeigten, daß bei vagaler Reizung im allgemeinen die normalen physiologischen Biegungen der Appendix schwinden, daß aber sehr oft das proximale Drittel der Appendix, ihr „Antrum“, unter gleicher Reizung intensiv sich kontrahiert. Für die *Entzündung und Kotsteinentstehung in der Appendix* scheinen diese Beobachtungen hier gleich wertvoll. Es sei verwiesen auf *Aschoffs* und *Rössles* Bemühungen in ähnlicher Richtung. Gallenblase und Appendix haben als dem Verdauungstrakt angehängte, mit glatter Muskulatur versehene und mit resorbierender Schleimhaut ausgestattete Hohlorgane gleiche, nahe verwandte Möglichkeiten zur häufigen Erkrankung. Das wird an anderer Stelle genauer auseinandergesetzt. Auch hypoergische Reaktionen mit Herabsetzung der Motilität in der Appendix, wie sie zusammen mit *Schmidtlein* unter Atropineinwirkung gesehen wurden, könnten, aber wohl weniger akute Gefahren in sich bergend, ebenso wie an der Gallenblase in der Appendix sich entwickeln, besonders als Erscheinung des Alters. Der Vergleich der Gefahren nach der Seite der zu viel oder zu wenig gestörten

Funktion ließ sich weiter ausdehnen auf viele Organe, Nierenbecken und Ureteren zeigen auch z. B. ähnliche Verhältnisse wie die Gallenwege. Nur kurz noch sei der Hinweis gestattet auf verwandte hyperergische Erscheinungen am Magen, die durch Steigerung der Motilität im Muscularis propria und mucosae (*v. Bergmann*), durch Steigerung der spezifischen Funktion der Schleimhaut in Gestalt der Hypersekretion mit Hyperacidität und durch Steigerung und Disharmonisierung der Vasomotorentätigkeit das Ulcus ventriculi oder duodeni erzeugen, mit oder ohne begleitende Gastritis.

Die *Therapie*, die auf diese hier mitgeteilten Anschauungen Rücksicht nehmen will, wird in einem wesentlichen Punkt sich umstellen müssen. Es ist nicht so sehr die Entzündung der Gallenblase, die in leichter oder schwerer Form vorhanden, in allererster Linie unser therapeutisches Handeln beeinflussen soll, mit dem Gedanken eines Gefährlicherwerdens dieses Prozesses in späterer Zeit, sondern das therapeutische Denken sollte das *Gallensteinleiden mehr sehen als Ganzheitserscheinung an den extrahepathischen Gallenwegen* von der Papilla Vateri bis zur Gallenblase, von der Leber bis zum Pankreas *und* zweitens als Ganzheitserscheinung *im Rahmen des gesamten Organismus*. Die Häufigkeit der Gallensteine besonders bei älteren Menschen ist eine so große, daß schon aus diesem Grunde jenes für die Appendix so richtige Schlagwort der Frühoperation praktisch an der Gallenblase unmöglich ist. Ja, die kritiklose Frühoperation bietet bisweilen sogar direkte Gefahren. Nimmt man eine noch funktionell gut leistungsfähige Gallenblase heraus, so wird wie in *Rosts* Tierversuchen der *Oddi*sche Sphincter insuffizient; die Galle tröpfelt dauernd ab, und sie dringt auch bisweilen, weil der Abschluß gegen den Ductus pancreaticus durch die Erschlaffung des Antrumgebietes des Sphincters schlechter geworden ist, in diesen Gang hinein. Leichtere Pankreatitiden sahen wir bisweilen an der *Bergmann*schen Klinik auftreten nach zu früher operativer Entfernung der Gallenblase. Auf der anderen Seite wäre es natürlich verkehrt, aus irgendwelchen prinzipiellen Gründen die chirurgische Behandlung der Gallenblase, so wie sie bisher geübt wurde, weitgehend abzulehnen. Es wird ohne weiteres möglich sein, zusammen mit jedem für dieses Gebiet interessierten Chirurgen einen glücklichen Mittelweg zu finden, so wie ihn auch in allerjüngster Zeit auf Grund ausgedehnter und sehr sorgfältig kontrollierter Untersuchungen der Darmstädter Chirurg *Zander* propagiert. Ein solcher Weg wird aus der Anschauung heraus, daß der ohne Fieber verlaufende dyskinetische Krampf die meisten Schmerzanfälle darstellt, leicht zu finden sein. Denn diese Koliken können nach kurzem Aufflackern oft völlig, oft für Jahre wieder zur Ruhe kommen. Ein oder mehrere Kolikanfälle sollten im allgemeinen keine Indikation zur Operation abgeben, bevor nicht der Versuch einer vernünftigen internen Behandlung gemacht ist. Aber die sog. soziale Indikation zum operativen Eingriff muß in weitem Maße bestehen, wenn Schmerzanfälle weiter auftreten, und selbstverständlich bleibt indiziert der operative Eingriff bei den sog. absoluten Indikationen, dem Choledochusverschluß durch Steine und der schweren eitrigen Cholecystitis. Für beides gelte aber eine Einschränkung! Kein Choledochusverschluß sollte operiert werden, ohne daß etwa 2—3mal vorher durch Duodenalspülungen der Versuch gemacht ist, das oft nur kleine verschließende Konkrement aus dem Choledochus zu entfernen, wie dies zuerst von *Allard* mit 20—40 ccm 20proz. Magnesiumsulfatlösung versucht wurde. Unter einer Kombination von Duodenalspülung zuerst mit konzentrierter Magnesiumsulfatlösung, später 15 Minuten nach subcutaner Injektion von 1 ccm Pituitrin mit 40 ccm Öl und nach vorheriger intramuskulärer Gabe von 4 cg Papaverin sahen auch wir häufiger eine Sprengung des Choledochusverschlusses durch Hinausbeförderung eines kleinen Steines. Das ist viel ungefährlicher als die Operation beim älteren cholämischen Menschen; außerdem hat die Methode den Vorteil, daß man sich nach 2—3 vergeblichen Spülungen schon früher, 2—3 Wochen nach dem Eintritt des Choledochusverschlusses, zur Operation entschließen wird. Die Operationsprognose ist dann günstiger, weil die Gefahren der Cholämie, wie sekundäre Verblutung usw., dann noch geringer sind. Im übrigen bin ich nicht der Ansicht, daß man häufig den Versuch machen sollte, durch Spülungen und Pituitrineinspritzungen Gallensteine abzutreiben, das gelingt aus klaren Gründen meist nicht. Nur bei fieberhafter chronischer Cholangitis mit Choledochuserweiterung sahen wir oft Gutes von wiederholten Duodenalspülungen.

Bei den schweren eitrigen Cholecystitiden, wenn keine Zeichen der Perforation vorhanden sind, ziehe ich die Operation im Intervall nach Abklingen der Entzündung vor. Das ist für die Prognose des Eingriffs oft viel günstiger. Ein so erfahrener Bauchchirurg wie *Schmieden* steht auf dem gleichen Standpunkt. Durch intravenöse Injektion von 1proz. Cholevallösung nach *Singer* jeden 4. bis 5. Tag und täglich intravenöse Dehydrocholsäureinjektionen (Decholin nach *Adlersberg* und *Neubauer*) und Duodenalspülungen tritt häufig schnell ein Rückgang des Fiebers der Cholangiopathie ein. Bei leichten Fällen kann man dann eventuell auf die Operation verzichten, bei schwereren Fällen mit Leberparenchymschädigungen wird man besser noch eine Zeitlang vor dem chirurgischen Eingriff 20—40 proz. Traubenzuckerlösung etwa zu 40 ccm mit 10 Insulineinheiten 1—2 mal täglich intravenös geben.

Wird operiert, so verlangt das Zusammenspiel von Sphincter *Oddi*, Choledochusweite und Gallenblasenerkrankung jedesmal eine Berücksichtigung der Choledochusweite. Ist er stark dilatiert, etwa auf über

Mannesfingerdicke, so sollte stets der Versuch einer weiten Verbindung mit dem Duodenum gemacht werden. Ob die Sondierung und Dehnung des Sphinctergebietes oft genügt, ist zweifelhaft. Besser erschien auch nach eigenen Erfahrungen bei starkem dilatiertem Choledochus die sorgfältig ausgeführte Choledochoduodenostomie. Der Gedanke an sie sei führend bei Relaparatomie wegen Auftretens von Rezidiven nach früherer Cholecystektomie. Der ungestörte Abfluß der Galle schafft nach diesem Eingriff Beseitigung der Stauung in den Gallengängen und eventuell auch in den Pankreasgang hinein. Er stellt so oft die beste Vorbeugung dar gegen Rezidive und Pankreatitiden.

In der Form, wie heute auf dem Gebiete des Magen- und Duodenalgeschwürs die Tätigkeit zwischen Internisten und Chirurgen zum großen Teil geklärt ist, so geschehe es am besten auch bei den Gallenwegsleiden. Vertrauensvolle Zusammenarbeit zwischen beiden Parteien sei das Ziel, die keine Gallenblase operiert außer beim Vorliegen absoluter Indikationen, ohne daß eine konsequente interne Behandlung durchgeführt war, die bei diagnostisch komplizierten Fällen, besonders bei Rezidiven nach Operationen, die diagnostische Duodenalsondierung zur Feststellung der sekundären Choledochuserweiterung mitbenutzt, weil sie manchmal mehr erheben kann als eine schlechte Inspektion bei der Operation. Ich hoffe, daß eine chirurgische Ära, in der die Führer derselben sich weitgehend wieder interessieren für die allgemeine medizinische Behandlung von Krankheiten, auch für solche Umstellungen in der Frage der Operation bei Gallensteinleiden ein gewisses Verständnis haben wird. Hat der Mensch häufig Schmerzen trotz interner Behandlung, so soll er natürlich im allgemeinen operiert werden aus sog. sozialer Indikation. Eine gewisse Vorsicht wird gerade da bei den überempfindlichen, auch im Tonus ihrer Schmerzempfindung sehr labilen, vegetativ stigmatisierten jungen Menschen, besonders bei nur dyskinetischen Zuständen ihrer Gallenwege, angebracht sein. Mit *Zander* halte ich auch bei ihnen die Neigung zu Rezidiven für eine recht große. Unter den 20—40% der Operierten, die nach der Operation noch über Beschwerden klagen, spielen auf der einen Seite diese überempfindlichen Typen eine gewisse Rolle, dann aber die Gallengänge, bei denen ein krampfender Sphincter *Oddi* auch nach der Operation weiter zu Koliken, Gallenretention, Pankreatitis und in selteneren Fällen zum Aufflackern von Cholangitiden führt.

Auch die interne Behandlung wird, wenn sie großzügig sein soll, die Ganzheit des Organismus, in dem sich eine Dysfunktion der Motilität und Resorption der Gallenwege entwickelt hat, mit berücksichtigen. Das zarte, etwas asthenische, oft vegetativ stigmatisierte junge Mädchen mit Schmerzen im Antrum des Magens, an den Gallenwegen, im Coecum, im Gebiet des Colon descendens und im Uterus im Beginn der Regel, die frigide Frau, bei der ein schlechtes Funktionieren der Orgasmusregulation quasi einen Orgasmustransfert zum Dickdarm, zu den Gallenwegen und vielleicht auch zum Kreislauf bewirkt, der überhetzte, oft einfach nur überarbeitete Mensch, dessen Gallenblase mit oder ohne Steinbildung, mit oder ohne die Folgen erster leichter Entzündung dyskinetische Krampfschmerzen erzeugt, bedürfen oft weniger einer Organbehandlung als einer vernünftigen Allgemeinbehandlung. Die körperliche und seelische Beruhigung, allgemeine Erholung, eventuell auch mit leichter sportlicher Betätigung, leisten da oft mehr als überängstliche diätetische Schonung und zuviel Medikamente! Bei zu nervös Erregten wird Brom, Adalin, Luminal und ähnliches oder eine schmerzherabsetzende vorsichtige Reiztherapie oft Gutes tun. Psychische Traumen, die Gallengangskoliken auslösten, werden meist besser durch einfache Formen der Psychotherapie mit zeitweiser Entfernung aus dem häuslichen Milieu behandelt als mit komplizierten wochenlang dauernden Psychoanalysen, die oft so viel aufrühren und dann die Dysfunktion der Gallenwege nur noch steigern. Endokrine Behandlung sei dort versucht, wo sie Erfolg verspricht: bei dysmenorrhoischen Störungen mit Ovarialpräparaten und mit den Hypophysenpräparaten wie dem Gesamt-Hypophysenextrakt von Merck per os gegeben, oder einer Hypophysen-Röntgenreizbestrahlung. Bei starken, im Klimakterium auftretenden Gallenwegsbeschwerden sah ich bisweilen Gutes von einer Hypophysenlähmungsbestrahlung und vereinzelt bei hypothyreoiden alternden Frauen mit Obstipation, Meteorismus und mehr hypotonischen Gallenwegsbeschwerden von kleineren Thyreoidindosen. Aber Vorsicht bei der Thyreoidinanwendung! Zu große Thyreoidindosen lösen bisweilen wohl durch Steigerung der Motilität Gallenwegskoliken aus und aktivieren auch Gallenwegsentzündungen.

Die Gallenwege selbst behandelt man am besten nach dem Prinzip von Zuckerbrot und Peitsche, doch wie zur Hundeerziehung gehört auch hierzu eine geschickt sich anpassende Hand! Das Prinzip der Beruhigung zu erregter Motilität wird bei starken Schmerzen am besten mit dem vagal lähmenden Atropin bis zu 3 mg täglich und seinen Verwandten, den Belladonnapräparaten, durchgeführt mit 2—3 Hungertagen im Anschluß an den Anfall. Zur Schmerzstillung nötigenfalls die paravertebrale Anästhesie und, wenn es möglich ist, kein Morphin!

Morphium führt zum Krampf des Sphincter *Oddis*, ebenso wie über den Antrumkrampf im Magen zum Brechakt. Ist eine Verstärkung der Atropinwirkung notwendig, so gebe man lieber Codein in Mengen bis zu 3—4 cg zusammen mit 3 cg Extractum Belladonnae per os für einige Zeit oder in der Form der beliebten rectalen Zäpfchen. Bei ganz hochgradigen Kolikanfällen ist die subcutane Injektion von Morphium 2 cg + Atropin 1 mg das beste, das zeigen neben eigenen alten Tierexperimenten *Schöndubes* und *Lürmanns* Untersuchungen mittels der Duodenalsondierung. Morphiumanwendung ist bei Gallensteinleiden also nur in Ausnahmezuständen notwendig, nie als Dauerbehandlung. Häufig dabei Morphium zu geben, ist ein Kunstfehler, der sich stets mit der Herbeiführung von Morphinismus straft. Und direkt kontraindiziert, weil durch Morphium Spasmen der Antrumpartie des *Oddi*schen Sphincters ausgelöst werden und damit neue Stauungszustände in den Gallenwegen.

Auch die tabischen Krisen der Gallenwege werden am besten nicht mit Morphin behandelt. Atropin 3mal täglich $^1/_2$—1 mg und, wenn keine Fieberkur durch Pyriferinjektionen mit anschließender energischer antiluetischer Behandlung möglich ist, etwa wegen zu schwerer Mesaortitis, eine oft ausgezeichnet wirkende Reizkörpertherapie mit dem Eiweißkörper Nowoprotin intravenös jeden 5. bis 6. Tag 1—2 ccm 10—12 Injektionen.

Die Dauerberuhigungstherapie der gesteigerten Dyskinesie der Gallenwege findet statt auf der Hannoverschen Krankenhausabteilung im allgemeinen: mit Atropin, in mittleren Dosen, 3mal $^1/_2$ mg, bei Empfindlichkeit gegen etwa auftretende Trockenheit im Mund mit kleinen Mengen von Belladonnapräparaten wie Bellafolin, mit Atropinderivaten wie Eumidrin und nur gelegentlich mit dem nicht sehr wirksam gefundenen Papaverin. Zweitens mit der üblichen Schonungsdiät, die mechanisch grobe Gemüse und überhaupt mechanisch sehr grobe Speisen, fettdurchtränkte Speisen und schließlich coffeinhaltigen Bohnenkaffee verbietet. Butter wird gestattet in mittleren Mengen, aber nicht in der Form, daß mehlhaltige Nahrungsmittel stark damit durchtränkt sind. Diese erzeugen zu lange Verweildauer im Magen und zu starken Entleerungsschmerz der Gallenwege; drittens mit Wärmebehandlung.

Die Beruhigung der Dyskinesie der Gallenwege durch Herabsetzung der motorischen Funktion mit gleichzeitiger Steigerung der Gallensekretion kann in mäßigem Grade stattfinden durch Menthol (*Heinz*). *Schreiber* und *Herrmann* konnten mit Mentholöl bei der Duodenalsondierung erst atropinähnliche Lähmung und dann gesteigerten Gallenfluß nachweisen. Praktisch findet die Anwendung am besten in der Form des Pfefferminztees statt. Ähnliche Wirkungen scheinen auch noch in anderen ätherischen Ölen vorhanden zu sein, wie beim Rettichextrakt. Wir untersuchten sie genauer bei einer in der homöopathischen Medizin gern bei Gallensteinerkrankungen angewandten Droge, dem Extractum Carduus Marianus. Wir sahen mit der Urtinktur dieser Meerdistel bei Duodenalsondierungen erst Hemmung des Abflusses durch Motilitätshemmung, dann starke Anregung des Lebergallenflusses und geben diese Tinktur 3mal 10—20 Tropfen, also durchaus nicht in homöopathischen Dosen, bei leichten Beschwerden öfter mit gutem Erfolge.

Eine vorsichtige Regelung der Gallenwegsdyskinesie kann stattfinden: vom Darm her durch einfache pflanzliche Abführmittel, wie Faulbaumrinde, Kaskara sagrada, Extractum Aloe und alle möglichen ähnlichen Pharmaca auch in der Form der Mischpräparate und Mischtees. Am besten gibt man sie am Abend zusammen mit $^1/_2$—1 mg Atropin. Zweitens durch Öl als stärksten Gallenwegsentleerer, am Abend gegeben in der Menge von 1—2 Eßlöffel führt es zum Gallenabfluß während der Nacht und vermindert dann die Stauung. Gleichzeitig bekämpft es, da es zum größten Teil ungespalten den Körper verläßt, durch Durchtränkung und Volumenvergrößerung des Kotes die Obstipation. Besonders bei den so schwer auch chirurgisch zu behandelnden chronischen Cholangitiden mit sekundären Veränderungen an der Leber sahen wir von einer solchen Daueranregung des Gallenabflusses, gegeben am Abend in der Form von 2 Eßlöffeln Olivenöl mit Pfefferminztee sowie Dehydrocholsäure in der Form von 2 Decholintabletten und am Morgen etwas Karlsbader Wasser, am Tage zu der Schonungsdiät kleine Atropinmengen, oftmals überraschende Erfolge.

Die Einzelheiten der intern möglichen Gallenwegsbehandlung, von den Brunnenkuren angefangen, die im wesentlichen durch die Magnesium- oder Natriumsulfatwirkung als motilitätsanregend und gallenflußtreibend wirken, über die Anwendung der sog. Cholagoga, wie Calomel, Rhabarber, Podophylin, die hauptsächlich abführend wirken, bis zu allen möglichen modernen Präparaten mit Patentnamen, die wie Agobilin und Felamin als wirksamsten Bestandteil Gallensäuren enthalten, hier genauestens zu erörtern, ist nicht Zweck dieses Aufsatzes. Es mußte sowieso schon zuviel Bekanntes wiederholt werden!

Wichtig wären für eine vernunftmäßige interne Therapie des Gallenwegsleidens auf Grund der hier gewonnenen Anschauungen noch zwei Dinge! Das eine wäre der Versuch zur Prophylaxe der dyskinetischen Zustände. Das ist leider praktisch nicht einfach. Aber man wird doch in solchen Zeiten, wo wir wie im Beginn der Schwangerschaft oder bei der Menstruation besondere Gefährdungen ahnen, als Arzt darauf dringen, daß bei gleichzeitiger Neigung zu Obstipation wenigstens diese behandelt wird durch leichte Abführmittel und so die Dyskinesie der Gallenwege mit. Man kann bei solchen Zuständen auch an die dauernde Gabe der von *Nothnagel* für die Behandlung der Cholelithiasis angegebenen Pillen denken: Extractum Belladonnae 0,6, Extractum Rhei, Extractum Aloes ana 3,0 für 30 Pillen 1—2 mal täglich eine Pille. Aber solche Prophylaxe wird im allgemeinen schwer exakt durchzuführen sein.

Es wäre zweitens wünschenswert, neben der gesteigerten Motilität der Gallenwege auch den gesteigerten Resorptionsakt der Gallenblase beeinflussen zu können. Es wurde daran gedacht, durch die Sulfationen mit ihrer stärkeren Abdichtung der Zellmembranen, die wir ja durch *Hoffmeisters* lyotrope Reihe der Anionen in ihrer Anwendung vom Darm her kennen, Einfluß zu gewinnen auf die Mucosaepithelien der Gallenblase, wenngleich auch die vom Darm ins Blut aufgenommene Menge der Sulfationen nur gering ist. Daß das Natriumsulfat überhaupt resorbiert wird vom Darm her, hatten frühere Untersuchungen im Urin mit größerer Sulfatausscheidung nach peroraler Zufuhr gezeigt. Ein dementsprechend durchgeführter Versuch am Hunde zeigte durchaus normale Resorption der cysticusunterbundenen Gallenblasen in der Zeiteinheit. Das vorher und gleichzeitig in den Darm eingeführte Natriumsulfat war entweder nicht in genügender Menge resorbiert oder es wirkte nicht in der vorgestellten Form an den Zellen. Man könnte solche Versuche mit intravenös gegebenem Calcium oder Strontium wiederholen. Daß auch das Atropin keinen Effekt hatte bei dementsprechend durchgeführten experimentellen Untersuchungen, wurde schon oben dargestellt. Vielleicht ist ein Versuch mit dem Adrenalin pharmakologisch verwandten Substanzen wie Ephetonin erfolgreicher. Hier liegen eventuell noch therapeutische Möglichkeiten für die Zukunft, die neben der Dyskinesie auch die gesteigerte Resorption der Gallenblase als zweiten pathogenetischen Faktor in der Funktion der Gallenwege anzugehen gestatten.

Literaturverzeichnis.

Teil VIII.

[1] *Allard,* Die duodenale Behandlung der Erkrankungen der Gallenblase und Gallenwege. Zbl. inn. Med. **1925**, Nr 15. — [2] *Bacmeister* u. *Habers,* Zur Physiologie und Pathologie des Cholesterinstoffwechsels. Dtsch. med. Wschr. **1914**, Nr 8. — [3] *Bäumer* u. *Hepner,* Über die Ausscheidungswege des Cholesterins. Z. exper. Med. **64** (1929). — [4] *Brühl,* Beiträge zur Frage der Entstehung und Entwicklung der Gallensteine. Beitr. path. Anat. **74** (1924), — [5] *Hillert,* Kalkausscheidung durch die Galle. Z. exper. Med. **43** (1924). — [6] *Gundermann,* Beiträge zur Bakteriologie und Pathologie der chirurgischen Erkrankungen der Gallenwege. Mitt. Grenzgeb. Med. u. Chir. **37** (1924). — [7] *Hermann* u. *Neumann,* Biologisches Studium über die weibliche Keimdrüse. Wien. klin. Wschr. **1911**, 411 — Über den Lipoidgehalt des Blutes normaler und schwangerer Frauen. Biochem. Z. **43** (1912). — [8] *Huffmann,* Zur Bestimmung des gesamten Cholesterins im Blut an geburtshilflichen und gynäkologischen Fällen. Zbl. Gynäk. **1915**, Nr 3. — [9] *Huntemüller,* Die entzündlichen Erkrankungen der Gallenwege vom Standpunkte des Bakteriologen. Klin. Wschr. **1924**, Nr 9. — [10] *Kaufmann* u. *Mühlbock,* Ovarialfunktion und Lipoidhaushalt. I. Mitt. Arch. Gynäk. **134** (1928); 2. Mitt. Arch. Gynäk. **136** (1929). — [11] *Kleinschmidt,* Über Entstehung und Bau der Gallensteine. Beitr. path. Anat. **72** (1923). — [12] *Kliewe* u. *Rose,* Bakteriologische Befunde bei Gallenblasenoperationen. Dtsch. Z. Chir. **216** (1929). — [13] *Lichtwitz* u. *Bach,* Dtsch. med. Wschr. **1915**, Nr 4. — [14] *Okey* u. *Boyden,* Variationen des Lipoidgehaltes des Blutes im Verhältnis zum Menstrualzyklus. J. of. biol. Chem. **72** (1927). — [15] *Parturier,* Rev. Méd. **1925**, Nr 2. — [16] *Peretz,* Über Lipoid-

bestimmungen in der Geburtshilfe und Gynäkologie. Mschr. Geburtsh. **78** (1925). — [17] *Peesch* u. *Hoffmann*, Zur Bakteriologie der Gallenwege. Münch. med. Wschr. **1928**, Nr 40. — [18] *Pössl*, Über menstruelle Veränderungen des Blutbefundes. Wien. klin. Wschr. **1920**, Nr 7. — [19] *Rosenthal* u. *Licht*, Die Resorption der Gallensäuren in der normalen und entzündlichen Gallenblase. Klin. Wschr. **1928**, Nr 41. — [20] *Salomon*, Über die Ausscheidung des Cholesterins durch den Darm. Arch. Verdgskrkh. **41** (1927). — [21] *Schöndube* u. *Lürmann*, Über die Wirkung des Morphiums auf die Gallenwege. Münch. med. Wschr. **1927**, Nr 45. — [22] *Schönheimer* u. *Oshima*, Der Kupfergehalt normaler und pathologischer Organe. Hoppe-Seylers Z. **180** (1929). — [23] *Schreiber* u. *Hermann*, Über den Einfluß löslicher Campherpräparate aus dem Gallensystem. Z. klin. Med. **101** (1925). — [24] *Siebert*, Über menschliche Hämochromatose. Beitr. path. Anat. **84** (1930). — [25] *Sperry*, J. of bilol. Chem. **60** u. **68** (1926). — [26] *Westphal*, Untersuchungen zur Frage der nervösen Entstehung peptischer Ulcera. Dtsch. Arch. klin. Med. **114** (1914). — [27] *Westphal*, Bewegungsmechanismus, Resorption und Pathologie des Wurmfortsatzes. Mitt. Grenzgeb. Med. u. Chir. **42** (1930). — [28] *Westphal* u. *Mann*, Klinische Physiologie und Pathologie des Lipoidstoffwechsels. Handbuch der inneren Sekretion **2**, **II** (1930). — [29] *Westphal* u. *Georgi*, Über die Beziehungen der Lamblia intestinalis zu Erkrankungen der Gallenwege und Leber. Münch. med. Wschr. **1923**, Nr 33, 1080. — [30] *Zander*, Das Für und Wider der chirurgischen Behandlung der Gallenleiden. Leipzig 1930.